日本食およびその素材の健康機能性開発

Research and Development of Wellness Functions of "Japanese Food" and its Food Materials

監修:矢澤一良
Supervisor : Kazunaga Yazawa

シーエムシー出版

はじめに

　我が国においては，すでに生きるために食べる時代から進化して，健康のために，また疾病予防のために，さらにはQOL向上のために食品を上手に選択して摂取するようになってきている。ただ単に寿命を延ばすのではなく，健康でいながら寿命を楽しむ「健康寿命」とは，世界保健機関（WHO）による「健やかに過ごせる人生の長さ」であり，平均寿命と10年間の開きをもつ健康寿命を引き伸ばして平均寿命に近づけることが「食による予防医学」の一つの目的となる。

　文明の発祥には，「体の健康・脳の機能性・心の健康」が必要要件であり，「日本食」にはそれを担うことのできる科学的根拠と食素材の存在がある。

　「食品の三次機能」を有する機能性食品は六大栄養素のみでは必ずしもヒトの健康を維持できるものではない現代や，その環境の背景において必要とされるプラスアルファの栄養素と定義づけられる。しかもこれまでは第三次機能にあまり関連がないと言われてきた「食品の第二次機能（感性）」も，実際には，脳機能を介して健康機能に関与していることが立証されてきている。日本発祥の「うまみ（UMAMI）」の詳細も解明されてきた。うまい，美味しいことが健康に深く関連する。

　「日本食」の多くにその健康機能性が立証され，世界でも認知されてきている。

　2013年に「和食」がユネスコ無形文化遺産に登録されたことの背景にも，「日本食」の健康機能の高さが無縁ではあるまい。

　この機能性食品を，その予防・改善すべきターゲット別に分類してみると，脳機能の維持や改善，抗加齢（アンチエイジング），ストレス・過労・過激なスポーツなどにより生ずる活性酸素の消去，血流の改善や心筋機能の維持，骨粗鬆症や関節痛・痛風の予防，便秘改善や腸内細菌のバランス維持，白血球機能の維持や免疫力低下の抑制，アレルギー疾患や炎症の抑制，視力低下や眼精疲労の改善，体力維持（抗疲労や持久力向上），有害菌の排除，がん予防など，多岐にわたる機能を有する成分や食品素材が存在する。

　日本において伝統的に食されてきた，食品の歴史と食文化をひも解き，その中でエビデンス蓄積のある機能性成分について，今後さらなる科学的研究と開発を願うものである。

　2015年4月に新たな制度として施行された「機能性表示食品」制度においても，食素材としての生鮮食品の登録がなされており，今後の一般消費者の選択肢のより広い「食による予防医学」の実践による，国民の健康福祉・疾病予防・QOL改善が，医療費の抑制に繋がり，さらに関連産業の振興や市場イノベーションにも繋がることが予測される。

　本書は「日本食」の健康機能性の根拠や味覚などに止まらず，それぞれの日本食素材に，科学的エビデンスを求めてきた方達に執筆をお願いした。

　2016年5月

早稲田大学
矢澤一良

執筆者一覧（執筆順）

矢澤 一良	早稲田大学　ナノ・ライフ創新研究機構　規範科学総合研究所　ヘルスフード科学部門　研究院教授
宮澤 陽夫	東北大学　大学院農学研究科　食の健康科学ユニット；同大学　未来科学技術共同センター　戦略的食品バイオ未来技術構築　教授
都築 毅	東北大学大学院　農学研究科　食品化学分野　准教授
奥田 奈賀子	人間総合科学大学　健康栄養学科　教授
髙村 仁知	奈良女子大学　研究院　生活環境科学系　食物栄養学領域（生活環境学部　食物栄養学科　食品調理科学研究室）　教授
近藤 高史	味の素㈱　イノベーション研究所　新事業探索研究グループ　上席研究員
渡邊 敦光	広島大学　名誉教授
古林 万木夫	ヒガシマル醬油㈱　研究所　取締役研究所長
髙倉 裕	宝酒造㈱　醸造技術部　調味料課　次長
土田 雅士	タマノイ酢㈱　中央研究所
西川 泰	タマノイ酢㈱　中央研究所　チームリーダー
上中居 和男	タマノイ酢㈱　製造部　顧問
秦 洋二	月桂冠㈱　総合研究所　常務取締役　製造副本部長/総合研究所長
山本（前田）万里	国立研究開発法人　農業・食品産業技術総合研究機構　食品研究部門　食品健康機能研究領域長
小野 伴忠	岩手大学　農学部　名誉教授
鈴木 博晶	全国蒲鉾水産加工業協同組合連合会　代表理事
松岡 寛樹	高崎健康福祉大学大学院　健康福祉学研究科　食品栄養学専攻　教授
西川 正純	宮城大学　食産業学部　フードビジネス学科　教授

福永 健治	関西大学　化学生命工学部　生命・生物工学科　教授
宮下 和夫	北海道大学　大学院水産科学研究院　海洋応用生命科学部門 生物資源化学講座　教授
長阪 玲子	東京海洋大学　学術研究院　食品生産科学部門　助教／ スポーツフードアドバイザー
久保田 真敏	新潟大学　研究推進機構　超域学術院　助教
門脇 基二	新潟大学　研究推進機構　超域学術院；自然科学系（農学部）　教授
村本 光二	東北大学　大学院生命科学研究科　教授
加藤 淳	(地独)北海道立総合研究機構　道南農業試験場　場長
勝崎 裕隆	三重大学大学院　生物資源学研究科　生物圏生命科学専攻　准教授
橋本 啓	宇都宮大学　農学部　応用生命化学科　食品化学研究室　教授
井上 淳詞	㈱あじかん　研究開発センター　研究部　部長
江口 文陽	東京農業大学　地域環境科学部　森林総合科学科　林産化学研究室 教授
奥西 勲	金印㈱　開発本部　名古屋研究所　課長
松田 久司	京都薬科大学　生薬学分野　教授
吉川 雅之	京都薬科大学　名誉教授
沢村 正義	高知大学　土佐フードビジネスクリエーター人材創出　特任教授
古西 正史	NPO法人　国連支援交流協会　「日本の食文化」と健康　支部 理事／支部長
堀 知佐子	㈲コウズホーリー　取締役　社長；㈱菊の井　常務
林 由佳子	京都大学　大学院農学研究科　農学専攻　准教授

目　次

【第Ⅰ編　総論】

第1章　日本食の遺伝子解析で見た栄養特性　　宮澤陽夫

1　はじめに …………………………… 1
2　日本食を食事全体で評価したい ……… 1
3　からだに優しく脂肪がつきにくい日本食 ………………………… 2
4　伝統的な日本食の良さを生かす ……… 3

第2章　伝統的日本食の長寿・健康維持効果
～現在と過去の日本食の比較試験～　　都築　毅

1　はじめに …………………………… 5
2　日本食と米国食の比較 ……………… 5
3　現代日本食と過去の日本食との比較 …… 5
4　現代日本食と過去の日本食との比較（老化や寿命に着目して） ……… 6
5　考察とまとめ ……………………… 10

第3章　疫学研究からみた日本人の食生活の特徴と長寿の要因：
国際比較とコホート研究の知見から　　奥田奈賀子

1　はじめに …………………………… 13
2　日本人の食生活の特徴を知るための疫学研究手法：横断研究とコホート研究 …… 13
3　栄養と血圧に関する国際共同研究 INTERMAP ……………………… 13
4　国民栄養調査受検者を対象としたコホート研究 NIPPON DATA ………… 14
5　日本人の食習慣の特徴と健康, 長寿 …… 14
　5.1　主要栄養素の摂取と肥満 ……… 14
　5.2　ナトリウム摂取とカリウム摂取 …… 15
　5.3　脂肪酸, コレステロール摂取 …… 16
　5.4　米国の高血圧予防食（DASH食）との比較 …………………………… 17
　5.5　魚介類の摂取 ………………… 18
　5.6　野菜の摂取と循環器疾患死亡および食塩摂取との関連 ……………… 18
　5.7　牛乳・乳製品摂取と循環器疾患死亡 ……………………………… 19
　5.8　肉の摂取 ……………………… 19
6　日本人と塩と長寿 ………………… 19

第4章　食品の加工・調理過程における食品成分や機能性の変化　　髙村仁知

1　水分 …………………………………21
2　たんぱく質 …………………………21
　2.1　熱による変化 …………………21
　2.2　pHによる変化 ………………22
　2.3　その他の変化 …………………22
3　糖質 …………………………………22
　3.1　低分子糖類の変化 ……………23
　3.2　多糖類の変化 …………………23
　3.3　食物繊維の変化 ………………23
4　脂質 …………………………………24
5　ビタミン ……………………………25
　5.1　脂溶性ビタミン ………………25
　5.2　水溶性ビタミン ………………25
6　ミネラル ……………………………26
　6.1　カルシウム ……………………26
　6.2　鉄 ………………………………26
7　嗜好成分 ……………………………26
　7.1　色素成分 ………………………26
　7.2　呈味成分 ………………………29
　7.3　におい成分 ……………………29

【第Ⅱ編　加工食品別機能】

第1章　かつおだし　　近藤高史

1　はじめに ……………………………31
2　疲労改善／ストレス緩和に関わる効果 …33
　2.1　運動負荷後の身体疲労回復効果 ……33
　2.2　肩こりの改善効果 ……………34
　2.3　精神作業負荷時の作業効率に対する効果 …………………………34
　2.4　眼精疲労の改善効果 …………34
　2.5　日常の気分・感情状態（とくに疲労感）の改善効果 ………………34
　2.6　肌状態改善効果 ………………35
　2.7　血流および血液流動性の改善効果 ……………………………35
　2.8　抗酸化作用 ……………………35
　2.9　フリーラジカル補足活性 ……36
　2.10　高血圧の抑制 …………………36
3　減塩効果／塩味増強効果 …………36
4　最近発見されたかつおだしの機能性 …37
　4.1　健康人の胃腸機能に対する効果 ……37
　4.2　心（情動）に対する効果 ……38
5　おわりに ……………………………39

第2章　昆布出汁，昆布加工食品（とろろ昆布）の健康機能　　矢澤一良

1　昆布出汁の食品の第二次機能「旨味」を介する健康機能 ………………41
2　昆布の主成分と「とろろ昆布」 …42
3　昆布の血糖値上昇抑制作用 ………43
4　昆布の脂質代謝改善作用 …………44
5　とろろ昆布の他の健康機能 ………46
6　おわりに ……………………………46

第3章　味噌　　渡邊敦光

1　はじめに ………………………… 48
2　味噌による放射線防御作用ならびにがん予防効果 ………………………… 48
3　味噌の塩分について ………………………… 49
4　昔ながらの味噌造り ………………………… 50
5　有効成分の検討 ………………………… 51
6　日本人のがんについて ………………………… 53
7　まとめ ………………………… 54

第4章　醬油　　古林万木夫

1　はじめに ………………………… 56
2　醬油原料のアレルゲン分解 ………………………… 57
3　ピロリ菌増殖抑制効果 ………………………… 57
4　抗酸化作用 ………………………… 58
5　淡口醬油の減塩調理機能 ………………………… 58
6　抗アレルギー作用 ………………………… 59
　6.1　醬油多糖類 SPS ………………………… 59
　6.2　醬油乳酸菌 ………………………… 60
7　鉄分吸収促進作用 ………………………… 60
8　中性脂肪低下作用 ………………………… 61
9　血圧降下作用 ………………………… 61
　9.1　γ-アミノ酪酸 ………………………… 61
　9.2　大豆ペプチド ………………………… 62
10　おわりに ………………………… 62

第5章　本みりん　　髙倉　裕

1　はじめに ………………………… 64
2　本みりんの原料 ………………………… 65
　2.1　もち米 ………………………… 65
　2.2　米麴 ………………………… 65
　2.3　焼酎またはアルコール ………………………… 65
　2.4　その他の原料 ………………………… 65
3　本みりんの製造 ………………………… 66
　3.1　製造方法 ………………………… 66
　3.2　成分 ………………………… 67
4　本みりんの調理機能 ………………………… 68
　4.1　てりつやの付与 ………………………… 68
　4.2　味の浸透性の向上 ………………………… 68
　4.3　消臭 ………………………… 69
　4.4　煮崩れ防止 ………………………… 69
　4.5　エキス成分の溶出抑制 ………………………… 70
　4.6　その他の調理効果 ………………………… 71
5　本みりんの調理機能強化 ………………………… 72

第6章　酢　　土田雅士，西川　泰，上中居和男

1　はじめに ………………………… 74
　1.1　酢の歴史 ………………………… 74
　1.2　食酢の製法 ………………………… 74
　1.3　酢酸菌 ………………………… 75
　1.4　表示 ………………………… 75
2　食酢の調理効果 ………………………… 76
　2.1　呈味作用 ………………………… 76
　2.2　静菌・殺菌作用 ………………………… 76

2.3 pH 低下作用 …………………… 76	3.4 豆酢 ……………………………… 80
2.4 中和作用 ……………………… 76	3.5 柿酢 ……………………………… 80
2.5 溶解作用 ……………………… 76	3.6 きび酢 …………………………… 80
3 食酢の機能 ……………………… 77	3.7 紅酢 ……………………………… 81
3.1 黒酢 …………………………… 78	3.8 スイカ酢 ………………………… 81
3.2 りんご酢 ……………………… 79	4 おわりに …………………………… 81
3.3 ぶどう酢 ……………………… 79	

第7章　清酒　　秦　洋二

1 はじめに …………………………… 84	4 酒粕ペプチド ……………………… 88
2 醸造食品の機能性 ………………… 85	5 フェリクリシン …………………… 89
3 清酒の機能性研究 ………………… 86	6 最後に ……………………………… 90

第8章　緑茶　　山本（前田）万里

1 緑茶 ………………………………… 91	3.2 抗がん作用 ……………………… 92
2 茶葉中成分 ………………………… 91	3.3 生活習慣病予防作用 …………… 93
3 機能性 ……………………………… 92	3.4 抗アレルギー作用 ……………… 94
3.1 抗酸化作用 …………………… 92	3.5 その他の機能性 ………………… 98

第9章　大豆加工食品　　小野伴忠

1 大豆加工の意義 …………………… 100	2.4 豆乳 ……………………………… 104
1.1 加熱 …………………………… 100	2.5 豆腐 ……………………………… 105
1.2 塩類の添加 …………………… 101	2.6 湯葉 ……………………………… 106
1.3 発酵 …………………………… 102	2.7 凍り豆腐 ………………………… 106
2 各種大豆食品 ……………………… 102	2.8 納豆 ……………………………… 107
2.1 枝豆 …………………………… 103	2.9 発酵豆乳 ………………………… 107
2.2 炒り豆，きな粉 ……………… 104	2.10 豆腐よう ……………………… 108
2.3 煮豆 …………………………… 104	

第10章　かまぼこなど練り製品　　鈴木博晶

1　はじめに …………………………… 109
2　かまぼこなど練り製品の栄養性 …… 109
3　かまぼこの健康機能性 …………… 110
　3.1　抗酸化活性 …………………… 110
　3.2　血圧上昇抑制作用 …………… 111
　3.3　脂質代謝改善 ………………… 111
　3.4　糖尿病予防 …………………… 112
　3.5　抗がん作用 …………………… 113
　3.6　脳機能活性化 ………………… 113
4　かまぼこの消化性 ………………… 115
5　おわりに …………………………… 115

第11章　漬物　　松岡寛樹

1　漬物の歴史 ………………………… 117
2　漬物の定義 ………………………… 117
3　漬物の分類 ………………………… 118
4　漬物の機能性 ……………………… 119
　4.1　漬物の食物繊維とその機能 …… 120
　4.2　発酵漬物の機能 ……………… 121
　4.3　浅漬の機能 …………………… 122
　4.4　たくあん漬けの黄変化に関わる辛味
　　　成分の変化と抗酸化機能 ……… 122
　4.5　たくあん漬け製造時におけるGABA
　　　蓄積 …………………………… 124

【第Ⅲ編　素材別機能】

第1章　魚（脂肪酸）　　西川正純

1　はじめに …………………………… 129
2　魚の脂質 …………………………… 130
3　EPAとDHAの効果効能 …………… 131
4　EPAとDHAの作用メカニズム …… 137
5　EPAとDHA研究の新たな展開 …… 137
6　おわりに …………………………… 139

第2章　魚（魚肉タンパク質）　　福永健治

1　はじめに …………………………… 141
2　魚肉タンパク質の特性 …………… 142
3　魚肉タンパク質の栄養価 ………… 143
4　魚肉タンパク質の機能性 ………… 143
　4.1　魚肉タンパク質の血清コレステロー
　　　ル低下作用 …………………… 143
　4.2　プロタミンの血清コレステロール濃
　　　度低下作用 …………………… 146
　4.3　魚肉タンパク質の血圧低下作用 … 146
　4.4　魚肉タンパク質の血液凝固抑制，血
　　　栓溶解作用 …………………… 147
　4.5　魚肉タンパク質を原料にした機能性
　　　物質の創生 …………………… 147
　4.6　魚肉濃縮タンパク質 ………… 148

4.7	魚肉タンパク質の糖修飾 …… 148	4.9	その他 …………………………… 149
4.8	不凍タンパク質 …………………… 149	5	おわりに ………………………… 149

第3章　海藻　　宮下和夫

1	海藻とは ………………………… 151	4	海藻のタンパク質と脂質 ……… 154
2	日本食の中での海藻 …………… 151	5	海藻の食素材としての活用 …… 157
3	海藻の食物繊維とミネラル …… 152		

第4章　貝・エビ・カニ　　長阪玲子

1	はじめに ………………………… 159	3	エビ・カニの栄養とその機能 … 164
2	貝の栄養とその機能 …………… 160		

第5章　米　　久保田真敏，門脇基二

1	はじめに ………………………… 169		………………………………… 172
2	米胚乳タンパク質とは ………… 170	5	その他の生理学的機能性 ……… 174
3	脂質代謝改善作用 ……………… 171	6	おわりに ………………………… 174
4	糖尿病および糖尿病性腎症進行遅延作用		

第6章　大豆　　村本光二

1	はじめに ………………………… 176	7	抗栄養素の多面的な活性 ……… 181
2	大豆の栄養性 …………………… 177	8	加工や調理によって変化する栄養・機能
3	特定保健用食品と大豆 ………… 177		成分 ……………………………… 182
4	大豆イソフラボン ……………… 178	9	育種や遺伝子改変による成分の変化 … 183
5	長寿食とポリアミン …………… 180	10	大豆食品の消費拡大にむけて … 183
6	大豆に含まれるフィトケミカル … 181		

第7章　小豆・インゲン豆　　加藤　淳

1	はじめに ………………………… 185	4	抗酸化活性 ……………………… 187
2	一般成分 ………………………… 185	5	小豆の生理機能 ………………… 189
3	食物繊維 ………………………… 186	6	インゲン豆の生理機能 ………… 190

7　おわりに ……………………………… 191

第8章　ゴマリグナン類の機能性　　勝崎裕隆

1　ゴマについて ………………………… 193
2　ゴマの機能性研究のはじまり ………… 193
3　ゴマリグナンとは …………………… 195
4　セサミンの生物機能 ………………… 195
　4.1　多価不飽和脂肪酸バランスへの効果
　　　　　…………………………………… 196
　4.2　脂肪酸の合成と分解への効果 …… 196
　4.3　コレステロール低下作用 ………… 196
　4.4　アルコール代謝改善効果 ………… 196
　4.5　抗高血圧 …………………………… 197
　4.6　ビタミン増強調節作用 …………… 197
5　ゴマ食や他のゴマリグナンの機能 …… 197
6　ゴマリグナン類の抗酸化機能 ………… 198
　6.1　ゴマリグナンの抗酸化機能 ……… 198
　6.2　ゴマリグナン配糖体の抗酸化機能
　　　　　…………………………………… 198
7　最後に ………………………………… 199

第9章　ダイコン　　橋本　啓

1　はじめに ……………………………… 201
2　ダイコンの成分 ……………………… 201
3　イソチオシアナート ………………… 201
　3.1　グルコシノレート ………………… 202
　3.2　ミロシナーゼ ……………………… 202
　3.3　グルコシノレートやミロシナーゼの
　　　　分布 ……………………………… 203
　3.4　グルコシノレートとイソチオシアナー
　　　　トの機能性 ……………………… 203
4　糖・有機酸 …………………………… 204
　4.1　糖・有機酸がダイコンの味に及ぼす
　　　　影響 ……………………………… 204
　4.2　ジアスターゼ ……………………… 205
5　抗酸化成分 …………………………… 205
　5.1　アントシアニン …………………… 205
　5.2　ヒドロキシケイ皮酸 ……………… 206
6　葉，種子の成分 ……………………… 206
7　最後に ………………………………… 206

第10章　ごぼう　　井上淳詞

1　はじめに ……………………………… 208
2　食物繊維 ……………………………… 208
3　ごぼうの機能性成分 ………………… 209
4　ごぼうの素材開発とその利用 ………… 210
　4.1　焙煎ごぼう ………………………… 211
　4.2　発酵ごぼう ………………………… 212
5　おわりに ……………………………… 213

第11章 きのこ　　江口文陽

1 はじめに …………………………… 215
2 からだに役立つきのこの成分を利用する
　　…………………………………… 215
3 きのこの機能を引き出したアイデア商品
　　…………………………………… 217
4 えのき氷の多機能性 ……………… 220
5 健康維持のために摂食したいきのこの量とは
　　…………………………………… 221
6 おわりに …………………………… 221

第12章 ワサビ　　奥西 勲

1 はじめに …………………………… 223
2 ワサビの主要な機能性成分 ……… 224
3 ワサビの機能性 …………………… 224
　3.1 AITCの機能性 ……………… 224
3.2 6-MSITCの機能性 …………… 225
3.3 ワサビ葉成分の機能性 ……… 228
3.4 6-MTITCの機能性 …………… 230
4 おわりに …………………………… 231

第13章 ショウガの生体機能　　松田久司, 吉川雅之

1 はじめに …………………………… 234
2 含有成分と乾燥過程における成分変化
　　…………………………………… 235
3 薬理学的研究 ……………………… 237
　3.1 鎮嘔作用 ……………………… 237
3.2 消化管に対する作用 ………… 238
3.3 解熱作用, 鎮痛作用, 抗炎症作用
　　…………………………………… 240
3.4 TRPV1刺激作用 ……………… 240
3.5 その他 ………………………… 242

第14章 ユズ　　沢村正義

1 来歴 ………………………………… 244
2 分類 ………………………………… 244
3 部位と成分 ………………………… 245
4 搾汁 ………………………………… 246
5 利用・加工 ………………………… 246
6 機能性 ……………………………… 248
6.1 果汁 …………………………… 248
6.2 精油 …………………………… 249
7 資源の有効利用 …………………… 252
　7.1 果皮 …………………………… 252
　7.2 種子 …………………………… 253
8 海外展開 …………………………… 253

【第Ⅳ編　将来展望】

第1章　「和食文化」が海外の食生活に影響を及ぼし生み出す健康未来像　古西正史

1　はじめに ………………………… 257
2　「和食」のユネスコ無形文化遺産登録… 258
3　「和食」における「出汁」の役割……… 258
4　一汁三菜の完成 ………………… 259
5　江戸のパブリックリレーション ……… 259
6　健康コンテンツ「和食」の海外発信 … 260
6.1　インバウンド観光客へ提案 ……… 261
6.2　和食文化を世界に広げるトマト … 262
7　「和食文化」が生み出す海外の食生活の健康未来像 ………………… 262
8　国連支援交流協会 ……………… 263

第2章　京料理と健康機能　堀　知佐子 ……264

第3章　「うまみ（UMAMI）」の世界への発信　林　由佳子

1　はじめに ………………………… 271
2　欧米での鰹節輸入への対応 ……… 271
3　だしの機器測定 ………………… 272
4　茶のうま味 ……………………… 275

── 第Ⅰ編：総論 ──────────────

第1章　日本食の遺伝子解析で見た栄養特性

宮澤陽夫[*]

1　はじめに

　20年程前にボストンに留学しており，その時，タフツ大学のヒトの老化に関する栄養研究所（Human Nutrition Research Center on Aging at Tufts University）で，「世界や日本食の特性と長寿について」に関するワークショップがあった。日本から参加していたのは筆者ひとりであった。内容は，とくに日本食の素材，調理，成分，文化などが注目され多岐にわたった。主に東海岸の大学の栄養学・疫学の先生方が調査報告された。日本人が3度の食後に飲用する緑茶の効用についても議論された。そこで足りないと痛感したのが，日本食を摂取すると他の食事と比べてどんな違いがあるのか，十分な研究論文が発表されていなかったことだった。とくに，日本からの発表論文はほとんどなかった。これまでの研究では，日本食を摂ると体にどのような影響があるかについての基礎的検討がほとんどなされていなかった。そこで，日本に戻ってから，日本食と他の国の食事を摂取した時の影響を評価できる方法論をまずはじめに開発しようとした。

　最近では，2013年12月に「和食；日本人の伝統的な食文化」がユネスコ無形文化遺産に登録された。日本は平均寿命・健康寿命ともに世界一の長寿大国であり，「日本食」がその一因ではないかと世界的な注目が集まっている。日本に帰国後，「日本食と健康との関係」を科学的に解明するために，遺伝子レベルで解析していく基礎研究を進めることとした。当時，2003年度に私の主宰する東北大学農学部機能分子解析学教室に進学した3名の卒論生のうち，私が出したこの研究テーマをやりたいと手を挙げてくれたのは，武鹿直樹君であった[1]。彼はその後，修士課程に進学しさらにこの研究を進めてくれた[2]。

2　日本食を食事全体で評価したい

　食品や栄養関係の国際会議に出席すると，海外の研究者が，長寿大国日本の食事に高い関心を持っていることがよくわかった。日本食が長寿になんらかの関係があるのではないかと興味を持っていた。けれども，日本食について，なにがどのように優れているのかを包括的に調査した研究は，これまで行われていなかった。例えば食品の個々の成分の栄養と機能については膨大な研究が行われてきたが，主食・主菜・副菜等をすべて合わせて，食事そのものが体に与える影響

---

[*]　Teruo Miyazawa　東北大学　大学院農学研究科　食の健康科学ユニット；同大学
　　　未来科学技術共同センター　戦略的食品バイオ未来技術構築　教授

についての研究はほとんどなかった。そこで，著者は，一つひとつの成分を見るのではなく，食事全体を評価する方法を開発したいと考えた。

　食事は毎日，何十年にもわたって食べ続けるものなので，その寿命や疾病への影響はとても大きい。例えば，ひと昔前までは長寿県として有名だった沖縄県の平均寿命は食構成の変化とともに年々下がっている（平成25年2月に厚生労働省から公表された平成22年都道府県別生命表[3]では男性30位，女性3位）。また，ハワイやアメリカ本土，ブラジルなどに移住した日系人は，親の世代に比べると，その子供たちである若い世代で心筋梗塞や動脈硬化などの病気にかかりやすいこともわかってきた。こうした背景には，やはり日頃の食べ物が欧米型の食事へと変わったことの影響があるのではないかと考えられた。

　高度経済成長期の頃から，欧米，中でもアメリカの食べ物が日本に入ってきて，日本食も昔と今とでは，かなり変わった。1960年と2003年のデータ[4]を比較すると，肉と揚げ物が圧倒的に増えているのがわかる。肉は年間1人当たり6 kgだったのが30 kgに，油脂類は4 kgだったのが15 kgに増えている。一方で，米は120 kgから60 kgに半減している。このように，今の長寿の方が育ち盛りの時に食べていたものと，今の子供が食べているものでは大きく変わっている。ここから，果たして現代の日本食で，70〜80年後に長寿大国でいられるのかという懸念も感じていた。

　そこで，1960年代の伝統的な日本食，現代の日本食，欧米食（アメリカ食）を摂取した時の影響を遺伝子レベルで解析することにした。食品は摂取の後，消化・吸収され肝臓に移行するので，肝臓に食べ物の影響は一番端的に表れると考え，肝細胞の遺伝子発現変化を見ることにした。

3　からだに優しく脂肪がつきにくい日本食

　食事の影響が，仮説の通りに果たして遺伝子に表れるのだろうか。研究当初は，「食べ物の質が変化したくらいで遺伝子が変化するはずはないだろう」と，周囲からはかなり疑問視された。けれども，エピジェネティクスなどと言われるように，成育環境に遺伝子が受ける影響は大きく，例えば双子で生まれても環境によっては体も性格も違ってくることは，よく知られている。したがって，食べたものによって遺伝子が変化することは十分にあるだろうとは予測していた。

　研究は，まず，「伝統的な日本食」，「現代の日本食」，「欧米食」の3つの食事パターンについて，典型的な1週間・21食分の献立を，国民栄養調査（1960, 2002）とWhat we eat in America, NHANES（2001-2002）[5]のデータを元に，管理栄養士に作成してもらった[6〜9]。カロリーはどの食事でもそんなに大きな差はなかったが，「欧米食」では脂質が多く，「伝統的な日本食」は炭水化物が多いのが特徴であった。これらの献立を凍結乾燥粉末にし，3群に分けたそれぞれ8匹のラットに自由摂取で3週間与え，3週間後に肝臓の細胞をとってDNAマイクロアレイによる遺伝子解析を行った。食べ物は消化管で吸収されて肝臓に入り，そこで代謝されてから体内に輸送されるので，食べ物の影響はまず肝細胞に表れる。また，血液や肝臓の脂質含量についても調べ

た。

　肝臓の細胞の遺伝子を10,399個解析した結果，食事の違いによって有意な変化を示した遺伝子（発現量が1.5倍以上もしくは1/1.5以下になったもの）が「伝統的な日本食」で6%（614個の遺伝子が動いた），「欧米食」で5%（565個の遺伝子が動いた）であった。さらに，現代の日本食に対して，伝統的な日本食，欧米食の遺伝子発現量を比較して，差が認められた遺伝子を機能別に分類（その情報にそって作られるタンパク質の機能で分類して整理）してまとめて影響を評価した。

　まず注目されたのが，ストレス応答であった。外部から体内に入る食べ物は，異物としてストレスになることがあり，そのストレス性によりストレス応答（解毒，DNA修復，炎症反応など）遺伝子が発現することがある。「現代の日本食」と比べた結果，「伝統的日本食」ではマイナス方向に動いたストレス性遺伝子が多く，「欧米食」ではプラスに動いた遺伝子が多かった。このことは，「伝統的な日本食」は体にやさしく，「欧米食」はストレスを引き起こすような食べ物であることを示唆した。

　次に，エネルギー代謝・脂質代謝に関係する遺伝子の発現について，「現代の日本食」と比べた結果，「伝統的日本食」で代謝遺伝子の発現が大きくなる傾向があり，「欧米食」では代謝遺伝子発現が低下する傾向が認められた。このことから，同じカロリーを摂っても日本食は代謝が活発化してエネルギー産生が亢進し脂肪が体につきにくく，反対に「欧米食」ではエネルギーや脂質の代謝が活発化せず，脂肪が体に蓄積しやすいということが認められた。アメリカの食事をしているとからだに脂肪がつきやすいと言える。

　また，血液・肝臓の脂質濃度についても調べたが，血液・肝臓ともに，欧米食で最も脂質濃度が高く，現代の日本食，伝統的な日本食の順で，伝統的日本食では血液・肝臓の蓄積脂質が最も少なかった[10〜12]。

　現代の日本食は伝統的な日本食と比べると健康有用性は少し劣るが，それでもまだ欧米食よりは健康的な食事だということが遺伝子解析から確認された。

4　伝統的な日本食の良さを生かす

　今回，食事を継続的に摂取することで肝臓の遺伝子発現に変化が表れるという結果が得られた。毎日3食，数十年にもわたって食べる食事の影響は確実に大きいと言える。「和食・日本食」が文化遺産になったが，それは天ぷらや寿司といった個別メニューではなく，各地で地域に根ざした多様な食材が用いられていること，素材の味わいを活かす調理技術・調理道具が発達していること，季節や年中行事とともに楽しみ，家族の絆を深めてきたこと，そして栄養バランス等々が評価された。家族の健康に気をつけた家庭料理をつくることがとても大切であり，子供にきちっとした食習慣を与えるのが親としての最大の愛情だろう。今は食習慣が乱れている人も多いようであるが，いろいろなものを食べること，早食いしないこと，朝食をしっかり食べることな

ども大切だろう。今回の遺伝子解析の結果からすると，昔の食事の良さをもう一度見直して，今の食事にプラスしていく工夫も必要ではないかと思われる[13,14]。

日本食のすばらしさはまだまだ奥深い。例えば，醤油やみその中にはメイラード反応で生じる褐変物質が入っている。塩分を醤油やみその形態で摂ると血圧が上がりにくいということもわかってきている。漬け物や納豆などの発酵食品をよく食べることも，健康によい影響があると考えられる。今回，食事全体を遺伝子レベルで解析したことによって，バランスの良い日本食を食べ続けることが健康によいという成果が得られた。健康への食べ物の影響が大きいという事実を理解することが長寿社会の実現に重要である。

文　　　献

1) 武鹿直樹，平成15年度東北大学農学部卒業論文（2003）
2) 武鹿直樹，平成17年度東北大学大学院農学研究科修士論文（2005）
3) http://www.mhlw.go.jp/toukei/saikin/hw/life/tdfk10/
4) 農林水産省「食物需給表」
5) What we eat in America, NHANES (2001, 2002)
6) 宮澤陽夫，日本食品新素材研究会誌，**9** (2), 82 (2006)
7) 宮澤陽夫，日経CME, 2007年4月号
8) 宮澤陽夫，食品工業，**50** (18), 20 (2007)
9) 宮澤陽夫，味噌の科学と技術，**55** (5), 271 (2007)
10) 宮澤陽夫，農林水産技術研究ジャーナル，**30** (10), 3 (2007)
11) 宮澤陽夫，日本統合医療学会誌，**1** (1), 84 (2008)
12) 都築毅ほか，日本栄養・食糧学会誌，**61**, 255 (2008)
13) 宮澤陽夫，食器と容器，**54**, 244 (2013)
14) 宮澤陽夫，KAO Health Care Report, **45-46**, 4 (2015)

第2章　伝統的日本食の長寿・健康維持効果
～現在と過去の日本食の比較試験～

都築　毅*

1　はじめに

　近年，高齢化の進行は世界中で大きな問題となっており，それに伴う老化性疾患の増加が危惧されている。よって，その予防のための食品機能研究が必要不可欠である。「老化を遅延し健康に加齢すること」は個人のQOL（quality of life）の向上にとどまらず，社会的・経済的にも重要な課題となっている。私は，「老化を遅延し健康に加齢すること」を達成する方法の一つとして，「日本食」に着目し，研究を進めてきた。

2　日本食と米国食の比較

　日本は高齢化の進行が最も深刻な国の一つであるが，それと同時に，長寿国として知られている。その一因として食生活が取り上げられ，日本食中の食品成分から健康有益性を見出す試みが盛んに行われている。しかし，それらの研究は単一の食品成分の摂取による影響を検討しているものがほとんどであり，これらの成分が集まった日本食がどう影響するのかについては，ほとんど知られていない。本来，ヒトは食事により非常に多くの成分を同時に摂取しているため，食事全体が生体に及ぼす影響を明らかにすることは重要である。そこで，「日本食」まるごとの摂取が生体に与える影響について，これまで研究を重ねてきた。まず初めに，現代日本食と米国食を比較検討した。その結果，日本食はストレス性が低く旺盛な代謝が繰り返され，肥満になりにくく健康有益性が高いことを明らかとした[1]。

3　現代日本食と過去の日本食との比較

　日本食の食事内容がここ50年ほどで欧米化し，生活習慣病の罹患率が増加していることに着目した。日本食の内容についてさらに深く掘り下げ，いつの時代の日本食が健康維持に有益かについて検討した。2005年の日本食を現代日本食と定義し，そこから15年刻みで1990年，1975年，1960年のそれぞれ1週間分の食事献立を再現し，調理したものを粉末化した。各年代の日本食を正常マウスであるICRマウスや老化促進モデルマウスであるsenescence-accelerated

---

*　Tsuyoshi Tsuduki　東北大学大学院　農学研究科　食品化学分野　准教授

mouse（SAM）P8マウスに自由摂取させ，脂質・糖質代謝系に与える影響ついて検討した。その結果，1975年日本食は内臓脂肪蓄積や肝臓脂肪蓄積，血糖値上昇などを抑制し，最も健康有益性が高いことを明らかとした[2,3]。

4　現代日本食と過去の日本食との比較（老化や寿命に着目して）

　時代とともに変化する日本食の健康有用性が明らかとなったが，これらの日本食が本当に老化遅延や長寿に有益かどうかは明らかとなってはいない。日本食が老化や寿命に与える影響を明らかにできれば，日本食の長寿効果の一端が明らかにできる。そこで，老化促進モデルマウスであるSAMP8マウスを使用し，各年代の日本食が寿命や老化に及ぼす影響を評価した。SAMマウスは1981年に京都大学で樹立されたマウスであり，様々な老化兆候を示す系統（SAMP1，P2，P3，P6，P7，P8，P9，P10）が存在する。SAMP8マウスは正常な成長過程の後，24週齢頃から急速に老化が進行し，それに加え学習・記憶障害などの病態を示す。そして，寿命が約48週間と短く，食事組成と老化の関連を調べる研究に広く使用されている[4]。本試験では，外見の老化度の評価（グレーディングスコア）と脳の学習記憶能の評価（パッシブアボイダンス）を行い，老化の進行を評価し，寿命を測定した。

　現代の日本食と過去の日本食の健康有益性を比較するにあたり，2005年の日本食を現代日本食と定義した。そして，管理栄養士の指導の下，国民栄養調査及び国民健康・栄養調査（以下，国民健康・栄養調査）に基づき，2005年，1990年，1975年，1960年それぞれの1週間分（21食）の日本食の献立を以前に報告した方法を参考にして作成した[1~3,5]。その後，これらを調理し，真空凍結乾燥機で凍結乾燥し，粉砕・攪拌して均一化した。食事の献立表と使用した食材の食品群別使用量をそれぞれ表1と表2に示した。2005年の日本食は，他の3種類の日本食と比べて野菜類，きのこ類，肉類，油脂類の使用量が最も多く，一方で穀類，いも及びでん粉類，砂糖及び甘味類，藻類の使用量が最も少なかった。1990年の日本食は，他の3種類の日本食と比べていも及びでん粉類，種実類，乳類，し好飲料類の使用量が最も多かった。1975年の日本食は，他の3種類の日本食と比べて砂糖及び甘味類，豆類，果実類，藻類，魚介類，卵類，調味料及び香辛料類の使用量が最も多かった。1960年の日本食は，他の3種類の日本食と比べて穀類の使用量が最も多く，一方で豆類，野菜類，果実類，きのこ類，魚介類，肉類，卵類，乳類，油脂類，し好飲料類，調味料及び香辛料類の使用量が最も少なかった。作製した食事の栄養組成（脂質，タンパク質，水分，灰分，炭水化物，エネルギー）を測定し，表3に示した。4種類の日本食の食事組成はどれも国民健康・栄養調査の数値と調理した食事の実測値に大きな差はなく，再現性よく日本食を作製できた。食事中のエネルギー量に占めるタンパク質の割合は1990年で最も多く，1960年で少なかった。また，脂質の割合は2005年で最も多く，1960年で最も少なかった。炭水化物の割合は1960年で最も多く，2005年で最も少なかった。

　作製した2005年，1990年，1975年，1960年の日本食をそれぞれ通常飼育食に30％混合し，

第2章 伝統的日本食の長寿・健康維持効果

表1 各年代の日本食の献立表

2005年日本食のメニュー

	1日目	2日目	3日目	4日目	5日目	6日目	7日目
朝食	ご飯 サケの塩焼き ホウレン草のお浸し 納豆 豆腐と玉ネギのみそ汁	トースト クラムチャウダー 果物	トースト オムレツ アスパラのベーコン巻き 果物 牛乳	ご飯 アジの干物 白菜と厚揚げの煮物 モヤシとワカメのみそ汁	ご飯 卵焼き キャベツのユカリ和え 納豆 豆腐とキノコのみそ汁	トースト 目玉焼き 里芋とキャベツのスープ 牛乳	サツマイモご飯 シシャモ 小松菜と油揚げの煮物 アサリのみそ汁 果物
昼食	お好み焼き モヤシの和え物 果物	ラーメン	ミートソーススパゲッティ カボチャサラダ	ハンバーガー サラダ ジュース	カレーライス フルーツヨーグルト	ウナギ丼 キャベツとワカメの酢の物	オムライス サラダ カボチャのスープ
夕食	ご飯 豚のショウガ焼き ポテトサラダ 玉ネギと豆のスープ	ご飯 サバの煮つけ 焼きナスのサラダ 里芋の煮物 けんちん汁	ご飯 サワラのホイル焼き きんぴらゴボウ 小松菜の辛子和え 豆腐と油揚げのみそ汁	ご飯 鶏のから揚げ 大根サラダ レンコンとニンジンの煮物	マカロニグラタン ブロッコリーのツナサラダ	ご飯 麻婆豆腐 エビのチリソース炒め キュウリの辛み漬け	ご飯 コロッケ レンコンサラダ 鶏肉とオクラの和え物 野菜スープ

1990年日本食のメニュー

	1日目	2日目	3日目	4日目	5日目	6日目	7日目
朝食	ご飯 サケの塩焼き 小松菜のピーナッツ和え 納豆 豆腐とワカメのみそ汁	ご飯 サバの塩焼き ホウレン草のお浸し 納豆 白菜と油揚げのみそ汁	ピザトースト 里芋のツナサラダ 果物 牛乳	トースト ベーコンエッグ 粉ふきいも 果物 牛乳	ご飯 アジの干物 納豆 サツマイモと小松菜のみそ汁 果物 漬物	トースト オムレツ グリーンアスパラのツナサラダ 果物 牛乳	ご飯 卵焼き ヒジキの煮物 サツマイモとシメジのみそ汁 漬物
昼食	ミートソーススパゲッティ サラダ 果物	カレーライス フルーツヨーグルト	ラーメン	チャーハン 焼きぎょうざ	親子丼 キュウリとワカメの酢の物	牛丼 コンニャクのピリ辛煮 豆腐と油揚げのみそ汁	ハンバーガー フライドポテト オレンジジュース
夕食	ご飯 豚のショウガ焼き ポテトサラダ 玉ネギと豆のスープ	ご飯 麻婆豆腐 エビのチリソース炒め キュウリの辛み漬け	ご飯 サワラのホイル焼き 白和え かきたま汁	ご飯 カレイの煮つけ 冷や奴 カボチャの煮物 キャベツとエノキのすまし汁	ご飯 筑前煮 ブロッコリーの辛子和え 白菜とシメジのすまし汁	パン シーフードグラタン 海藻サラダ	ご飯 アジフライ レンコンのきんぴら 焼きナス 大根のみそ汁

1975年日本食のメニュー

	1日目	2日目	3日目	4日目	5日目	6日目	7日目
朝食	ご飯 サケの塩焼き 納豆 白菜とモヤシのみそ汁	レーズンパン オムレツ ソーセージとキャベツのソテー 果物 牛乳	ご飯 アジの干物 アサリと小松菜の煮浸し 花豆の甘煮 ナスのみそ汁	トースト ベーコンエッグ フルーツヨーグルト	ご飯 卵焼き 納豆 キャベツと油揚げのみそ汁 果物	トースト ゆで卵 ブロッコリーのツナサラダ 果物 牛乳	ご飯 アサリとキャベツの酢浸し 納豆 豆腐と油揚げのみそ汁
昼食	きつねうどん 果物	チャーハン ワカメスープ	焼きそば フルーツみつ豆	サツマイモご飯 高野豆腐の含め煮 豚汁	親子丼 紅白なます 佃煮	ご飯 ナスのそぼろ炒め ヒジキの煮物	サンドイッチ コンソメスープ 果物
夕食	ご飯 肉じゃが モズク酢 キャベツと卵のすまし汁	ご飯 筑前煮 冷や奴 ホウレン草と油揚げのみそ汁	ご飯 クリームシチュー 白菜と干しエビのお浸し キュウリとヒジキの和え物	ご飯 サバのみそ煮 五目豆 白菜とワカメのすまし汁	ご飯 アジの南蛮漬け みそ田楽 カボチャと小松菜のすまし汁	ご飯 カレイの煮つけ おからの炒り煮 里芋と大根のみそ汁	ご飯 刺身 サツ揚げと白菜の煮物 白和え

1960年日本食のメニュー

	1日目	2日目	3日目	4日目	5日目	6日目	7日目
朝食	麦ご飯 アサリのみそ汁 冷や奴 漬物 果物	トースト 野菜ソテー 果物 牛乳	シラスと青のりの混ぜご飯 里芋と小松菜のみそ汁 煮豆 佃煮	麦ご飯 メザシ 豆腐とワカメのみそ汁 佃煮	麦ご飯 納豆 ジャガイモのみそ汁 漬物	トースト いり卵 ジャガイモと玉ネギのソテー 果物	麦ご飯 小松菜と油揚げのみそ汁 カボチャと小豆のいとこ煮 のり
昼食	ご飯 カボチャと鶏ひき肉の煮物 キュウリとワカメの酢の物	麦ご飯 大豆と昆布の煮物 サツマイモの甘煮 漬物	炒めうどん 果物	そうめん ふかしサツマイモ	月見うどん	麦ご飯 炒り豆腐 漬物	ご飯 カツオのたたき きんぴらゴボウ
夕食	ご飯 マグロの山かけ ナスのみそ炒め	ご飯 アサリの酒蒸し 切干大根の煮物 ナスのみそ汁	ご飯 サワラのみそ漬け焼き ヒジキとレンコンの煮物	ご飯 豚肉と大根のみそ煮 ホウレン草のお浸し	ご飯 サバの塩焼き ヒジキの煮物 キャベツとモヤシのみそ汁	ご飯 イカと里芋のうま煮 大根とワカメのみそ汁 佃煮	ご飯 鶏団子とキャベツの煮込み 粉ふきいも

日本食およびその素材の健康機能性開発

表2 使用した食材の食品群別使用量

	1960	1975	1990	2005
		(g/100 g)		
穀類	45.59	27.74	23.37	21.52
いも及びでん粉類	5.94	4.87	5.54	5.18
砂糖及び甘味類	1.13	1.42	0.49	0.31
豆類	4.07	5.25	5.20	4.52
種実類	0.08	0.03	0.17	0.13
野菜類	16.50	17.30	20.06	22.89
果実類	6.04	13.79	10.85	11.15
きのこ類	0.33	0.66	1.04	1.41
藻類	0.95	0.96	0.34	0.08
魚介類	7.07	6.68	7.03	6.80
肉類	1.71	4.46	5.65	6.11
卵類	1.71	3.11	3.05	2.94
乳類	2.50	7.47	10.11	10.21
油脂類	0.29	0.69	1.16	1.48
調味料及び香辛料類，し好飲料類	6.10	5.56	5.95	5.26

表3 各年代の日本食の栄養組成

		1960	1975	1990	2005	Control
エネルギー	(kcal/100 g)	377	385	390	396	345
タンパク質	(g/100 g)	18.7	20.5	21.7	21.5	24.9
脂質	(g/100 g)	4.6	6.4	7.5	8.7	4.6
炭水化物	(g/100 g)	65.4	61.5	59.0	58.0	51.0

試験食とした．また，マウスにとって標準的な条件下で飼育した場合について把握するため，日本食を混合しない通常飼育食（CE-2）のみを与えた群も用意した．SAMP8マウス（3週齢，雄性）に通常飼育食を与えて1週間予備飼育を行った後，平均体重がほぼ等しくなるように，マウスを20匹ずつ5群［2005年日本食含有飼料摂取（05）群，1990年日本食含有飼料摂取（90）群，1975年日本食含有飼料摂取（75）群，1960年日本食含有飼料摂取（60）群，通常飼育食摂取（Control）群］に分け，試験食を自由摂食させた．24，48週齢時に老化度と学習記憶能の評価を行った．そして，寿命まで飼育を行い，平均寿命を求めた．マウスは明暗12時間サイクルに設定された東北大学大学院農学研究科動物飼育実験棟において飼育を行い，水及び飼料は自由摂食とした．マウスの老化の進行程度について評価するため，24週齢と48週齢時にグレーディングテストを行った（図1）．その結果，24週齢時では，群間に大きな差は見られなかった．48週齢時では，いずれの群においても24週齢より点数の増加が見られ，老化が進行している様子が観察された．また，05群に比べて90群と75群で老化の進行が抑制されている様子が観察され，75群で最も老化の進行が抑制されていた．マウスの学習記憶能について評価するため，24週齢と48週齢時にパッシブアボイダンステストを行った（図2）．24週齢時では，群間に大きな差は

第 2 章　伝統的日本食の長寿・健康維持効果

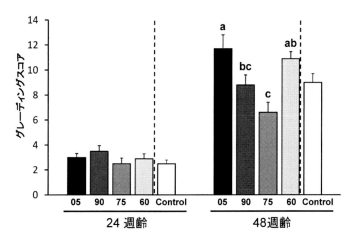

図1　様々な年代（1960年, 1975年, 1990年, 2005年）の日本食を
摂取したマウスのグレーディングスコア（老化度）の変化
Mean ± SEM, n = 20, $^{a, b, c}P<0.05$（Control群は統計処理に含まず）
(K. Yamamoto, T. Tsuduki et al., Nutrition, 2016 より改変して引用)

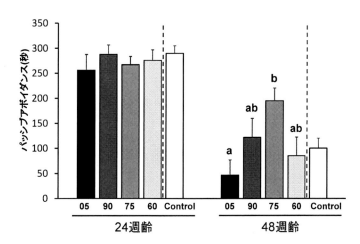

図2　様々な年代（1960年, 1975年, 1990年, 2005年）の日本食を
摂取したマウスの学習・記憶能の変化
Mean ± SEM, n = 20, $^{a, b}P<0.05$（Control群は統計処理に含まず）
(K. Yamamoto, T. Tsuduki et al., Nutrition, 2016 より改変して引用)

見られなかった。48週齢時では，いずれの群においても24週齢より時間の減少が見られ学習記憶能の低下が観察された。そして，05群に比べて75群で学習記憶能が維持されている様子が観察された。以上より，現代日本食に比べて1975年の日本食は老化の進行を遅延することが示された。次に，平均寿命を05群と過去の日本食を摂取した群で比較した（図3）。平均寿命は05群，90群，75群，60群，Control群でそれぞれ［49.0±2.5］，［54.4±3.6］，［58.1±5.2］，［52.0±3.7］，［51.3±4.4］週となった。05群と比較して75群において寿命が有意に延伸し，90群において寿

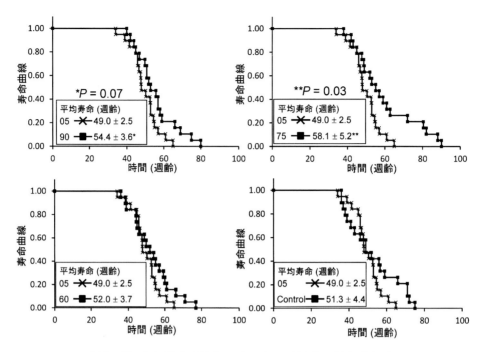

図3 様々な年代（1960年，1975年，1990年，2005年）の
日本食を摂取したマウスの寿命の変化
Mean±SEM, n=20
(K. Yamamoto, T. Tsuduki et al., Nutrition, 2016 より改変して引用)

命の延伸傾向が見られた。以上より，現代日本食に比べて1975年日本食は寿命を延伸することが示された[6]。

5 考察とまとめ

本章では，現代日本食と過去の日本食との比較を，特に老化や寿命に着目して示した。老化の進行を評価する上で，グレーディングテストとパッシブアボイダンステストを行った。グレーディングテストを行った結果，48週齢のマウスにおいて05群が最も老化が進行し，75群が最も老化の進行が抑えられた。また，パッシブアボイダンステストも同様の傾向が見られ，05群において最も学習記憶能が低下し，75群において最も学習記憶能が維持されていた。以上より，現代日本食に比べて1975年日本食は老化の進行を遅延することが示唆された。さらに，マウスを寿命まで飼育し，平均寿命を算出した。マウスの平均寿命は05群と比べて75群で有意に延伸した。よって，現代日本食と比べて1975年日本食は，寿命の延伸に有効であると考えられた。

現在長寿と呼ばれている人々は，40～60歳頃の壮年期・中年期に1975年頃の日本食を食べてきた世代である。つまり，生活習慣病の発症や老化の進行が始まる時期に適切な食事を摂取して

第2章　伝統的日本食の長寿・健康維持効果

きた可能性が高く，これが日本人の平均寿命の延長をもたらした可能性がある。しかし，現代の青年期以前の人々は現代日本食に慣れ親しんできた世代であるため，日本人の平均寿命延長が今後も続いていくことは難しいかもしれない。現に，糖尿病などの生活習慣病の患者数は年々増加を続けている。そのため，現在の食生活が続けば，日本人の健康状態や平均寿命は悪化していくことが懸念される。それを防ぐためにも，今後，過去の日本食をさらに詳細に調査し，健康維持や老化遅延に有効な食事を示す必要がある。

　日本食は年代によってマウスに異なる効果を示した。この原因の一つとして，食事中のタンパク質・脂質・炭水化物のエネルギーに占める割合（PFCバランス）の違いが考えられた。最近我々は，各年代の日本食のPFCバランスを精製飼料で再現し（AIN-93G組成を改変した），それをmimic日本食として，マウスへの摂食試験を行った[3]。理想のPFCバランスについては，ある程度の幅を持たせて厚生労働省によって示されている。この理想のPFCバランスと比較して本試験の日本食のPFCバランスは，1960年で炭水化物に大きく偏っているが，2005年，1990年，1975年においてはおおよそ理想の範囲に収まっていた。mimic日本食をマウスに与えたところ，白色脂肪組織重量に年代間に大きな差はなかった。また，血清や肝臓パラメーターについても，大きな差は見られなかった。よって，年代ごとの日本食を用いた試験で見られた1975年日本食の効果は，日本食のタンパク質，脂質，炭水化物の量（バランス）に依存せず，それぞれの質（成分）の違いが重要であることが示唆された。そこで，日本食の脂質成分に注目し，様々な年代（2005年，1990年，1975年，1960年）の日本食の脂肪酸組成の違いが内臓脂肪蓄積に与える影響を検討した。様々な年代の日本食を調理再現し，凍結乾燥粉末化したものから脂質を抽出し，ガスクロマトグラフィー分析に供したところ，n-6/n-3，飽和脂肪酸／一価不飽和脂肪酸／多価不飽和脂肪酸の値はそれぞれ1960年で5.0，1.0/1.3/1.1，1975年で4.4，1.0/1.3/0.9，1990年で5.0，1.0/1.2/0.7，2005年で4.0，1.0/1.2/0.7であった。これらの割合通りに様々な油脂を混ぜて，試験油脂を調製した。AIN-93G組成の油脂をそれぞれの試験油脂に置換し，ICRマウスに4週間与えたところ，内臓脂肪量に大きな影響は見られなかった。そのため，脂肪酸組成に加えてタンパク質・脂質・炭水化物の割合も考慮した試験食を与えて検討を行った。AIN-93G組成を改変し，各年代のタンパク質・脂質・炭水化物の割合と脂肪酸組成を再現した試験食をICRマウスに4週間与えた。その結果，1975年型試験食を摂取したマウスにおいて，内臓脂肪蓄積が有意に抑制され，脂肪細胞サイズも小さかった。以上より，日本食の内臓脂肪蓄積抑制効果は，脂質の量と脂肪酸組成が大きく影響することが示唆された[7]。また，日本食の特徴の一つである魚の摂取量の多さに着目し，ω3系脂肪酸（ドコサヘキサエン酸）の寿命に対する効果をSAMP8マウスを用いて試験したが，寿命の延伸効果は認められなかった[4]。一方で，魚肉を使用したかまぼこの肥満に対する効果を試験したところ，抗肥満効果が認められた[8]。以上の結果より，何か1つの成分の効果で良い効果を得るのは難しく，複数成分の相互作用が重要であると考えられた。1975年の日本食は2005年，1990年，1960年の日本食と比較して砂糖及び甘味類，豆類，果実類，藻類，魚介類，卵類，調味料及び香辛料類の使用量が多く，使用している食材の種類が豊富であっ

た（表2）．これらの点を考慮に入れて食習慣を見直せば，1975年の日本食の成分の健康有益性を実生活に取り入れることができると考えられた．

文　　献

1) 都築毅ほか，日本栄養・食糧学会誌，**61**, 255 (2008)
2) 本間太郎，都築毅ほか，日本食品科学工学会誌，**60**, 541 (2013)
3) Y. Kitano, T. Tsuduki et al., *J. Jpn. Soc. Nutr. Sci.*, **2**, 73 (2014)
4) T. Tsuduki et al., *Nutrition*, **27**, 334 (2011)
5) 本間太郎，都築毅ほか，日本食品科学工学会誌，**59**, 63 (2012)
6) K. Yamamoto, T. Tsuduki et al., *Nutrition*, **32**, 122 (2016)
7) Y. Sakamoto, T. Tsuduki et al., *J. Oleo Sci.*, **65**, 61 (2016)
8) 北野泰奈，都築毅ほか，日本食品科学工学会誌，**62**, 182 (2015)

第 3 章 疫学研究からみた日本人の食生活の特徴と長寿の要因：国際比較とコホート研究の知見から

奥田奈賀子*

1 はじめに

　情報伝達技術，物流技術は過去数十年で格段に進歩し，地球の反対側の出来事が瞬時に伝えられ，生産物がもたらされる時代となった。一方で，欧米には欧米の食事が，アジアにはアジアの食事が存在し続けている。環境の変化にあっても，食事の基本パターンはそれぞれの地域で保存される傾向が強い。日本は戦後の高度経済成長を経て食は欧米化したと言われるが，果たして現在の日本食は欧米の食習慣にどの程度近づいたのか，あるいは違いを保っているのだろうか。1980年代中頃以降，日本人は世界で最も長寿な国民となっている。食の欧米化は日本人の健康，長寿にとってどのような影響があったのだろうか。栄養疫学研究の知見より解説する。

2 日本人の食生活の特徴を知るための疫学研究手法：横断研究とコホート研究

　日本の食習慣と健康の関連の特徴を検討するには，食習慣が異なる外国の食習慣を比較する横断研究が適切である。また，個人の食習慣等の生活習慣を調査しその後の疾病の発症や死亡の状況を追跡調査するコホート研究の結果により，日本人における死因の変化や寿命の延伸に貢献した食習慣や生活習慣を検討することができる。本稿ではまず，日本の食習慣と健康との関連を検討するのに有用な2つの研究（INTERMAPとNIPPON DATA）の概要を紹介する。続いて日本人の食習慣と長寿の関連についての知見を，これら2つの研究結果および他の国内外の研究結果より紹介する。

3 栄養と血圧に関する国際共同研究 INTERMAP

　肉を多く食べる民族，あるいは魚を食べる民族であるといった，集団の観察に基づく定性的な所見は従来多く示されてきた。こうした観察に基づいて，特定の栄養素欠乏症や食塩摂取と高血圧などとの関連が示されてきたが，様々な栄養素の摂取習慣が複雑に関連しあって発症する生活習慣病の発症因子を詳細に検討するには不十分である。国際栄養疫学研究INTERMAPでは，

---

* Nagako Okuda　人間総合科学大学　健康栄養学科　教授

人種的,地理的,生活習慣において広がりのある4か国（日本,中国,英国,米国）の17集団において統一プロトコールにより,8回の血圧測定,4日分の24時間思い出し法による栄養調査と2日分の24時間蓄尿をそれぞれの対象者で行い,欠損のない4,680名分の栄養素摂取,尿中電解質排泄量データを得た[1]。調査は1996〜1998年に行われた。

　頻度法などの質問紙法による栄養調査結果は,一定の習慣を共有する集団内での個人の食習慣の比較にはある程度用いることが可能だが,一般に量的評価には適さず国際間の比較も不可能である。INTERMAP研究では国際的に標準化されたプログラムに基づいて研修を受けた調査員が量的評価可能な方法により栄養調査を行い,比較可能性について承認された各国の食品成分表を用いて集計を行った[2]。研究結果は国際的に量的比較可能な栄養素摂取データとして最高水準のクォリティを有するものであり,様々な検討が行われている。このINTERMAP研究結果を検討することで,中国および欧米と比較した日本人の食事の特徴を知ることができる。

4　国民栄養調査受検者を対象としたコホート研究 NIPPON DATA

　第二次世界大戦後,わが国の食習慣は大きく変化した。国民栄養調査初年である1946年の報告では,1日あたり総摂取エネルギーは1,903 kcalであり,摂取エネルギー比率により内訳をみると炭水化物81%,総脂質7%,たんぱく質12%,と非常に貧しかった。これ以降の高度経済成長期を経て,日本人の肉,魚,卵,牛乳など動物性食品の摂取量は増え食卓は豊かになった。このような食生活の変化が日本人の寿命の延伸にどのように関連したのかは,コホート研究結果により考察することができる。NIPPON DATA (the National Integrated Project for Prospective Observation of Non-communicable Disease and Its Trends in the Aged) は,日本人一般集団である国民栄養調査対象者（2003年以降は国民健康・栄養調査）のうち30歳以上の者を対象とした循環器疾患死亡および日常生活動作 (ability of daily living：ADL) の追跡研究である[3]。1980年国民栄養調査対象者集団であるNIPPON DATA80研究,1990年調査の対象者集団であるNIPPON DATA90研究,および2010年調査についてNIPPON DATA2010研究がある。栄養調査は,3日間の世帯分半秤量記録法に基づいており（NIPPON DATA2010では1日分）,食品および栄養素の摂取について量的評価が可能である。

5　日本人の食習慣の特徴と健康,長寿

5.1　主要栄養素の摂取と肥満

　表1にINTERMAPに参加した4か国（日本,中国,英国,米国）の平均BMI,および主要栄養素摂取エネルギー比率を示した。炭水化物からのエネルギー摂取比率は,中国,日本で高く,脂質からのエネルギー摂取比率は英国,米国で高い。炭水化物が多く脂質が少ないという中国での主要栄養素の摂取状況は,ほぼ1970年頃の日本の水準である[4]。摂取エネルギーと消費エネ

第3章 疫学研究からみた日本人の食生活の特徴と長寿の要因：国際比較とコホート研究の知見から

表1 INTERMAP 研究結果，40-59歳男女

	日本	中国	英国	米国
BMI (kg/m^2)	23.5	23.2	27.5	28.9
総エネルギー（kcal/日）*	1939	1986	2066	2198
炭水化物（%kcal）†	57.0	66.7	49.3	50.5
総タンパク質（%kcal）	16.8	12.7	16.5	15.9
動物性タンパク質（%kcal）	9.3	2.6	10.2	10.4
植物性タンパク質（%kcal）	7.5	10.2	6.3	5.3
総脂質（%kcal）	26.2	20.5	34.1	33.6
飽和脂肪酸（SFA）（%kcal）	6.9	5.1	12.6	10.9
1価不飽和脂肪酸（MUFA）（%kcal）	9.5	8.3	11.4	12.4
多価不飽和脂肪酸（PUFA）（%kcal）	6.7	6.0	6.5	7.1
n-3系長鎖多価不飽和脂肪酸（%kcal）	0.50	0.01	0.16	0.10
コレステロール（mg/日）	423	187	270	302
Keys食事因子	31.4	18.5	42.0	37.0

*アルコールによるエネルギーを除外
†摂取エネルギー比率（%kcal）はアルコールを除いた総エネルギー摂取量を用いて算出

ルギーのバランス指標であるbody mass index（BMI）は，データ収集当時の1990年代後半に英国，米国では日本よりもおよそ5 kg/m^2 高い水準であった。わが国でも男性での肥満者の増加傾向が報告されているが，肥満者割合は欧米で圧倒的に高く，2010年の日本人成人のBMI 25 kg/m^2 以上の肥満者割合は男性で31%，女性で19%であるが[5]，同時期の米国では男性で71%，女性で68%である（NHANES 2009-2010[6]）。脂質はエネルギー密度が高いため，脂質の多い食事はエネルギー摂取過剰となりやすい。脂質摂取量の少ない日本の食習慣は肥満者の増加抑制に寄与している。

5.2 ナトリウム摂取とカリウム摂取

主要電解質として生活習慣病と重要な関連をもつのは，過剰摂取により高血圧の原因となるナトリウム（食塩）と，ナトリウムとは反対に摂取量を増やすことで血圧上昇を予防できるカリウムである[7]。わが国ではナトリウムはしょう油，味噌をはじめとした調味料や，漬物や塩干魚に使用される添加塩分としての摂取が多い。一方カリウムは，野菜，果物や肉，魚，牛乳など広範な農水産物に本来含まれているものからの摂取がほぼ全てである。固形あるいは液体で存在する食物の摂取と異なりいずれの電解質も視覚的に摂取を意識するのは困難であり，頻度法などの質問紙法を用いて摂取量を把握するのは困難である。24時間尿中の排泄量の測定が客観的で信頼のおける摂取量評価法である。

図1に，INTERMAP研究結果より24時間尿中のナトリウム（食塩換算）およびカリウム排泄量を示した。食塩摂取量がアジアで多く欧米で少ないことは1950年頃より報告されているが，その構図は最近でも変わらない。1990年代後半の日本人の食塩摂取量（図1）は男で12.3 g/

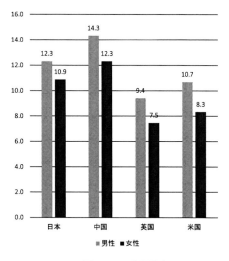
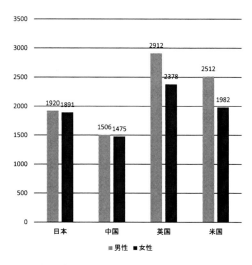

図1 24時間尿中ナトリウム,カリウム排泄量（INTERMAP 研究より）

day，女で 10.9 g/day であった。この水準は 1980 年代および 2000 年以降に 24 時間蓄尿を行った研究結果の水準と変わっていない[8]。ゆるやかな減少傾向の継続を示している国民健康・栄養調査の報告とは異なる結果であり[5]，日本人の食塩摂取量レベルが実際に減少しているのかは慎重に検討する必要がある。カリウムは，摂取量の 2～3 割程度が腸管より排泄されるので，実際の摂取量は図中に示した量よりも多い。欧米でカリウムの摂取量が多いのは，牛乳や果物の摂取量が多いことが寄与していると考えられる。

血圧に対して反対の影響をもつナトリウムとカリウムの摂取量比（Na/K 比）は低値であるほうが血圧上昇に対して予防的に関連する。食塩摂取量が多くカリウム摂取量が少ないことを反映し，日本食の Na/K 比は欧米よりも低値である。日本人において最大の循環器疾患危険因子である高血圧予防には，栄養摂取における Na/K 比の改善（低下）が必須である。

5.3 脂肪酸，コレステロール摂取

脂肪酸摂取においては，日本は植物油に多く含まれる多価不飽和脂肪酸（polyunsaturated fatty acids：PUFA）摂取量の水準は英国，米国とほぼ同じレベルであるものの，肉類や乳・乳製品が主な摂取源である飽和脂肪酸（saturated fatty acids：SFA）は英国，米国よりも 4 割程度低い水準にある（表1）。コレステロールの摂取量は，欧米で積極的に摂取量を減らす運動があった結果，近年では日本の方が英国，米国よりも多い。

血清コレステロールの上昇には SFA の過剰摂取と PUFA の摂取不足が寄与する。食事由来の SFA，PUFA およびコレステロールの摂取量より計算される血清コレステロール上昇指標であ

るKeys食事因子［$1.35 \times (2S-P) + 1.5 \times \sqrt{C}$により計算される。S，SFA％kcal；P，PUFA％kcal；C，コレステロール（mg/1,000 kcal）］は日本よりも英国，米国で高値である。高度経済成長期以降の肉類の摂取量増加を反映して，農村部よりも都市部で先行してKeys食事因子は上昇した[9]。この傾向がさらに進めば，わが国でも脂質異常症の者の増加に関連し虚血性心疾患が増加する可能性がある。

5.4 米国の高血圧予防食（DASH食）との比較

脂質が多く，野菜や果物の少ない食習慣が血圧上昇と関連するのではないか，という仮説に基づき米国で実施された食事介入研究がDASH研究である[10]。血圧が概ね正常高値からI度高血圧症（未治療）の範囲である対象者を通常食群（高脂質で野菜，果物の少ない米国人の標準的な食事）あるいはDASH食群（野菜，果物，低脂肪の乳類を多くし，高脂肪の乳製品，肉類を減らした食事）に無作為に割り付け，指定の栄養素構成に調整した食事を8週間提供し摂取させた。介入期間の前後に，DASH食群で通常食群に比較して有意に大きい血圧の低下（収縮期血圧5.5 mmHg，拡張期血圧3.0 mmHg）が観察され，食事全体の調整と習慣的な摂取により血圧が低下することが示された。米国人にとっては「通常ではない」DASH食であるが，DASH食の主要栄養素摂取割合はINTERMAP研究での日本人のものと変わりない（図2）。すなわち日本食の食材構成からもたらされる主要栄養素摂取割合は高血圧予防において好ましいものであることが示された。ただしこの研究で提供された食事の食塩量は，通常食，DASH食ともに，米国

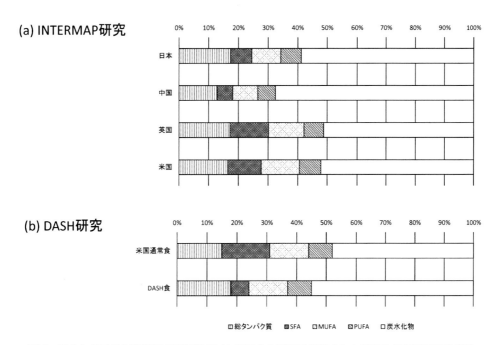

図2 日本と各国の主要栄養素摂取構成(a)と米国介入研究で使用された食事の主要栄養素構成(b)

人の標準摂取量である1日7.6gで設計された。後に，食塩1日3gで設計した減塩DASH食の効果を検証する介入研究が実施され，減塩によるさらなる血圧低下効果が示されている。日本人が摂取栄養素エネルギー構成比を変えずに，食塩摂取量の水準を健康日本21（第二次）の水準である1日8g未満，あるいは日本高血圧学会の減塩目標である1日6gを達成できれば，国民全体の血圧水準の低下への貢献は大きいと考えられる。

5.5 魚介類の摂取

戦後まで日本人は動物性タンパク質をほぼ魚介類のみから摂取してきた。1946年の国民栄養調査では魚介類摂取量は約50g/日と報告されている[4]。その後1990年代後半に100g/日程度まで増えた後に減少に転じ，2009年以降は肉類摂取量が魚介類摂取量を上回る状態が続いている。最近の魚介類摂取量は1日約70gであり，若年層ではより少ない。魚介類に特異的に含まれる栄養素が，eicosapentaenoic acid（EPA）やdocosahexaenoic acid（DHA）といったn-3系長鎖PUFAであり，INTERMAP研究結果でも魚を摂取する習慣のない中国や欧米と比較して日本人では数倍以上摂取量が多いことが示されている（表1）。NIPPON DATAでは，n-3系長鎖PUFA摂取量と循環器疾患死亡予後との関連を検討している[11]。これによると日本人集団においてn-3系長鎖PUFA摂取量の多い者で循環器疾患死亡リスクが低い傾向があることが示された。習慣的に魚を摂取する習慣を有することは循環器疾患死亡を予防し長寿に貢献すると考えられる。1日1食は主菜を魚にするなど適量の魚介類摂取を継続することが望ましい。

5.6 野菜の摂取と循環器疾患死亡および食塩摂取との関連

野菜はエネルギー密度が低いため，総エネルギー摂取量に対する寄与は小さいものの，カリウム，マグネシウムなどの電解質，食物繊維，各種ビタミン，抗酸化物質の摂取源としての寄与は大きく，適切に摂取すべきである。NIPPON DATAでは，野菜や果物を多く摂取することが循環器疾患死亡，脳卒中死亡，虚血性心疾患死亡に対して予防的な関連があることが報告されている[12]。多変量解析モデルでは，性，年齢，BMIや喫煙，飲酒習慣といった基本的な因子のほか，食塩摂取量や肉類，魚介類，乳・乳製品摂取量といった食事因子も調整された。野菜の摂取を増やす時には，食塩摂取量が増えないように注意しないといけない。野菜を原料とはするものの漬物の食べすぎは控える必要がある。

INTERMAP研究結果を用いて日本人の食事におけるナトリウム摂取源を詳細に検討した報告では，野菜の調理法と食塩摂取量の関連も検討された[13]。これによると，尿中ナトリウム排泄量が多い人で，「ゆでた野菜」「煮た野菜」の摂取量が多く，「生野菜」「焼き野菜（炒め野菜を含む）」の摂取が少なかった。和風の野菜料理であるお浸し（ゆで野菜）や煮物では味付けにしょう油（塩分18％）を使い，特に煮物ではナトリウムが食材に染み込む。サラダ（生野菜）に使うドレッシングやマヨネーズは低塩分であり，短時間に調理する炒めものでは，調味料は食材の表面に付着するが内部までは染み込まず，食塩のとり過ぎを防ぐ食べ方としてすすめられる。

5.7 牛乳・乳製品摂取と循環器疾患死亡

牛乳を飲む習慣が，明治まではほとんどなく，第二次世界大戦後の GHQ 統治下に学校給食に取り入れられたのをきっかけに一般的となった。Kondo らの NIPPON DATA 研究報告では，対象者を牛乳・乳製品摂取量により 3 分位（多い，普通，少ない）にわけ，その後 24 年間の虚血性心疾患死亡，脳卒中死亡，および循環器疾患死亡のリスクを比較した[14]。女性では，摂取量の少ない群よりも多い群で，虚血性心疾患，脳卒中，循環器疾患死亡リスクが低下する傾向が観察されたが男性ではこうした関連はみられなかった。1 日半パイント（約 280 mL）程度飲むのが標準的な欧米と比べると，この研究で「普通」に分類された人の牛乳摂取量は男性で 60 g/day 程度，女性で 80 g/day 程度と格段に少なく，特に男性で健康に影響するほどの量を摂取していなかったと考えられるかもしれない。欧米での追跡研究に基づいたメタ解析結果においても牛乳摂取は循環器疾患に対して予防的であるとの報告がされている[15]。牛乳を飲む習慣を獲得したことの日本人の集団における意義は，今後継続して検討する必要があると考える。

5.8 肉の摂取

わが国では江戸時代以前に獣肉の摂取は禁止されており，肉類の摂取が一般的となったのは最近のことである。国民栄養調査の初年である 1946 年調査の報告に肉類摂取量の報告はなく，はじめて報告されたのは 4 年目調査の 1949 年でありこの時の国民 1 人あたりの 1 日分摂取量は 5.2 g であった。その後摂取量は増加し，近年では青壮年では 1 日あたり摂取量は 100 g を超える水準にある。欧米では，肉類のうち特に牛肉や豚肉は red meat と呼ばれ，飽和脂肪酸も含むため血清コレステロール値の上昇ならびに虚血性心疾患の予防のために過剰摂取を控えるべきものとされている。わが国でも，高度経済成長期以降に肉類の摂取量の増加と国民の血清コレステロール値の上昇を経験しているが，虚血性心疾患死亡の増加傾向は明らかではない。日本人を対象としたコホート研究で，肉類摂取量と虚血性心疾患あるいは循環器疾患との明らかな関連を報告したものはない。肉類摂取の増加が日本人の健康に対しどのような影響をもたらしたのか，また今後どのような影響があらわれうるのか，今後さらに検討する必要がある。

6 日本人と塩と長寿

平成 25 年の人口動態統計では日本人の平均寿命は男性で 80.21 歳，女性で 86.61 歳であり，世界の最長寿国の水準である。しかし，ほんの数十年前の第二次世界大戦前後には欧米先進国よりも低い水準であった。めざましい寿命の延伸には，感染症の克服とともに，脳卒中死亡率が大幅に低下したことが貢献している。高度経済成長期以降，大量の米を少量の副食とともに摂取する古い日本型の食事から，肉や魚，野菜を豊かに摂取する新しい日本型の食事へと栄養状態は改善した。動物性食品の摂取が増えた過程で食塩摂取量は低下し，国民の血圧レベルは低下した。

わが国が経験した特異な現象は，経済発展にもかかわらず肥満者の増加程度が欧米やアジアで

経済成長を遂げた国と比較して緩やかであったことである。BMI 25 kg/m² 以上で定義される肥満者の割合は男性で3割台と欧米に比べて半分程度の水準であり，女性では肥満者割合は年々減少傾向にありこれは世界に例をみない。肥満者の増加が抑制された理由に，日本人がもともと高脂肪の食事に慣れていないこと，比較的脂質の低い副食と米飯の食事を好んできたことをあげたい。国民健康・栄養調査では米の摂取量の減少が報告されているものの，パンや麺類の摂取量が増えているわけではない。脂質が少なくエネルギーが増えにくい副食調理に貢献したのが，うま味が豊富なしょう油，味噌という発酵調味料類である。欧米の食事では美味しさを動物性脂肪に求める傾向がある。しょう油や味噌は高塩分であるため，生活習慣病予防を意識して減塩する際には使用量を減らす，あるいはナトリウム濃度を抑えた減塩調味料を使用するといった方法がとられてきた。しかし，しょう油や味噌の使用を極端に控えると，もはや日本食とは感じられなくなる，あるいは大幅に塩分を控えた減塩醤油などでは十分にうま味を感じられず長続きしないことが考えられる。低脂肪で体重増加に抑制的である日本食の維持，長寿社会の継続には，ナトリウム濃度が低くてもうま味を十分に感じられる発酵調味料や，ご飯にあう魚加工品や漬物の開発が望まれる。

文　　　献

1) B. F. Zhou *et al.*, *J. Hum. Hypertens.*, **17**, 623 (2003)
2) B. Dennis *et al.*, *J. Hum. Hypertens.*, **17**, 609 (2003)
3) 奥田奈賀子，三浦克之，呼吸と循環，**64** (1), 8 (2016)
4) K. Katanoda & Y. Matsumura, *J. Nutr. Sci. Vitaminol.*, **48**, 423 (2002)
5) 厚生労働省 国民健康・栄養調査報告（平成15年～平成25年），http://www.mhlw.go.jp/bunya/kenkou/kenkou_eiyou_chousa.html, Accessed 2015 August 22th
6) CDC National Health and Nutrition Examination Survey 2009-2010, http://wwwn.cdc.gov/nchs/nhanes/search/nhanes09_10.aspx, Accessed 2016 March 12
7) 奥田奈賀子，岡山明，循環器内科，**70** (6), 546 (2011)
8) 奥田奈賀子，上島弘嗣，カレントテラピー，**31** (10), 14 (2013)
9) A. Okayama *et al.*, *J. Clin. Epidemiol.*, **48**, 329 (1995)
10) L. J. Appel *et al.*, *N. Engl. J. Med.*, **336**, 1117 (1997)
11) N. Miyagawa *et al.*, *Atherosclerosis*, **232**, 384 (2014)
12) N. Okuda *et al.*, *Eur. J. Clin. Nutr.*, **69**, 482 (2015)
13) N. Okuda *et al.*, *Eur. J. Nutr.*, doi：10.1007/s00394-016-1177-1 (2016)
14) I. Kondo *et al.*, *J. Epidemiol.*, **23**, 47 (2013)
15) A. Astrup, *Am. J. Clin. Nutr.*, **99**, 1235S (2014)

第4章 食品の加工・調理過程における食品成分や機能性の変化

髙村仁知*

食品に含まれる各種の成分は，加工・調理の過程において様々な変化を受ける。

1 水分

　水分は食品の主成分であり，多くの生鮮食品では 90％以上を占めている。脂質以外の食品成分は親水性であり，水との相互作用により，様々な変化が生じる。水分そのものの変化としては，水浸漬による水分の浸透，調味料や調味液による水分の流出，加熱による水分の蒸発，揚げ調理における水分と油脂の交換などがある。また，凍結・解凍による氷結晶の生成と融解は食品の品質に大きな影響を及ぼす。

2 たんぱく質

　たんぱく質はアミノ酸が多数結合したポリペプチドであり，共有結合（ペプチド結合，S-S 結合），イオン結合，水素結合，疎水結合により立体構造を保っている。そのため，熱，pH などにより，1次構造は変化しないが，高次構造が破壊される。このような変化は変性と呼ばれ，多くは不可逆的な変化である（図1）。

2.1 熱による変化

　たんぱく質は，加熱により高次構造が破壊され，内部の疎水性部分が露出することにより変性する。卵の加熱凝固は熱変性の最もわかりやすい例であり，透明で液状のたんぱく質が，不透明な固体に変化する。この変化は温度を下げても戻らない不可逆的な変化である。肉や魚の加熱調理も熱変性を利用している。カマボコなどの魚肉練り製品も熱変性を利用した加工食品である。
　硬たんぱく質であるコラーゲンは，水を加えて加熱することで3重らせん構造がほどけて変性し，水溶性のゼラチンとなる。ゼラチン水溶液は冷却によってゲル化，加熱によってゾル化するが，この変化は可逆的であり，ゲル化温度の方がゾル化温度よりも低い。

＊ Hitoshi Takamura　奈良女子大学　研究院　生活環境科学系　食物栄養学領域
　　　　　　　　　（生活環境学部　食物栄養学科　食品調理科学研究室）　教授

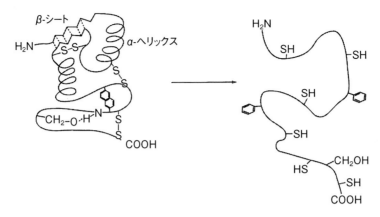

図1 たんぱく質の変性
(出典:池田清和・柴田克己編「食べ物と健康 第2版」, 化学同人, p.60)

一般に変性したたんぱく質は酵素の影響を受けやすい。すなわち,消化性が高まる。なお,牛乳のカゼインのように,100℃まで加熱しても熱変性しないたんぱく質もある。また,凍結変性を利用した加工食品として,凍り豆腐(高野豆腐)がある。

2.2 pHによる変化

たんぱく質は,酸やアルカリにより,カルボキシル基やアミノ基などの荷電状態が変化することで変性する。ヨーグルトは,牛乳に乳酸菌を加え,生成される乳酸がカゼインを酸変性により凝固させることで製造される。また,魚肉は酢でしめることで酸変性して凝固する。加熱した豆乳にグルコノ-δ-ラクトンを加えるとグルコン酸が生じ,大豆グリシニンが酸変性により凝固することで豆腐となる。一方,アルカリ変性を利用した加工食品としてピータンがある。

2.3 その他の変化

マグネシウムやカルシウムのような2価の金属イオンは,架橋構造を構成することで,たんぱく質を変性させる。これを利用した加工食品の例が豆腐であり,にがり(塩化マグネシウム)やすまし粉(硫酸カルシウム)の添加により大豆グリシニンが凝固する。一方,空気と水の界面では,たんぱく質の疎水性基が露出することで表面変性が起こる。メレンゲなどの泡がその例である。

3 糖質

糖質(炭水化物)は,単糖やオリゴ糖など低分子の糖類,でんぷんなど高分子の多糖類,そして,ヒトの消化管では消化されない食物繊維に大別できる。

第4章　食品の加工・調理過程における食品成分や機能性の変化

3.1　低分子糖類の変化

　低分子糖類は，一般に水溶性であり，加工調理においては水による流出が起こりうる。また，化学的な変化として，還元糖のカルボニル基とアミノ酸などのアミノ基が反応するアミノカルボニル反応に起因する褐変（メイラード反応によるメラノイジンの生成）や香気成分の生成，あるいは糖のみを高温で加熱することによるカラメル化が起こる。特に，アミノカルボニル反応は様々な食品の着色原因となっている。

3.2　多糖類の変化

　でんぷんは，穀類，豆類，いも類に多く含まれる。生でんぷんはミセル構造を取っており，そのままの状態では消化酵素の作用を受けにくく，消化性が悪い。しかし，水の存在下で加熱すると，水分子が浸入し，でんぷん粒が膨潤，崩壊して糊状になる。これを糊化という（図2）。糊化でんぷんは消化酵素の作用を受けやすく，消化性がよい。でんぷんを多く含む食品では，調理加工によってでんぷんを糊化することが必須となる。

　糊化でんぷんを室温で放置すると，一部がミセルを形成する。これを老化という。老化でんぷんは生でんぷんのように固くなり，消化性も悪くなる。老化を防ぐためには，温度を60℃以上に保つ，高温で乾燥する，冷凍する，多量の砂糖を添加するなどの方法がある。

3.3　食物繊維の変化

　食品中にはさまざまな食物繊維が含まれているが，ここでは食品の調理加工において最も重要な変化を示すペクチンについて述べる。

　ペクチンは，植物の細胞壁や細胞間隙に含まれる多糖類で，ガラクツロン酸がα-1,4-結合したポリガラクツロン酸が主成分である。ガラクツロン酸のカルボキシル基のメチル化度によって性質が異なる。植物性食品を80℃以上で煮ると，pH5以上ではβ-脱離によりペクチンが低分

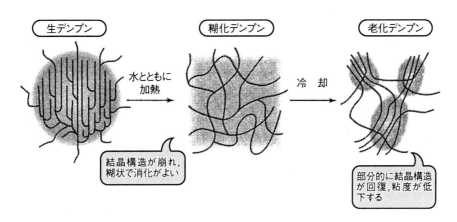

図2　でんぷんの糊化と老化
（出典：久保田紀久枝・森光康次郎編「食品学　第2版補訂」，東京化学同人，p.240）

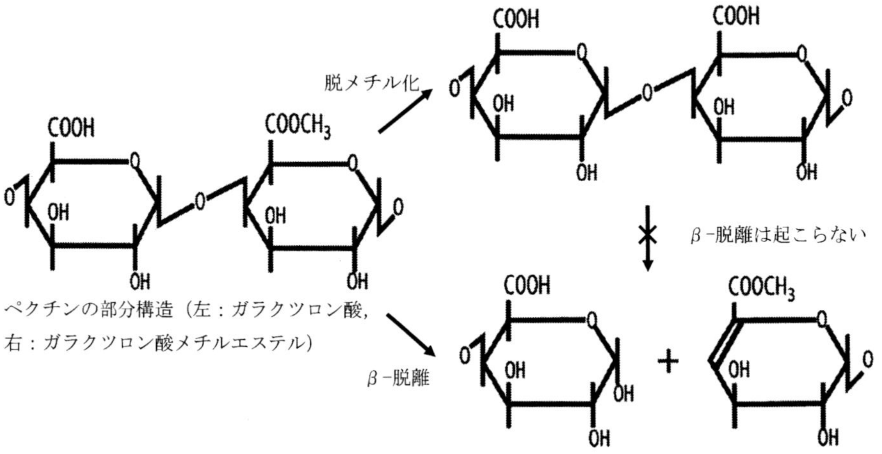

図3 ペクチンの脱メチル化とβ-脱離

子化して軟化する。このβ-脱離は，ペクチンのメチルエステル化された部分で起こる。しかし，50〜80℃で煮るとペクチンメチルエステラーゼの作用により，脱メチル化してβ-脱離を受けなくなる。いったん低温で煮てペクチンが脱メチル化してしまうと，その後に高温で煮てもβ-脱離を受けないため軟化しない（図3）。また，脱メチル化したペクチンは，Ca^{2+}などの2価イオンが存在するとイオン結合による架橋構造を作るため硬化が起こる。

ペクチンのゲル化は，メチル化度の高い高メトキシルペクチンとメチル化度の低い低メトキシルペクチンとで原理が異なる。高メトキシルペクチンは，糖度65％以上，pH3以下で，水素結合によりゲル化してジャムとなる。一方，低メトキシルペクチンは，Ca^{2+}イオンの存在下で，イオン結合によりゲル化する。

4 脂質

脂質の調理加工における重要な変化は，融解と酸化である。陸上の動物性食品に含まれる脂質は飽和脂肪酸が多く，常温では固体である。加熱により，これらの脂質は融解し，液体となる。液体となった脂質の一部は，流出する。

一方，植物性食品や魚類に含まれる脂質は不飽和脂肪酸が多く，常温でも液体である。二重結合を2つ以上含む多価不飽和脂肪酸は酸化を受けやすい。酸化は常温でも起こるが，高温に加熱することで起こりやすくなる。また，光も酸化を促進する。酸化1次生成物として，脂質過酸化物（ヒドロペルオキシド）が生成するが，これは不安定な化合物であるため，分解してアルデヒドやケトン（カルボニル化合物），あるいは重合物などの酸化2次生成物となる。カルボニル化合物は，ごく微量では油の香ばしい香りと感じられるが，量が多くなると油臭い不快なにおいとなり，また，毒性も有するため，酸化を抑えるよう注意する必要がある。

第4章 食品の加工・調理過程における食品成分や機能性の変化

なお，生の食素材においては，リポキシゲナーゼによって脂質酸化が起こり，続いてカルボニル化合物が生成する。これらは，野菜の青臭いにおいや魚の魚臭いにおいの原因となっている。

5 ビタミン

ビタミンの安定性について表1に示す。ビタミンは脂溶性ビタミンと水溶性ビタミンに大別できる。

5.1 脂溶性ビタミン

脂溶性ビタミンにはビタミンA，D，E，Kがある。これらのビタミンは水には不溶性であり，一般的な調理で流失することはない。しかし，ビタミンKを除き，熱や酸素には不安定である。また，光にも不安定である。したがって，調理加工における損失に注意する必要がある。

5.2 水溶性ビタミン

水溶性ビタミンにはビタミンB群とCがある。これらは調理加工中に水とともに流失することがある。また，ナイアシンとビタミンB_{12}以外は熱に不安定である。特に葉酸は調理加工時に分解されやすい。したがって，脂溶性ビタミン以上に，調理加工における損失に注意する必要がある。

表1 各種ビタミンの安定性

ビタミン	中性	酸性	アルカリ性	空気(酸素)	光	熱	調理による最大損失（％）
ビタミンA	○	×	○	×	×	×	40
ビタミンD	○	○	×	×	×	×	30
ビタミンE	○	○	○	×	×	×	55
ビタミンK	○	×	×	○	×	○	5
ビタミンB_1	×	○	×	×	○	×	80
ビタミンB_2	○	○	×	○	×	×	75
ナイアシン	○	○	○	○	○	○	75
葉酸	×	×	×	×	×	×	100
パントテン酸	○	×	×	○	○	×	50
ビタミンB_6	○	○	○	○	×	×	40
ビタミンB_{12}	○	○	○	×	×	○	10
ビオチン	○	○	○	○	○	×	60
ビタミンC	×	○	×	×	×	×	60

（出典：Jesse F. Gregory, III, Vitamins in Food Chemistry, 3rd Edition, ed. by Owen R. Fennema, Marcel Dekker, Inc., New York, pp.531-649, 1996）

6 ミネラル

食品のミネラル（無機質）には，C，H，O，N以外の全ての元素が含まれるが，ここでは，栄養素として特に重要な元素についてのみ述べる。

6.1 カルシウム

カルシウムは，乳製品に含まれるたんぱく質やペプチドと結合した形のものが吸収されやすく，魚の骨に含まれるリン酸カルシウムや野菜中のカルシウムは吸収されにくいとされる。調理加工による変化はあまり見られないが，植物性食品に含まれるシュウ酸やフィチン酸はカルシウムと不溶性のキレートを形成するため，吸収が阻害される。

6.2 鉄

鉄も，その形態によって吸収されやすさが異なる。動物性食品に含まれるヘム鉄や2価の鉄は吸収されやすいのに対し，3価の鉄は吸収されにくい。調理加工において，2価の鉄が酸化されて3価になると吸収率が低下する。また，共存するビタミンCやたんぱく質は鉄の吸収を促進し，タンニンやフィチン酸は吸収を阻害する。

7 嗜好成分

栄養素以外の成分で，食品の嗜好性に影響を及ぼす成分について述べる。

7.1 色素成分

食品中には，ポルフィリン系色素（クロロフィル，ヘム），カロテノイド系色素（カロテン類，キサントフィル類），フラボノイド系色素（フラボノイド，アントシアニン），褐色色素などの色素成分が含まれ，食品の嗜好性に大きな影響を及ぼしている。

7.1.1 ポルフィリン系色素

ポルフィリン系色素には，植物に含まれるクロロフィルと動物に含まれるヘムがある。クロロフィルはMg^{2+}をポルフィリン環の中心に持っており，高等植物に含まれるクロロフィルa, bでは，2個のカルボキシル基がメチル基およびフィトール側鎖とエステル結合している。調理加工の際，これらが失われることでクロロフィルの色が失われる（図4）。

クロロフィルは酸に対して不安定であり，Mg^{2+}がH^+と置換することで黄褐色のフェオフィチンとなり，さらにフィトール側鎖が外れて褐色のフェオフォルビドとなる。生野菜中では，クロロフィルはたんぱく質と結合しており，酸に対しても安定であるが，加熱によりたんぱく質が変性すると不安定になり，長時間加熱すると緑色が退色する。一方，アルカリ性で加熱すると，Mg^{2+}はそのままで，フィトール側鎖とメチル基が外れて鮮緑色のクロロフィリンとなる。また，

第4章　食品の加工・調理過程における食品成分や機能性の変化

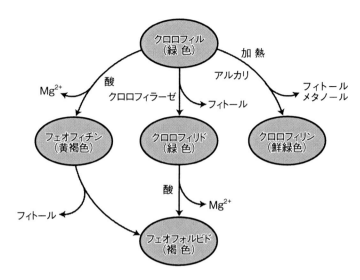

図4　クロロフィルの変化と色
（出典：久保田紀久枝・森光康次郎編「食品学　第2版補訂」，東京化学同人，p.78）

　切断や磨砕により，植物体が傷つくとクロロフィラーゼの作用によりフィトール側鎖が外れて緑色のクロロフィリドとなり，酸性ではさらに Mg^{2+} が外れてフェオフォルビドとなる。したがって，加工前にブランチングにより酵素を失活させることが必要となる。
　ヘムは Fe^{2+} をポルフィリン環の中心に持っており，筋肉中にはミオグロビン，血液中にはヘモグロビンとして存在する。ヘムは酸素と結合しやすい構造を有している。ミオグロビンは暗赤色をしているが，酸素と結合すると鮮赤色のオキシミオグロビンとなる。しかし，さらに酸化されると Fe^{2+} が Fe^{3+} になり，褐色のメトミオグロビンとなる（メト化）。これらは可逆的な反応である。一方，ミオグロビンなどを加熱するとたんぱく質の変性とメト化の両方が起こり，灰褐色のメトミオクロモーゲンとなる（図5）。
　食肉加工において亜硝酸塩を加えると，亜硝酸塩から生成する NO がミオグロビンと結合して，安定な鮮赤色のニトロソミオグロビンとなる。これを加熱するとたんぱく質が変性して赤色のニトロソミオクロモーゲンとなる。これらは加熱しても褐色には変化しない。

7.1.2　カロテノイド色素

　カロテノイド色素は炭化水素のカロテン類と酸素を含むキサントフィル類からなる。多くは脂溶性であるが，キサントフィル類の一部は水溶性の配糖体である。抗酸化性を有することから，機能性成分としても重要である。
　カロテノイド色素はトランス型の二重結合が共役した構造をしている。このため，熱には安定であるが，光や酸素には不安定で退色する。酸素による分解は，共存する不飽和脂肪酸が自動酸化もしくはリポキシゲナーゼにより酸化して生成するペルオキシラジカルがカロテノイドと反応することによって起こる。したがって，ブランチングによって，リポキシゲナーゼに由来するカ

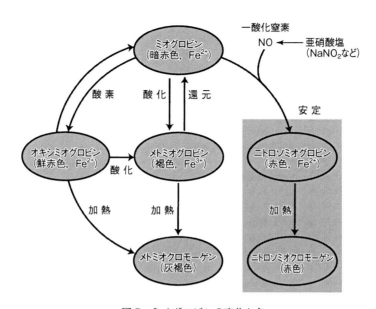

図5 ミオグロビンの変化と色
（出典：久保田紀久枝・森光康次郎編「食品学 第2版補訂」，東京化学同人，p.79）

ロテンの退色を防止することができる。また，甲殻類が加熱により赤色に変化するのは，生の状態ではキサントフィル類のアスタキサンチンがたんぱく質と結合して暗緑色をしているが，加熱するとたんぱく質が変性してアスタキサンチンが遊離し，さらに酸化して赤色のアスタシンに変化することによる。

7.1.3 フラボノイド色素

フラボノイド色素は，C_6(A環)-C_3-C_6(B環)を基本骨格とする化合物群である。通常，2つのベンゼン環には水酸基が結合しており，ポリフェノールの一種である。抗酸化性を有することから，機能性成分としても重要である。水酸基にはメチル基もしくは糖が結合していることも多い。天然には糖が結合した配糖体が多い。フラボノイドは構造によって無色〜黄色を呈する。また，アルカリによって無色から黄色に変色するものもある。

アントシアニンは，広義のフラボノイドの一種であり，1位の酸素がオキソニウムイオンとなっている。一般には赤色〜紫色〜青色を呈し，酸性ではより赤く，アルカリ性ではより青くなることが多い。また，共存する金属イオンによっても色調が変化する。色調が劣化するものもあるが，ナスのナスニンなどのように鉄をキレートすることで安定化するものもある。

ポリフェノールは，ポリフェノールオキシダーゼにより酸化されると，褐変や退色が起こる。これを防ぐためにブランチングを行う。また，熱や光にも弱いため，調理加工には注意が必要である。

7.1.4 褐色色素

食品中には，ポリフェノールの重合により生じたメラニン，アミノカルボニル反応により生じ

第4章　食品の加工・調理過程における食品成分や機能性の変化

たメラノイジン，糖の加熱により生じたカラメルなどの褐色色素が存在する。これらは，光や熱，酸素などに対して安定である。また，調理加工のための加熱や保存において，これらの色素が生成し，色調が濃くなることがある。

7.2　呈味成分

5基本味（甘味，酸味，塩味，苦味，うま味）や辛味を示す呈味成分は，調理や加工において安定である。ただし，酢酸などの一部の酸や，わさびやからしの辛味成分であるイソチオシアネートなどは揮発性であり，加熱や保存によって失われることがある。なお，これらの成分をシクロデキストリンに包接させることによって，食品中に保持することができる。

7.3　におい成分

におい成分は一般に揮発性である。したがって，加熱を伴う調理加工においてその一部が失われる。しかし，調理加工の過程，特に切断，磨砕などにおける酵素反応，あるいは加熱における成分間反応などにおいて，さまざまなにおい成分が新たに生成し，食品の豊かな風味を作り出している。また，におい成分には不快なにおいもある。不快なにおいを食品中のコロイドに吸着させる，香辛料などを加えて不快なにおいを感じにくくするなど，調理加工によって，においの質を改善することができる。

―第Ⅱ編：加工食品別機能―

第1章　かつおだし

近藤高史*

1　はじめに

　だしは和食の味付けの基本であるとともに，和食を特徴づける重要な要素でもある。だしそのものの味は淡いが，料理の下味に使うと，野菜，穀類，魚介類などの食素材の持ち味が引き立つため，油脂，バター，ソースなどを使わなくても料理を美味しくすることができる。そのため，栄養バランスが良く，健康的な食事を楽しむことができると考えられる。

　日本のだしは，かつお節，煮干し，昆布，干しシイタケなどの乾物を使うことが多い。その中でもかつお節は和食全般に広く用いられている食材である。かつおだしは，かつお節を薄く削りお湯に入れて煮出しただしのことである。原料のかつお節にはいろいろな種類があり，たとえばカツオ（鰹）の使用部位により背側の身を使った雄節，腹側の身を使った雌節，および背と腹の両方を含んだ亀節に分けられる（表1）。さらに，それらの節は製造工程により，生利節，若節，荒節，裸節，枯節，本枯節に分けられる。また，節の削り方には，平削り（薄削り），厚削り，細削り，糸削り，粉砕，粉末がある。さらには，血合いありと血合い抜きの選択もある。血合いとは身の中央部にある赤黒い茶色をした部分である。血合いありはかつお節の生臭さを強調したいときに好んで使用され，血合い抜きは生臭さを抑え上品な味わいと風味を強調したいときに使用することが多い。また，雌節は腹側の身であるため雄節よりも脂肪を多く含みコクがある。料理にいずれの節を選ぶかは好みの問題とされている。

　かつお節の原料である「カツオ（鰹）」はスズキ目・サバ科に属する回遊魚であり，一生涯高速で泳ぎ続ける「疲れ知らずの魚」として知られている。カツオは普通の魚とは異なりエラ呼吸ができないため，疲れて泳げなくなると酸素不足に陥り死ぬ。したがって，その危険を回避するため，疲労の蓄積を抑える機能あるいは疲労を回復する機能を備えていると推測される。鹿児島県や沖縄県の一部では，疲労や風邪などの体調不良時にかつおだしを飲用する習慣がある。この民間伝承を裏付けるように，かつおだしの継続摂取によって各種疲労（身体疲労，精神疲労，眼精疲労など）が改善することが明らかとなった。本稿では，かつおだしの抗疲労効果に加えて最近明らかになったさまざまな健康機能（表2）について紹介する。なお，カツオの熱水抽出エキス，かつお節抽出物，かつお風味の調味料などを用いた機能性研究もあるが，かつおだしと同等であるかわからないため，それらの成果については本稿では割愛する。

＊　Takashi Kondoh　味の素㈱　イノベーション研究所　新事業探索研究グループ
　　上席研究員

日本食およびその素材の健康機能性開発

表1　かつお節の分類

使用部位による分類
雄節（背側の片身）
雌節（腹側の片身）
亀節（背と腹の両方を含む半身）
製造過程による分類
生利節
若節（新節）
荒節
裸節
枯節
本枯節
節の削り方による分類
平削り（薄削り）
厚削り
細削り
糸削り
粉砕
粉末
その他の分類
血合いあり
血合い抜き

表2　かつおだしが示すさまざまな健康効果

効果	被験者／被検動物
疲労改善／ストレス緩和に関わる効果	
1. 運動負荷後の身体疲労回復	マウス[a]
2. 肩こりの改善	成人男女24名（42.0±2.0歳）[b]
3. 精神作業負荷時の作業効率上昇（精神疲労の抑制）	成人男女48名（30-60歳）[c]
4. 眼精疲労の改善	成人男女24名（20-40歳）[d]
5. 日常の気分・感情状態（とくに疲労感）の改善	成人男女48名（30-60歳）[c]
	女子大学生27名[e]
	成人男女38名[f]
	女子大学生29名[g]
	上記4論文データの統合解析[h]
6. 肌状態の改善	18歳以上の男女56名[i]
7. 皮膚表面血流量の増加	女子大学生29名[g]
	女子大学生19名（18-22歳）[j]
8. 血液流動性の改善	成人男女24名（42.0±2.0歳）[b]
9. 抗酸化作用	高齢者27名[k]
10. フリーラジカル補足活性	*in vitro* 試験[l]
11. 高血圧の抑制	高血圧モデルラット（SHRSP）[m]
	高齢者27名[k]

（つづく）

第1章 かつおだし

表2 かつおだしが示すさまざまな健康効果（つづき）

効果	被験者/被検動物
減塩や塩味増強に関わる効果	
12. 減塩してもおいしさを保つ	女子大学生 11 名[n]
	女子大学生・教職員 29 名（21-25 歳）[o]
	女子大学生[p]
	女子大学生・教職員 70 名（21-25 歳）[q]
13. 塩味増強効果	女子大学生・教職員 35 名（21-25 歳）[o]
	女子大学生・教職員 52 名（21-25 歳）[r]
消化/吸収/満腹感に関わる効果	
14. 胃運動の促進	男子大学生・院生（19-27 歳）[s,t]
15. 胃排出抑制	男子大学生・院生（19-27 歳）[t]
16. 満腹感増加/空腹感抑制	男子大学生・院生（19-27 歳）[s,t]
情動/社会行動に関わる効果	
17. 抗不安作用	Wistar ラット[u]
18. 攻撃性の低下	C57BL/6J マウス[v]
19. 抗うつ作用	C57BL/6J マウス[v]

[a] 村上仁志, 化学と工業, **57**, 522 (2004), [b] Y. Nozawa et al., *J. Health Sci.*, **53**, 543 (2007), [c] M. Kuroda et al., *Physiol. Behav.*, **92**, 957 (2007), [d] 本多正史ほか, 視覚の科学, **27**, 95 (2006), [e] 石崎太一ほか, 日本食生活学会誌, **16**, 39 (2005), [f] 石崎太一ほか, 日本食品科学工学会誌, **53**, 225 (2006), [g] Y. Nozawa et al., *Physiol. Behav.*, **93**, 267 (2008), [h] M. Kuroda et al., *Biomed. Res.*, **29**, 175 (2008), [i] 山田桂子ほか, 健康・栄養食品研究, **9**, 53 (2006), [j] Y. Nozawa et al., *J. Health Sci.*, **53**, 339 (2007), [k] Y. Umeki et al., *J. Clin. Biochem. Nutr.*, **43**, 175 (2008), [l] 安藤真美ほか, 日本生活学会誌, **21**, 74 (2010), [m] M. Honda et al., *Biomed. Res.*, **31**, 251 (2010), [n] 瀬戸美江ほか, 日本調理科学会誌, **36**, 219 (2003), [o] M. Manabe, *J. Food Sci.*, **73**, S321 (2008), [p] 大島裕子, 日本調理科学会大会研究発表要旨 (2014), [q] M. Manabe, *J. Food Sci.*, **79**, S1769 (2014), [r] M. Manabe, *J. Food Sci.*, **74**, S315 (2009), [s] 松永哲郎ほか, 日本味と匂学会誌, **18**, 365 (2011), [t] 松永哲郎ほか, 京都大学シンポジウム「だしのおいしさと健康機能～ここまでわかった, かつおだしの秘密～」要旨集, p.16 (2012), [u] S. Funatsu et al., *Nutr. Neurosci.*, **18**, 256 (2015), [v] J. Undarmaa et al., 日本生理学会誌, **75**, 188 (2013).

2　疲労改善/ストレス緩和に関わる効果

2.1　運動負荷後の身体疲労回復効果

　マウスを回転式トレッドミルに入れて強制的に3時間歩行させる（約 4.8 m/分の速度。比較的軽い運動を長時間負荷する）と，その後しばらくの間ぐったりと疲れて動かなくなる。しかし，運動負荷後のマウスにかつおだしを経口投与すると，水を経口投与した対照マウスに比べて1時間の自発運動量が増加し，運動負荷を与えていないマウスと同程度まで回復した[1]。また，エネルギーの指標である肝臓中 ATP/AMP 比の運動による低下が改善する傾向が確認された。したがって，かつおだしには運動負荷後の疲労を早く回復させる効果があると考えらえる。なお，かつおだしには抗疲労物質と報告されているアンセリンが含まれているが，この評価系では疲労回

復効果を示さなかった。

2.2 肩こりの改善効果

　成人男女24名を対象に調べた研究において，かつおだし（固形成分5g）またはプラセボを毎日125mLずつ4週間飲んだ結果，かつおだし摂取開始3週間の時点で肩こりに関する自覚症状が有意に減少した[2]。一方，プラセボ群では摂取前後で変化がなかった。したがって，かつおだしは肩こりの自覚症状を軽減することが示された。

2.3 精神作業負荷時の作業効率に対する効果

　内田クレペリンテストを用いて，日常的に疲労感を感じている30〜60歳の成人男女48名を対象に精神作業負荷時における作業効率を調べた結果，4週間のかつおだし摂取（2.45g粉末を150gのお湯に溶かしたものを毎夕食時に摂取）により，プラセボ群に比べて約5％正答数が増加した[3]。この結果から，かつおだしは人の精神疲労を改善することが示された。

2.4 眼精疲労の改善効果

　眼精疲労は肉体疲労と精神疲労が複合した疲労と考えられる。眼精疲労症状を自覚している20〜40歳の成人男女24名を対象にかつおだし（固形分5g相当）またはプラセボを毎朝125mLずつ4週間摂取してもらい，摂取期間の前後でコンピュータのディスプレイ作業（視覚探索反応課題）を負荷し比較した結果，かつおだし摂取によりプラセボ摂取に比べて眼の網様体筋の痙攣状態を表す指標の「調節微動高周波成分の出現頻度 High Frequency Components（HFC）」が有意に低下（改善）し，エラーした仕事量が減少した[4]。さらに，涙液分泌量が正常化し，眼精疲労の自覚症状が改善した。これらの結果から，かつおだしを長期間（4週間）継続摂取することにより，ディスプレイ作業による眼精疲労が改善されること，および視覚探索反応課題における作業効率が向上することが示された。

2.5 日常の気分・感情状態（とくに疲労感）の改善効果

　POMS（Profile of Mood States）試験は，気分・感情状態を5段階で評価する質問紙試験法である。POMS試験では65の質問項目に対する回答を解析することにより，「緊張－不安」，「抑うつ－落ち込み」，「怒り－敵意」，「活気」，「疲労」，「混乱」の6項目について評価できる。かつおだしの長期継続摂取による効果を調べた結果，4つの論文でかつおだしが疲労感を改善すること，あるいは改善傾向を示すことが報告された[3,5〜7]。しかし，論文間で被験者の構成（男女比や年齢など）およびかつおだしの摂取量・摂取期間などの条件が異なり，結果も異なったため一貫した評価が難しいという課題が生じた。そこで，これら4つの論文のデータを1つにまとめて解析した結果，かつおだしの継続摂取により，緊張－不安，活気，疲労，混乱およびTMD（Total Mood Disturbance；総合的な感情状態を示す指標）が有意に改善することが示された[8]。とくに

精神的ストレスとの関連が示唆されている「緊張－不安」スコアが改善したことから，抗ストレス作用も併せ持つ可能性が示唆された。

ところで，ヒスチジンはかつおだしの中で乳酸に次ぎ多く含まれる第二主要成分である（固形分中の約10～15%含まれる）。ヒスチジンを摂取すると，脳内で神経伝達物質のヒスタミンに変換される。日常的に疲労を強く感じている男性被験者20名（45～65歳）を対象に，1.65 g L-ヒスチジンを含むカプセルまたはプラセボを毎朝2週間連続摂取してもらい，前述のPOMS試験で気分・感情状態を評価した結果，疲労感が有意に低下することが判明した[9]。したがって，かつおだしの抗疲労効果にL-ヒスチジンが大きく寄与する可能性が考えられる。

2.6 肌状態改善効果

疲労やストレスは，肌状態を悪化させる原因の一つである。事前アンケート調査を行い，荒れ肌あるいは乾燥肌症状を有すると判断された18歳以上の男女56名を対象に，4週間のかつおだし（またはプラセボ）の継続摂取を行った結果，かつおだし摂取によって，左上腕部肌表面における水分量の減少が有意に抑制された[10]。さらに，自覚症状アンケートでは，「肌のつや」および「肌の透明感」の項目において有意な改善効果が認められた。

2.7 血流および血液流動性の改善効果

かつおだしが上記の多様な効果を示すメカニズムは複雑であると推測される[11]。しかし，眼精疲労と肩こりに関しては，末梢血流を改善すれば効く可能性が考えられる。18～22歳の女子大生を対象として右手甲表面の皮膚血流量を測定した研究によると，かつおだしを毎朝125 mL（固形分5 g），2週間継続摂取した後は，摂取前に比べて有意に血流量が改善した[7,12]。さらに，血液の質的な指標である血液流動性も改善した[2]。プラセボ摂取前後では，このような変化が認められなかったことから，血流量増加や血液流動性の改善が疲労改善に関与している可能性が考えられる。なお，心血管系パラメーターのうち，血圧（収縮期および拡張期血圧）と心拍数はかつおだし摂取によって変化しなかった[7]。

2.8 抗酸化作用

かつお節やかつおだし中の抗酸化活性成分についてはフェノール類の成分[13]やカビ付け工程中のカビの代謝産物[14]などが報告されている。病院あるいは高齢者施設に入居している高齢者27名を対象に，かつおだしの摂取前後で尿を採取して，生体内の酸化ストレス指標である8-ヒドロキシデオキシグアノシンの濃度を測定した結果，値が有意に低下した[15]。すなわち，かつおだしは生体内で抗酸化作用を発揮することが示された。かつおだしには煮魚の生臭さを抑制する効果もある[16]。これは，煮魚香気成分中の脂質酸化物生成を抑制するためである。

2.9 フリーラジカル補足活性

市販の天然かつおだし12種と市販のかつお風味調味料だし9種を用いて，ペルオキシラジカルおよびヒドロキシラジカルの補足活性能の強さを比較した結果，天然かつおだしはかつお風味調味料だしに比べて，ペルオキシラジカル補足活性が約10倍強く，ヒドロキシラジカル補足活性については約30〜50倍強いことが明らかとなった[17]。さらに，だしに含まれる総ポリフェノール量とラジカル補足活性能との相関関係を調べたところ，高い相関が認められた。天然かつおだしはポリフェノールを多く含むことから，抗酸化能の点においても優れた調味料であると考えられる。

2.10 高血圧の抑制

かつお節をプロテアーゼ処理した分解産物中には，血圧降下作用を示す複数の低分子ペプチド（たとえば，ペンタペプチドLeu-Lys-Pro-Asn-Met）が含まれる[18]。しかし，かつおだしはプロテアーゼ処理を行っていないので，同様の効果があると結論づけるには早計である。そこで，高血圧モデルラット[19]や人の高齢者[15]を対象として調べた結果，かつおだしの長期継続摂取によって高血圧が抑制されることが示された。興味深いことに，高血圧の高齢者に対しては収縮期血圧を低下させたが，正常血圧者の血圧に対しては影響しなかった[15]。これらの結果から，かつおだしの効果は非特異的な血圧低下作用ではなく，高血圧を抑制して正常化に導く作用であることが示される。そのメカニズムは不明であるが，精神疲労や精神的ストレスが改善することによる二次的効果である可能性，あるいは血流・血液流動性の改善効果による可能性などが考えられる。

3 減塩効果／塩味増強効果

減塩（減ナトリウム）効果や塩味増強効果は直接的な健康効果ではないが，毎日の食塩使用量を減らしても食事をおいしく食べられることは，長期的にみて塩分過剰摂取による循環器疾患（脳卒中，心疾患）の発症リスクを低下させる効果を期待できるため，間接的な健康効果と考えられる。

かつおだしについては，減塩効果／塩味増強効果を示すという研究例がいくつか報告されている。たとえば，長崎の女子大学生5名と大阪の女子大学生6名に，0.5%から4%の濃度範囲のかつおだし（水100gに対して0.5gから4.0gのかつお節を加えて引いただし）を使って一番おいしい味噌汁を作らせその塩分濃度を比較した結果，かつおだしが濃くなるにつれて味噌汁の塩分濃度が下がった[20]。とくに長崎の女子大学生では，かつお節を2〜3%使用することで，0.5%かつお節の使用に比べて塩分濃度が0.16%も低く抑えられた。また，他の研究において，卵豆腐を作る際にかつおだしを使うと塩分濃度を0.9%から0.75%まで下げても（すなわち0.15%下げても）おいしさが損なわれなかった[21]。みぞれ煮においても，①通常品，②30%減塩したもの，③30%減塩＋かつおだし添加の3品について官能評価を行った結果，③の30%減塩＋かつおだ

し添加が最もおいしいと評価された[22]。かつおだし香気成分には減塩してもおいしさを増す効果があり，この効果は後鼻腔からの香気刺激（食物を摂取したときに食物に含まれていたにおい分子が呼気に伴って口中から嗅上皮へと運ばれることにより生じるにおい刺激）によって生じる[23]。上記の結果は，かつおだしを使うと減塩しても料理をおいしく食べられることを示している。また，かつおだしそのものは煮干しと異なり塩分含量が低いという利点があるため[20]，かつお節（またはかつおだし）を多く使用してもさほど塩分濃度は増加しない。

では，かつおだしに塩味増強効果はあるのだろうか。塩味強度を評価した研究によると，0.80%食塩溶液の塩味等価濃度がかつおだし添加により0.68%食塩相当量まで低下した[21]。また，卵豆腐の塩味も，かつおだし添加により強くなった[21]。ノーズクリップ装着条件下（においの関与を遮断した条件下）で，荒節だし・枯節だしともに塩味増強効果を示したが[24]，かつおだし香気成分そのものは塩味増強効果を生じなかった（しかしおいしさの評価スコアは増加した）[23,24]。同じうま味強度のグルタミン酸ナトリウム溶液には塩味増強効果が認められなかったことから，うま味物質以外の呈味成分がだしの塩味増強効果に寄与すると考えられる[21,24]。このように，かつおだし特有の味やにおいも減塩／塩味増強に効果的であることが示された。

4　最近発見されたかつおだしの機能性

かつお節は，栄養価が高く保存性や携行性も優れていることから，戦国時代には梅干しと並ぶ保存食・兵糧食として重宝されていた。薬膳書として刊行された「本朝食艦」(1697年)には，かつお節の効能（主治）として「気血を補い，胃腸を調え，筋力を壮にし，歯牙を固くし，皮膚のきめを密にし，鬚髪（しゅはつ；あごひげや髪の毛のこと）を美しくする」と記載されている[25]。疲労回復や滋養強壮以外にも，いろいろな効能があることを記述した最初の書物であると考えられる。さらに，琉球食療法の重要な指導書である「御膳本草」(1832年)には，「脾胃（ひい；胃腸のこと）を調え，身を肥やす」，「諸病に用いて益あり」と記載されている[25]。これらの記述に科学的な裏付けはないが，もし経験に裏付けられたものであるならば，疲労回復や滋養強壮以外にも，種々の効能・健康機能を示すことが期待できる。

4.1　健康人の胃腸機能に対する効果

19名の健康な男子大学生・大学院生を対象に，胃腸機能および空腹感／満腹感に対するかつおだし単独単回摂取の効果を調べた。その結果，かつおだし（50℃，15 mL）を飲むとコントロール溶液（食塩およびデキストリンを加えることにより塩分量と熱量をかつおだしと同等に調整した水溶液）に比べて胃運動が促進し，運動リズムが整った[26]。また，被験者の主観評価として満腹感が有意に増加した。

さらに，流動食とともにかつおだしを摂取する実験においても，コントロールに比べて有意に胃運動が亢進し，胃排出時間が長くなり，満腹感が増加し，空腹感が減少した[27]。以上の結果は，

かつおだしが食物をより長い時間胃の中に留めて消化（タンパク質の消化）を促進する一方で，過食を抑制する，少ない食べ物でも満足できる，あるいは腹もちを良くするなどの点で効果がある可能性を示している。飽食の現代では肥満症や生活習慣病の増加が社会的問題になっているが，積極的にだしを飲むことにより消化管機能や満腹感が高まり健康維持に結びつく可能性が考えられる。

4.2 心（情動）に対する効果

有名な日本料理人の著書に「だしの深い味わいは，精神を落ち着かせ，心を豊かにさせる働きがあるのではないか」との記述がある[28]。京都大学の大学生・院生を対象とした本物のだしを味わう体験プロジェクト[29]においても，だしを飲んで「心が落ち着く」「ほっとする味わい」「なつかしい」「安らぎ感を感じる」などと表現する学生が多く見受けられた。したがって，だしはおいしいだけでなく，心を満足させる，心を落ち着かせる，穏やかな気持ちにさせる，などの心（情動）に作用する不思議な効果があるのかもしれない。しかし，上記はいずれも個人レベルの感想である。

そこで，かつおだしを飲むと心や情動が変化することを科学的に証明するため，最初のステップとして実験動物（ラット，マウス）を用い，さまざまな情動行動（不安様行動，攻撃行動，うつ様行動）に対する効果を調べた。

ラットに低濃度のかつおだし（固形分0.08％水溶液；お吸い物の1/5に相当する薄い濃度のかつおだし）を16日間に与えて自由に摂取させ，薬効評価でよく用いられているオープンフィー

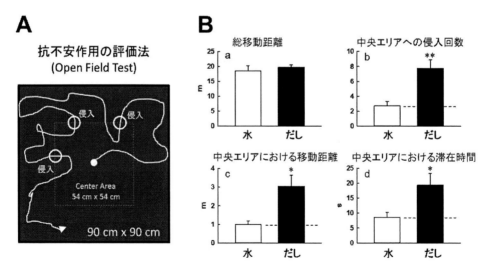

図1　かつおだしの継続摂取により，不安が減少する
A　抗不安作用の評価法。ラットを試験箱（オープンフィールド）の中央に置き，5分間の行動をビデオ記録/解析した。点線で示す四角形は，中央エリアを示す。白線は，ラットの歩行軌跡の例を模式的に示す。
B　ラットの行動パラメーター。$^*p<0.05$および$^{**}p<0.01$，水摂取群との有意差。

ルド試験法を用いて抗不安様行動を調べた結果，かつおだしを飲んだラットは水を飲んだ対照ラットに比べて，試験箱中の総移動距離は同程度であったが，中央エリアへの侵入回数，中央エリアにおける移動時間，中央エリアにおける滞在時間がいずれも有意に増加した[30]（図1）。これらの結果は，かつおだしに不安抑制効果があることを示す。また，興味深いことに他のラットを用いてかつおだしの単回経口投与を行ったが，まったく効果がなかった。かつおだしの濃度をさらに5倍上げても同様に効果がなかった。したがって，かつおだしが抗不安効果を発揮するためには，毎日継続して摂取する必要があると考えられる。

さらに，マウスを使った実験では，お吸い物に相当する濃度のかつおだし（固形分0.4％水溶液）を60日間継続摂取すると，縄張り行動における他マウス（侵入マウス）への攻撃性が著しく低下することが見出された[31]。さらに，強制水泳試験法を用いた試験において，抗うつ効果があることも示された[31]。

5 おわりに

かつおだしは「疲労を改善し，減塩に効き，消化管機能を高め，満腹感を増大し，情動を安定させる」など素晴らしい効果を期待できることが，最近10年以内の研究により急速に示されてきた。かつおだしはおいしさと健康機能の両方に働くため，優れた天然調味料として和食に欠かせない中心的役割を担ってきた可能性がある。いま世界は和食ブームである。日本のだしは「日本が世界に誇れる素晴らしい食文化」を支えている。糖や油脂などのカロリーに富む食事から脱却するためにも，われわれ日本人が率先してだし文化の素晴らしさを見直す必要があるのではないかと痛感する。

文　献

1) 村上仁志, 化学と工業, **57**, 522 (2004)
2) Y. Nozawa *et al., J. Health Sci.*, **53**, 543 (2007)
3) M. Kuroda *et al., Physiol. Behav.*, **92**, 957 (2007)
4) 本多正史ほか, 視覚の科学, **27**, 95 (2006)
5) 石崎太一ほか, 日本食生活学会誌, **16**, 39 (2005)
6) 石崎太一ほか, 日本食品科学工学会誌, **53**, 225 (2006)
7) Y. Nozawa *et al., Physiol. Behav.*, **93**, 267 (2008)
8) M. Kuroda *et al., Biomed. Res.*, **29**, 175 (2008)
9) I. Sasahara *et al., Physiol. Behav.*, **147**, 238 (2015)
10) 山田桂子ほか, 健康・栄養食品研究, **9**, 53 (2006)

11) 黒田素央, 食品の包装, **39**, 1 (2008)
12) Y. Nozawa *et al.*, *J. Health Sci.*, **53**, 339 (2007)
13) 鈴木敏英, 本杉正義, 日本食品科学工学会誌, **43**, 29 (1996)
14) 上田由翁ほか, 水産大学校研究報告, **50**, 53 (2002)
15) Y. Umeki *et al.*, *J. Clin. Biochem. Nutr.*, **43**, 175 (2008)
16) 梨本亜季ほか, 日本調理科学会誌, **41**, 184 (2008)
17) 安藤真美ほか, 日本生活学会誌, **21**, 74 (2010)
18) H. Fujita *et al.*, *Clin. Exp. Pharmacol. Physiol.*, **22** (Suppl), S304 (1995)
19) M. Honda *et al.*, *Biomed. Res.*, **31**, 251 (2010)
20) 瀬戸美江ほか, 日本調理科学会誌, **36**, 219 (2003)
21) M. Manabe, *J. Food Sci.*, **73**, S321 (2008)
22) 大島裕子, 日本調理科学会大会研究発表要旨 (2014)
23) M. Manabe, *J. Food Sci.*, **79**, S1769 (2014)
24) M. Manabe, *J. Food Sci.*, **74**, S315 (2009)
25) 河野一世, 日本調理学会誌, **38**, 462 (2005)
26) 松永哲郎ほか, 日本味と匂学会誌, **18**, 365 (2011)
27) 松永哲郎ほか, 京都大学シンポジウム「だしのおいしさと健康機能〜ここまでわかった, かつおだしの秘密〜」要旨集, p.16 (2012)
28) 高橋英一, だしの基本と日本料理 うま味のもとを解きあかす, p.4, 柴田書店 (2006)
29) 山崎英恵, だしとは何か, p.267, アイ・ケイコーポレーション (2012)
30) S. Funatsu *et al.*, *Nutr. Neurosci.*, **18**, 256 (2015)
31) J. Undarmaa *et al.*, 日本生理学会誌, **75**, 188 (2013)

第 2 章　昆布出汁，昆布加工食品（とろろ昆布）の健康機能

矢澤一良[*]

1　昆布出汁の食品の第二次機能「旨味」を介する健康機能

　昆布はよく出汁に使われる。国際用語となった味の一つである「旨味」の主な成分である。成分としてはグルタミン酸で，上品な和食の風味と評価される。

　一方，鰹節の出汁には豊富にイノシン酸が含まれていて，これがもう一つの和食の美味しさ「旨味」の原点である。塩味，甘味，酸味，苦味という元から世界でも認識されていた味覚には，生物学的にもその味覚が脳に伝達されてヒトが生存するためのテスター的な役割を果たしてきた。しかしながらそれだけではなく，もう一つの味覚として日本人が世界に向けて発信した味が「旨味（UMAMI）」である。

　近年，昆布出汁（グルタミン酸）と鰹節出汁（イノシン酸）が共存すると，相乗的に旨味が増すことが明らかにされた。古くより，和食に関わる調理人にはそのことが経験的に伝授されてきており，和食の美味しさの重要なファクターとして2つの食材を併用することが知られていた訳であるが，その科学的なメカニズムが解明された訳である。すなわち，味蕾細胞のレセプター蛋白がそれぞれ独立的に2個の味成分を認識することができ，しかも2個の味成分がレセプター蛋白に同時に結合した場合には，美味しい味覚の認知強度が相乗効果を示すことが明らかとなった訳である。昔から伝わる伝承（秘伝）が科学的に証明された典型的な例と言える。

　味覚には生体防御や生命活動と密接な関係が存在する。ここでは詳細は控えるが，「苦味」は毒物を感知する五感の一つであり，そのレセプターは口腔内に限定されずに全身に分布してその機能を果たしていることもわかってきた。口腔内で苦味を感知することで，危険な毒物を吐き出すという反応（生体防御）をする。それだけではなく例えば十二指腸にも苦味レセプターが存在し，ある種の苦み成分は腸管からCCK（コレシストキニン）により脳内に信号を送り，満腹感（これ以上摂取するな！の感覚）を引き起こすと言われている。

　「甘味」はすぐに栄養となるため美味しいとの認識を与える機能を持っている。これとは異なる体に良い味としての「旨味」感受性が日本人の特性として発達してきたことは，日本人が健康な国民であることと無関係とは言えないだろう。この美味しい，旨いとの五感刺激は，快い味，快い食品として「体の健康」のみにとどまらず，「心の健康」にも大きく寄与していると考えら

---

[*]　Kazunaga Yazawa　早稲田大学　ナノ・ライフ創新研究機構　規範科学総合研究所
　　ヘルスフード科学部門　研究院教授

れる。ストレス学の視点から言えば、旨味は「抗ストレス」であり「リラクゼーション」になると言える。

近年「ムードフード」と言う食品の機能性を評価する視点（基準）が提唱されている。脳機能食品（ブレインフード）の範疇に入るとも考えられるが、ムードフードは情緒・睡眠などに関わる機能性食品群を指す。昆布出汁を用いた「旨味」が実は食品の第三次機能にも深く関わり、ヒトの健康にもつながるものである。

2　昆布の主成分と「とろろ昆布」

上記の味覚成分として出汁が出たところで昆布はたいてい取り除かれてしまう。その昆布を捨てずに食べた方が実は健康効果が高いことが知られている。ただ、そのまま咀嚼されてもなかなか有用成分が活用されない。

一方、とろろ昆布に加工すると、昆布の含有成分を無駄にすることなく摂取できる。それはとろろ昆布の製法に関係している。完成したとろろ昆布の組織を電子顕微鏡で見てみると、ミクロ単位の厚さで削られていて、大部分の細胞が切断・破砕されているのがわかる（図1）。つまり、昆布の細胞の大きさよりも薄く削られているのである。昆布を原料とした加工品は他にもあるが、その中でもとろろ昆布は、製造工程での有用成分の流出が少ないのも大きな特徴である。

昆布を代表とする褐藻類には、アルギン酸、フコイダン、ラミナランなどの食物繊維やカリウム、カルシウム、マグネシウム、鉄などのミネラルが豊富に含まれており、また、脂溶性成分としてフコステロールやフコキサンチンなど健康機能を有する成分も含まれていることが知られている。昆布類の抽出物や成分には抗がん作用、抗酸化作用、血糖値上昇抑制作用、抗ウイルス作用、コレステロール排泄作用、免疫賦活作用、脂肪細胞分化抑制作用、炎症抑制効果等があると報告されている。

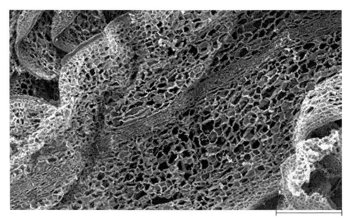

図1　とろろ昆布の切削面

第2章　昆布出汁，昆布加工食品（とろろ昆布）の健康機能

とろろ昆布は，昆布を糸状に細く削ったもので，日本の伝統的な昆布加工食品である。とろろ昆布の製造は，屑物としてきた昆布の廃棄利用法として開発され，1620年ごろに初めて若狭の小浜で始まったとされる。とろろ昆布は，原料昆布－酢液処理－切断－砂落し－圧搾成形－切削のプロセスを経て製造される。とろろ昆布の加工方法の特徴は液中で煮炊きしないことと，「切削」という製造工程できわめて薄く削ることである。このような加工方法の特徴から，昆布に含まれている有効成分が煮炊きにより流失せず，薄く削ることで消化管内に溶出しやすい，あるいは，表面積の増大等により，生理活性に影響を与えることが予測される。

筆者らは，昆布抽出物の血糖値上昇抑制作用と，とろろ昆布の加工特徴が，生理作用，特に脂肪吸収抑制作用や抗肥満作用に与える影響について調査し，とろろ昆布の機能性食品としての有用性について検討した。

3　昆布の血糖値上昇抑制作用

昆布の熱水抽出物が糖負荷時に血糖値上昇に与える影響について調べた。糖負荷試験の結果，昆布はデンプン，マルトース，グルコースすべての糖質負荷時においてマウスの血糖値上昇を抑制した。そのため腸管からのグルコース吸収抑制，あるいは小腸から吸収された後の細胞へのグルコース取り込み促進作用によって血糖値上昇を抑制していることが示唆された。またそれらの作用を有すると同時に，デンプンを加水分解するα-アミラーゼ阻害活性や，マルトースやスクロースの二糖を単糖に加水分解するα-グルコシダーゼ阻害活性を併用していることが示唆された。昆布抽出物の腸管からのグルコース吸収抑制効果を検討した結果，マウスの小腸に直接注入したグルコースと昆布抽出物の混合液は，グルコースのみを注入したものと比較して，30分後では有意に高いグルコース残量を示した。すなわち昆布抽出物は小腸からのグルコース吸収阻害によって血糖値上昇抑制に関与していることが示された。さらに小腸からのグルコース吸収抑制の作用メカニズムを解析するため，ヒト大腸がん由来上皮細胞株であるCaco-2細胞を用いて，細胞へのグルコース取り込みに及ぼす影響について検討した結果，グルコースの輸送を阻害することが明らかになった。これらのことから昆布抽出物は何らかのトランスポーターの阻害作用によってグルコースの透過を抑制し，腸管からのグルコース吸収を抑制していることが示唆された。

他の作用メカニズムを検討した結果，昆布抽出物投与によってグルコース負荷時の血中インスリン濃度が有意に上昇したことを見出し，昆布抽出物が直接膵臓から血中へのインスリン分泌を促進していることが示唆された。

周知の通り，メタボリックシンドロームの一角である糖尿病とその持続的な高血糖状態は合併症を引き起こす危険性がある。糖尿病の予防として，普段の食生活において食後の急激な血糖値上昇や空腹時の高血糖を基準値に近づけることが糖尿病の一次予防と言える。特に糖尿病や肥満の予防あるいは進展に対しては食後の血糖値調整が重要であると言われていることから，α-アミラーゼ，α-グルコシダーゼなどの消化酵素や，小腸からのグルコース吸収を阻害する作用を

有することで直接体内に吸収される糖量を減らすことが重要である。昆布抽出物は小腸上皮細胞からのグルコース吸収抑制およびインスリン分泌促進作用によって血糖値上昇を抑制することが示唆された。

　以上の結果から，日本において昆布は昔から加工技術を駆使し利用され豊富な食経験を有することから，血糖値上昇抑制効果を有する機能性食品として高い有用性が期待される。

4　昆布の脂質代謝改善作用

　とろろ昆布と昆布粗粉砕物の脂肪吸収抑制試験による経時的な血中中性脂肪（TG）濃度の推移を調べた。昆布粗粉砕物投与群はコントロール群と比較して，投与後3～5時間で，さらに，とろろ昆布投与群は投与後3～8時間で血中中性脂肪濃度の上昇を有意に抑制した。このことから，とろろ昆布は脂肪吸収抑制作用を持っており，その作用は昆布粗粉砕物よりも強力であることがわかった（図2）。

　肥満抑制試験による体重の変化を調べた。高脂肪食群は飼育開始後21～38日目で，標準食群と比較して有意に体重が増加した。昆布粗粉砕物摂取群と高脂肪食群との間で体重に有意差はみられなかったが，とろろ昆布摂取群は高脂肪食群と比較して，飼育開始後28～38日目で有意に体重の増加が抑制された（図3）。また，高脂肪食群の体重あたりの傍子宮脂肪組織重量は標準食群と比較して増加する傾向が見られた。昆布粗粉砕物摂取群と高脂肪食群との間で体重あたりの傍子宮脂肪組織重量に有意差はみられなかったが，とろろ昆布摂取群は高脂肪食群と比較して

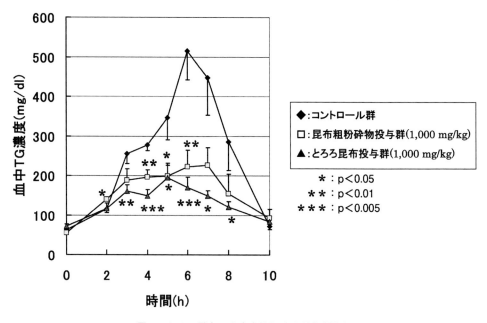

図2　とろろ昆布の血中中性脂肪上昇抑制作用

第2章　昆布出汁，昆布加工食品（とろろ昆布）の健康機能

有意に体重あたりの傍子宮脂肪組織重量が減少した。肝臓重量あたりのTG量については，高脂肪食群は標準食群と比較して有意に増加し，昆布粗粉砕物摂取群，とろろ昆布摂取群は高脂肪食群と比較して有意に減少した。これらのことから総合的に判断すると，とろろ昆布の抗肥満作用は，昆布粗粉砕物よりも強力であることが確認できた（図4）。

その作用メカニズムの推定として，アルギン酸のような食物繊維が粘度を増強させて腸管内の乳化状態を低下させ，リパーゼ活性を阻害する可能性が考えられる。他にも，とろろ昆布の脂肪吸収抑制作用の主なメカニズムとして考えられるのは，腸管壁からのモノグリセリドの吸収阻害，あるいは，とろろ昆布へのトリグリセリド（中性脂肪）の吸着等が考えられる。

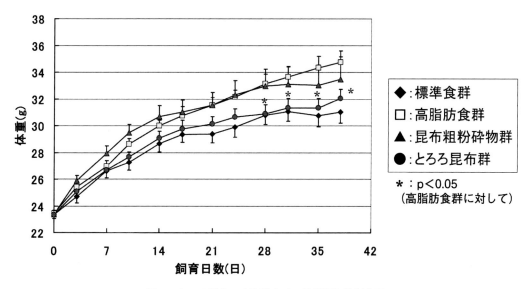

図3　とろろ昆布の高脂肪食時の体重増加抑制作用

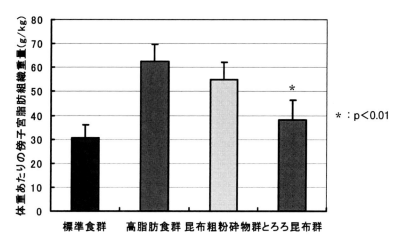

図4　とろろ昆布の抗肥満作用（内臓脂肪低下作用）

以上を総括すると，とろろ昆布は中性脂肪の吸収を抑制することで，脂肪組織や肝臓への中性脂肪の蓄積を抑制することで抗肥満作用を有することがわかり，その抗肥満作用は昆布粗粉砕物よりも強力であることが確認できた。この抗肥満作用は，とろろ昆布の製造過程において液中で煮炊きしないことから有効成分の流出を免れる。さらに，非常に薄く昆布を削ることから，表面積が増大し，腸管内でこれらの有効成分の溶出が容易になり，不溶性成分ではそれ自身が中性脂肪の消化効率を低下させるようないくつかのメカニズムが推定できる。また，とろろ昆布の食経験は豊富であり，安全性にも優れていると考えられる。以上のことから，とろろ昆布は肥満を予防・改善し，メタボリックシンドロームを予防するための機能性食品として非常に有効であることが示唆された。

とろろコンブのダイエット効果は，主に3つの成分によって生み出される。

一つは，水溶性のダイエタリーファイバーであるアルギン酸とフコイダンである。

フコイダンのダイエット効果に，さらにとろろ昆布の場合はそこにアルギン酸も加わって，より頼もしい"ぬるぬるダイエット"が期待できる。

アルギン酸とフコイダンは，消化管を通過する過程でほとんど吸収されずに腸へ直行する。そして，腸内で水分を吸着してゼリー状に変化し，そこにある余分な脂肪や糖質を巻き込んで，そのまま体外へ持ち出してくれる。

また，アルギン酸とフコイダンは，水分を吸着したときに大きくふくらむ。それが腸を刺激して排便をうながすほか，満腹感にもつながって食欲を抑えるうえでも有効である。

5　とろろ昆布の他の健康機能

とろろ昆布の，さらなる健康機能に関わる成分が「フコキサンチン」である。

フコキサンチンはカロテノイドの仲間で，アスタキサンチンなどのキサントフィル類の一種で，褐藻類や珪藻などに含まれる赤褐色の色素成分である。

フコキサンチンを食事で摂ると，褐色脂肪細胞と白色脂肪細胞に働いて，脂肪組織での脂肪の燃焼がうながされることがわかっている。

つまり，とろろ昆布を食べると，ダイエタリーファイバーの働きで脂肪や糖質の吸収が抑えられると同時に，フコキサンチンの働きで体内の脂肪も減りやすくなるという訳である。

さらにフコキサンチンには美容効果を期待できる。多方面から美肌効果を発揮するが，フコキサンチンの強力な活性酸素スカベンジャー，つまり抗酸化作用に由来すると考えられる。

6　おわりに

我が国においては，すでに生きるために食べる時代から，健康のために，また疾病予防のために，さらにはQOL向上のために機能性食品を上手に摂取するようになってきている。ただ単に

第2章　昆布出汁，昆布加工食品（とろろ昆布）の健康機能

寿命を延ばすのではなく，健康でいながら寿命を楽しむ「健康寿命」とは，世界保健機関（WHO）による「健やかに過ごせる人生の長さ」であり，平均寿命をさらに延長することを考えるより，10年間の開きをもつ健康寿命を引き伸ばして平均寿命に近づけることが「食による予防医学」の一つの目的となる。

生命の発生が海洋であると同時に，「水産食品」は文明の発祥とも密接な関係がある。文明の発祥には，「体の健康・脳の機能性・心の健康」が必要要件であり，海産性水産食品の機能性成分にはその理論を裏づける多くのエビデンスがある。

「食品の三次機能」を有する機能性食品は六大栄養素のみでは必ずしもヒトの健康を維持できるものではない現代や，その環境の背景において必要とされるプラスアルファの栄養素と定義づけられる。しかもこれまでは第三次機能にあまり関連がないと言われてきた「食品の第二次機能（感性）」も，実際には大きく脳機能を介して健康機能に関与していることが立証されてきている。

この機能性食品の種類を，その予防・改善すべきターゲット別に分類してみると，脳機能の維持や改善，加齢（エイジング），ストレス，過労，過激なスポーツなどにより生ずる活性酸素の消去，血流の改善や心筋機能の維持，骨粗鬆症や関節痛・痛風の予防，便秘改善や腸内細菌のバランス維持，白血球機能の維持や免疫力低下の抑制，アレルギー疾患や炎症の抑制，視力低下や眼精疲労の改善，体力維持（抗疲労や持久力向上），有害菌の排除，がん予防など，多岐にわたる機能を有する成分や食品素材が存在する。

昆布のような日本において伝統的に食されてきた，水産食品の歴史と食文化をひも解き，その中でエビデンス蓄積のある機能性成分について，さらなる科学的研究と今後の展開を願うものである。

2015年4月に新たな制度として施行された「機能性表示食品」制度においても水産関連の機能性成分の登録がなされており，今後の消費者の選択肢のより広い「食による予防医学」の実践による，国民の健康維持・疾病予防・QOL改善が，医療費の抑制になり，さらに関連産業の振興にも繋がることが予測される。

第3章　味　噌

渡邊敦光*

1　はじめに

　味噌は古い時代から，日本人のソールフードとして廃ることなく食べられてきた。日本人に合わないものであったなら，また風土に適さなかったならば，ヨーグルトと考えられている醍醐のように名前のみが残り本体は消えてしまったと思われる。広辞苑には「御御御付」と御が3つ重なる単語として「おみおつけ」の表現がある。このようにみそ汁は日本人にとって大事な食材として約1300年前頃から重宝されてきている。

　江戸時代に発刊された本朝食鑑は味噌の機能性としてあたかも薬のように記載されている。さらに貝原益軒は食養生で腹八分目を説き，食の大切さを『古人「禍は口よりいで，病は口より入」といへり。口の出しいれ常に慎むべし。』と述べ，「味噌の成分は体に優しく，胃腸の働きを補う」とあり（養生訓第3巻），食のまた味噌の大切さを述べている。さらに昔からの言い伝えとして，「みそ汁は不老長寿の薬」「みそ汁は医者殺し」「みそ汁は朝の毒消し」「みそ汁一杯三里の力」とある。このように古い時代から味噌の有用性は述べられているが，学問的にその効能が実証され始めたのはつい最近のことである。

2　味噌による放射線防御作用ならびにがん予防効果

　味噌の効能については表1に示した。

　長崎の被爆医師秋月辰一郎は1.4 kmの所で被爆し，彼の著書『死の同心円』[3]で直後にワカメのみそ汁を食べることで放射線の急性障害を免れたと記載されている。これは貴重な症例報告である。この人達は現在御高齢であるが約半数の方は御存命である。彼の著書『体質と食物』[4]が英文で翻訳され，チェルノブイリの事故後は多くの人々が味噌を愛用したと言われている。その後我々によりマウスを用いた実験で証明された[5〜7]。

　当時国立がんセンターの平山雄はみそ汁を多く飲む人には胃がんが少ないことを疫学的に証明した[14]。その後の国立がんセンターの研究では1日3杯以上みそ汁を飲む人達で乳がんの発生率が40％減少していることを示した。しかし「大豆，豆腐，油揚，納豆」では，はっきりとした関連が見られないが，「みそ汁」ではたくさん飲めば飲むほど乳がんになりにくい傾向が見られている。大豆製品の摂取量を把握し，その後発生した乳がんとの関連を調べると，閉経後の人達

　　＊　Hiromitsu Watanabe　広島大学　名誉教授

第3章 味　噌

表1　人ならびに動物での味噌（一部イソフラボン）の効能[1,2]

	人	動物	熟成度
放射線防御作用	はい[3,4]	はい[5〜7]	6〜24ヶ月
血圧を上げない	はい[8]	はい[9〜11]	6ヶ月
脳卒中の抑制	イソフラボン　はい[12]	はい[13]	6ヶ月
乳がんの抑制	はい[14]	はい[15,16]	
大腸がんの抑制	はい[17]	はい[18,19]	6ヶ月
肺扁平上皮がん	いいえ[20]		
肺腺がん		はい[21]	6ヶ月
肝がんの抑制	はい[22]	はい[23,24]	
胃がんの抑制	はい[25]	はい[26,27]	6ヶ月
早期前立腺がんの抑制	はい[28]		
後期前立腺がんの抑制	いいえ[28]		

空欄は未調査，未実験

に限るが，イソフラボンをたくさん食べれば食べるほど，乳がんになりにくい傾向がより顕著に見られた。さらに早期の前立腺がんは味噌で抑制されるが，進行している前立腺がんはみそ汁で増進することが報告されている[28]。前立腺がんを，前立腺内にとどまる限局がんと，前立腺を超えて広がる進行がんに分けて比べてみた。すると，限局がんのリスクは，大豆製品，ゲニステイン，ダイゼインの摂取量が多ければ多いほどが低下するという結果がみられた。進行がんとの関連は，ゲニステイン，ダイゼイン，大豆製品ではみられない。このことから，限局がんと進行がんでは前立腺がんの性質が異なる可能性が考えられている。日本人の前立腺がんは，「早期がん」から「臨床がん」になるまでの期間が長いと考えられている[28]。

　味噌健康づくり委員会（http://miso.or.jp/）では，がん予防以外に味噌には脳の新陳代謝促進，胃潰瘍の防止効果，老化の防止，美肌効果，脳卒中の予防，消化促進，整腸作用，コレステロールの抑制，疲労回復等が記載されている。

3　味噌の塩分について

　しかしながら「みそ汁をたくさん飲むと塩分を多く取ることになりますが，塩分の取りすぎは胃がんや高血圧などの他の生活習慣病の危険因子だといわれています。」と国立がん研究センターのサイト（http://epi.ncc.go.jp/jphc/outcome/258.html）にはこのような記載があり，みそ汁の塩分が悪者にされている。実際みそ汁1杯の塩分量は1.2 g程度でそれほど高くないので，どうしてこのようになったのかはて不思議である。単に日本人の食事の折りにみそ汁は多くの人が摂取しているために，悪者にしやすかったのではないかと考える。厚労省のHPには塩分の多い食材にはみそ汁の記載はない。みそ汁には塩分が多いという冤（塩）罪がいつ始まり，どうして生じたか興味があるが，これは払拭すべきであると考える。

塩分の害として，胃がんや高血圧が述べられている。胃がんについては前述のようにみそ汁を沢山摂る人には胃がん少ないことが報告され，実験的にも証明されている[26,27]。血圧については4年間の追跡調査によりみそ汁を1日2杯以上摂る人では血圧が上昇しなかったという結果がある[8]。実験的にも味噌の塩分量では血圧は上昇しないが，味噌と同じ量だけ食塩だけを与えると血圧が上昇することが食塩感受性Dahlラットを用いた研究で証明され[9]，別の研究者の追試により確立された[10,11]。しかし食塩非感受性の普通のラットを用いてもその塩分量では血圧は上昇しなかった[9]。人の場合に，食塩を摂ると血圧が上昇する血圧感受性の人と，食塩を摂っても血圧は上昇しない非感受性の人がいることが，動物で証明されたことになる。すなわち「人で起こることは動物でも起こり，動物で起こることは人にも起こる」というのは我々の研究のスタンスでもある。このようなことから我々は日本人が塩分を発酵産物から摂っているため，単に食卓塩から摂っているのとは異なると考えている。外国の研究者はアメリカ人，イギリス人，中国人と日本人で一番多く塩分を摂っているのにもかかわらず，日本人は血圧が一番低いこと[29]に対して驚いている。さらに別の研究者は，塩分を多く摂っているのにどうして長生きなのかと不思議がっていて[30]これは「Japanese Paradox」と考えられている。すなわち発酵で生じる塩分は薬品として食卓塩として使われるNaClとは異なると考えてもいいだろう。

1杯のみそ汁のなかの食塩量は国立がん研究センターや一般の人が考えるほど多くはない。それでも血圧の気になる方は徳川家康の食生活に準じると良い。彼は朝昼晩と3食みそ汁に葉菜5種類と根菜3種類の具材と，沢山のみそ汁を常食していたといわれる。平均寿命が約40歳の時代に，彼は75歳まで長生きしたと伝えられている。このような野菜を含む食材はカリウムが多く含まれ，カルシウムやマグネシウム等のミネラルはナトリウムと拮抗作用があり，血圧の下降に関与していると考えられている。すなわち具沢山のみそ汁は血圧が高い人に対してもお勧めの食材である。専売公社でイオン膜で作られた純塩化ナトリウムが現在使われている。これは安価で多くの味噌に使われている。しかしながらミネラルの豊富な天日塩等が使われるようになるならば健康に良い味噌が供給できるのではないかと信じている。

4 昔ながらの味噌造り

ここで発酵の際の杜氏さんである小瀬さん[31]が昔ながらの味噌造りについて書いてある一文を紹介したい。「やっぱり，春，夏，秋，冬と四季をかけて一人前にしないと。寒い冬の時季に仕込んで，桶の中が春から徐々に元気になり，暑い夏で思いきりわかす。私とこの味噌は夏になるとふくらんでふくらんでしょうがないんですよ。なだめるのがたいへんで。そして冬にじっくりと静かに冬眠させる。こうして四季を体験させないと味噌の塩が枯れない。熟成に時間がかかれば塩角も取れ塩辛さも消える。しかし2年以上熟成することにより，土に返って行くと言う。」多くの杜氏さんは塩角が取れるという。その時期が一番美味しいし，その時期には塩分は考えなくても言いように思えるが，時間が経つと塩角が再度現れ，しょっぱさが戻ってくる。塩角の取

れたときに NaCl として働いているのか，別の動向を示しているのか興味がある。杜氏さんが経験的に塩角が取れたときが美味しい味噌で，体に良いときを知っていると考えられる。今このような味噌は少ない。ちゃんと発酵を行っている味噌では減塩は必要なく，減塩の場合生菌が繁殖する恐れも危惧されている。

5　有効成分の検討

我々は実験的に味噌の制がん効果を検討してきた。SDラットに胃がんの発がん物質を16週間投与し，同時に普通餌，食塩餌，発酵初期の味噌餌，120日熟成味噌ならびに180日熟成味噌を投与し，胃がんの大きさを検討した[27]。結果180日熟成味噌が熟成期間の短い味噌に比べて腫瘍の大きさが有意に減少することを認めた。さらに実験的な大腸の前がん病変[18]や大腸がん[19]の発生を検討した。この場合も180日熟成味噌には前がん病変の数の減少が認められ，PCNA陽性の細胞数やがんの大きさ，数の減少に併せて印環細胞数の減少が見られた。もう一つの例として肺腺がんを誘発する発がん物質を10週間飲料水で投与し，発酵初期の味噌，180日熟成した味噌を餌に混入しその後12週投与し，肺腺がんの発生を検討した。腺がんの発生は熟成味噌を用いた方が有意に減少し，さらにPCNA陽性腫瘍の数も減少した[21]。このように180日熟成味噌には発酵初期の味噌に較べてがん細胞の増殖を防御する物質が存在し，そのような物質ががん細胞の増生を阻害しがんの進展を阻害している可能性が示唆された。がんのみならず，血圧上昇[9]ならびに脳卒中予防には熟成した味噌に効果[13]があることを示した。放射線防御作用を検討すると，糀の種類に関係なく2年熟成味噌に防御作用は強く5年味噌には放射線防御作用が減少し，塩角が再び現れた。さらに10年放置した味噌には放射線防御作用は全く消失した[6]。また，沖縄では味噌の発酵後に発がん物質であるニトロサミンが生成され，これが肺扁平上皮がんすなわちタバコの肺がんが増加すると考えられている[20]。このことは麹菌や酵母菌が元気な間は有効成分をどんどん作り出し，元気がなくなると雑菌が増加し，発がん物質を作っている可能性が考えられる。

そこで1ヵ月，3ヵ月，6ヵ月，12ヵ月，15ヵ月，4年味噌を用い，Bligh&Dyer法で抽出した水溶性各分について Liquid chromatography（LC）で分離し，Orbitrap Velos質量分析計で分析した。得られたピークを Kyoto Encyclopedia of Genes and Genomes（KEGG）で検索し，比定される物質のうち，味噌成分中の物質と其々の標準物質について，LC分離ならびに Multiple-stage mass spectrometry（MSMS）分析により同定を試みた。1,219のピークが出現し，244のピークが6ヵ月以上の長期熟成で増加した。そのうち61化合物が KEGG と一致した。表2に示すように25個の成分が検出され，KEGG で推測される10物質のうち5物質（トラゾリン，エプレレノン，ピロカルピン，スタキドリン，ミグリトール）はLCの保持時間 MSMS 分析のフラグメントが，標準物質と一致した[32]。

これらは熟成発酵が増加するにつれて大部分の化合物は増加する傾向にあるが4年味噌の場合

表2 味噌の中の有効成分

m/z（質量）	化学式	KEGGによる候補物質
144.1018	$C_7H_{13}NO_2$	Stachydrine
161.1072	$C_{10}H_{12}N_2+H$	Tolazoline
209.1282	$C_{11}H_{16}N_2O_2+H$	Pilocarpine
437.1928	$C_{24}H_{30}O_6$	Eplerenone
212.0916	$C_{10}H_{13}NO_4$	Methyldopa anhydrous
169.0971	$C_8H_{12}N_2O_2$	Pyridoxamine
184.0605	$C_8H_9NO_4$	4-Pridoxate
220.1178	$C_9H_{17}NO_5$	Pantothenate
241.1293	$C_{10}H_{16}N_4O_3$	Homocarmosine
269.0457	$C_{15}H_{10}O_5$	Genistein
327.1184	$C_{14}H_{18}N_2O_7$	Humilixanthin
176.0917	$C_7H_{13}NO_4$	Calystegin B2
208.1178	$C_8H_{17}NO_5+H$	Miglitol
437.1451	$C_{21}H_{24}O_{10}$	Phlorizin
293.0918	$C_{12}H_{18}N_2O_3S+Na$	Tolbutamide
215.1387	$C_{10}H_{18}N_2O_3$	Dethiobiotin
216.0863	$C_9H_{13}NO_5$	Succinylproline
233.0919	$C_{12}H_{12}N_2O_3$	Nalidixic acid
252.1075	$C_9H_{17}NO_7$	Muramic acid
278.0869	$C_{11}H_{15}N_2O_5$	Nicotinamido-β-ribosido
310.0899	$C_{12}H_{17}NO_7$	Volkenin
445.1924	$C_{17}H_{26}N_8O_5$	Blasticidin S
316.1001	$C_{11}H_{19}NO_8$	N-acetylmuramate
327.1477	$C_{16}H_{22}N_2O_3$	Procaterol hydrochloride, HCl
329.134	$C_{13}H_{18}N_6O_3$	Lupinate

スタキドンを除いて減少の傾向を示した[32]。

　最近別のロットを用いて同じ実験を行った[7]。辛口米味噌の熟成1ヵ月，6ヵ月，11ヶ月ならびに23ヵ月を用い，MF飼料に10％の味噌，ならびに2.3％食塩を混入した飼料を，5週齢B6C3F1雄マウスに照射1週間前自由摂取させ，γ線（ガンマセル40エグザクタ，MDS Nordion社製，1Gy/min）10Gyを照射し3.5日で剖検し小腸腺窩再生を検討した。

　発酵が進むにつれて小腸腺窩再生が直線的に増加した。このことはその熟成度に依存して，放射線防護作用を有することを明らかにした。すなわち熟成度合いにより，腺窩の再生はY＝1.1726X＋106.38であり，トラゾリンは血圧抑制のみならず血管新生を行うことから，その量はY＝1E＋0.6X＋8E＋6で腺窩の再生とトラゾリン両者の相関関係はY＝1E＋0.6X−1E＋0.8（R2＝0.9681，$P<0.05$）で良い相関があるためトラゾリンが放射線防御作用に関与している可能性が示唆された。本実験では仕込み12〜15ヶ月の間で発酵時間が進むにしたがって有効成分の増加を示した。しかしながら異なる会社の4週齢のDahl食塩感受性雄ラット［DIS/EisSlc（Dahl S/

第 3 章 味 噌

Iwai)〕に熟成度の異なる種々の味噌を与えたが食塩単独で血圧が上昇しなかったために血圧については評価できなかった[7]。

　我々は以前の動物実験から，味噌による放射線に対する防御作用は熟成が進むと増加し，2年発酵まで続き，それ以降は減少した。この味噌を使って放射線防御作用を調べると，発酵が進むと直線的に腺窩の再生が増加した[6]。すなわち放射線防御作用を行う物質の存在が示唆される。さらに胃がんの抑制効果は，味噌の発酵初期や4ヵ月熟成した味噌には認められず，6ヵ月味噌で有意に認められることを報告した[27]。同様の結果は大腸腫瘍[12]や肺腺がん[13]でも確認されている。食塩単独ではDahlラット（Dahl S/Jr Sea）を用い2.3％の食塩を投与すると血圧は上昇するが，同じ食塩量が入っているにも関わらず6ヵ月熟成味噌では0.3％の食塩と与えたときと同じで，血圧は上昇しなかった。熟成味噌ではトラゾリン，エプレレノン，ピロカルピン，スタキドリン，ならびに血糖降下物質ミグリトール等が認められ，これらの物質が作用している可能性が考えられる。本実験に用いた味噌で血圧の変動を検討したが，この味噌を用いてYangら[33]はMeta-analysisの結果，2型糖尿病患者と大豆もしくは大豆製品の摂取は血清中のコレステロール，トリグリセライド，LDLは有意に減少するがHDLは増大するため，糖尿病患者に有効であることを述べている。同様に味噌については川村ら[34]が白米とみそ汁を食べさせ，大人介入試験を行いグリセミックインデックス（GI）を調べると，多数者にGI低下をもたらすことを示唆する報告を行っている。このように味噌の中の成分がGI低下を生じているのではないかと示唆される。

　味噌の発酵熟成が進むことにより，放射線防御作用，血圧抑制，がん抑制効果が強くなることから，発酵熟成の課程で有効成分が産生され生理活性が出現するのではないかと我々は考えている。麹の異なる味噌や生産者の異なる味噌にも多少これらの物質が含まれていることから（高端・渡辺ほか未発表）発酵により今回同定した5種類以外の有効成分も産生されていると考え合わせると，残りの成分の中には血圧を抑える物質が存在し，血糖値を下げる物質も1種類だけでなく，数種類認められる。また抗酸化剤や抗生物質や気管支喘息に効果がある物質も存在している。これらの物質の証明や効力は別途研究すべきであり，さらにこのような成分がどのように生理活性を示すかは今後の検討課題であろう。

　生体内である物質は生理活性を示し，ある物質は生理活性を阻害するように働き，それらの総合作用によって生理活性を示すのではないかと考えている。

　検出された成分は，麹の種類，糀歩合等による産生量ならびに味噌生産過程での差異，合成経路の解明や濃度，味噌投与後の動物体内動向，作用機序等については今後の検討課題である。

6　日本人のがんについて[35]

　最後に日本人のがん予防に触れたい。現在日本人の2人に1人ががんになり3人に1人ががんで死亡して血圧以上に大問題となっている。その内訳は大腸がん，肺がん，男性は前立腺がん，

女性では乳がんである。これらのがんは日本が西欧的な食生活を開始し、いま急激に増加している。このように急激な西欧的ながんの増加はアメリカの余剰農作物を購入することに伴い、米が悪いとされ、その結果米の需要が減少し、パン食に合う食生活が主流となった。その結果日本人のがんは乳がん、大腸がんならびに前立腺がんのような西欧的ながんが急増加した。一方アメリカではマクガバン報告が行われ、1980年代にはすでにヘルシーピープルプロジェクトが始まり1960年代の日本の食事に戻る運動が始まった。その結果アメリカではこの政策の始まった20年後の2000年にはがんが減少し始めている。自国ではアメリカ的な食事が諸悪の根源であることを理解しながら、一方では小麦を主体にした食生活を自国以外の国に売りつけている。これほど急激に食生活が変わった国はなく、食事による病気がどう変わったかを実験的に証明する研究だと思うのは筆者一人だろうか。皮肉にも今でも日本ではパンを主体とする食生活が進歩的な食生活と考えられ、その結果がんをはじめとする生活習慣病が増加し、今ではそのために医療費の圧迫により日本経済を圧迫している。早々とアメリカでは日本食が健康食だと認めているのに、日本ではまだまだアメリカの小麦を食べているのである。健康な食生活に戻るためには早くパンを主体とする食生活を辞めて、貧乏な人の献立と考えられていたが今では健康食である「ご飯とみそ汁」に早急に国を挙げて戻る必要があると考えている。またご飯とみそ汁という組み合わせは、米にはメチオニンが多く、味噌には少なく、一方リジンは味噌に多く米には少ない。両者を同時に取ることで米とみそ汁の欠けているところが補われ、栄養価の分かっていなかったときから経験的に両者の組み合わせの良さが分かっていたことに先人の知恵には頭が下がる。

7 まとめ

表1に示すように味噌には色々な機能性があるが、さらにそれを増すために、昔ながらの発酵熟成の味噌作りが必要で、特に原料として天日塩を利用すべきであろう。味噌の発酵熟成が進行することにより、特定の複数の物質が産生され、compoundとして様々な生理活性を発揮する可能性が示唆された。この際6ヶ月から2年くらいの熟成期間が必要で、特に天日塩を用いて仕込むことにより体に良い味噌ができる可能性が示された。さらに食生活「ご飯と具沢山のみそ汁」はお互いに足りないアミノ酸を補うことができ、ご飯とみそ汁を食べる必要性を示唆した。

文　　献

1) 渡邊敦光, 味噌力, かんき出版 (2012)
2) H. Watanabe, *J. Toxicol. Pathol.*, **26**, 91 (2013)
3) 秋月辰一郎, 死の同心円, 長崎文献 (2010)

第3章　味　噌

4) 秋月辰一郎, 体質と食物, クリエ出版 (1980)
5) M. Ohara *et al.*, *Hiroshima J. Med. Sci.*, **50**, 83 (2001)
6) 笹谷めぐみ, 渡辺敦光, 中央味噌研究所研究報告, **35**, 105 (2014)
7) 渡辺敦光ほか, 第32回日本毒性病理学会総会, 65 (2016)
8) A. Kanda *et al.*, *Asia Pac. J. Public Health*, **11**, 77 (1999)
9) H. Watanabe *et al.*, *Hypertens. Res.*, **29**, 731 (2006)
10) M. Yoshinaga *et al.*, *Nutrition*, **28**, 924 (2012)
11) D. D. Du *et al.*, *Clin. Exp. Hypertens.*, **36**, 359 (2014)
12) Y. Kokubo *et al.*, *Circulation*, **116**, 2553 (2007)
13) 神谷研二ほか, 中央味噌研究所研究報告, **33**, 112 (2012)
14) S. Yamamoto *et al.*, *J. Natl. Cancer Inst.*, **95**, 906 (2003)
15) T. Gotoh *et al.*, *Jpn. J. Cancer Res.*, **89**, 137 (1998)
16) T. Gotoh *et al.*, *Jpn. J. Cancer Res.*, **89**, 487 (1998)
17) K. Tajima *et al.*, *Jpn. J. Cancer Res.*, **76**, 70 (1985)
18) M. Ohara *et al.*, *Oncol. Rep.*, **9**, 613 (2002)
19) Y. Ohuchi *et al.*, *Oncol. Rep.*, **14**, 1559 (2005)
20) K. Wakai *et al.*, *Lung Cancer*, **25**, 147 (1999)
21) K. Shiraki *et al.*, *Hiroshima J. Med. Sci.*, **52**, 9 (2003)
22) N. Kurihara *et al.*, *Cancer Epidemiol. Biomarkers Prev.*, **16**, 538 (2007)
23) P. O. Ogundigie *et al.*, *Oncol. Rep.*, **2**, 271 (1995)
24) A. Ito *et al.*, *Inter. J. Oncol.*, **2**, 773 (1993)
25) T. Hirayama, *Nutr. Cancer*, **3**, 223 (1982)
26) H. Watanabe *et al.*, *Oncol. Rep.*, **6**, 989 (1999)
27) M. Ohara *et al.*, *Oncol. Rep.*, **9**, 69 (2002)
28) N. Kurahashi *et al.*, *Cancer Epidemiol. Biomarkers Prev.*, **16**, 538 (2007)
29) C. A. Anderson *et al.*, *J. Am. Diet. Assoc.*, **110**, 736 (2010)
30) M. H. Alderman *et al.*, *J. Am. Coll. Nutr.*, **25**, 256S (2006)
31) 小瀬正芳, 味噌, p.108, 柴田書店 (1999)
32) 渡辺敦光ほか, 第38日本高血圧学会講演集, 426 (2015)
33) B. Yang *et al.*, *Asia Pac. J. Clin. Nutr.*, **20**, 593 (2011)
34) 川村堅ほか, 中央味噌研究所研究報告, **31**, 88 (2010)
35) 渡辺敦光, 醤研, **43**, 11 (2016)

第4章　醤　油

古林万木夫*

1　はじめに

　過去から現在，そして将来にわたり日本料理を支える発酵調味料の一つである醤油は，有用微生物の機能を十分に発揮させながら醸造することを特徴としている（図1）[1~4]。最初に，蒸煮大豆と焙炒割砕小麦の混合物に麹菌を生育させて麹をつくり，種々の酵素を固体培養により生産させる。続いて，麹と食塩水を混合して諸味（もろみ）とし，半年から1年をかけて原料の分解と乳酸菌や酵母による発酵を行わせ，熟成を経て醤油特有の香味と色を醸成させる。最後に熟成諸味を圧搾し，得られた生揚醤油を火入れすることで製品醤油ができあがる[1~4]。

　これまで醤油に関する機能性研究では，醤油色素（メラノイジン）やペプチド，アミノ酸などの主要な醤油成分について，抗酸化作用，抗腫瘍作用，抗白内障作用，抗血小板作用，血圧降下作用などが *in vitro* や *in vivo* での試験系で報告されているものの，厳密なヒト試験において生理機能が確認されたものは少ない[1~4]。本稿ではヒト試験で検証された機能性研究を中心に，醤油そのものの健康機能ならびに醤油成分の機能性について最近の知見を解説する（表1）[1~4]。

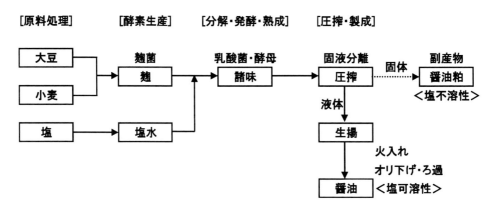

図1　醤油の醸造工程

---

*　Makio Kobayashi　ヒガシマル醤油㈱　研究所　取締役研究所長

第4章 醬 油

表1 醬油の健康機能ならびに醬油成分の機能性

発表年	関与成分	機能性	原著論文
2004	醬油	醬油醸造における小麦アレルゲン分解	5)
2004	メラノイジン	ピロリ菌増殖抑制効果	7)
2004	醬油多糖類	通年性アレルギーのアレルギー症状抑制効果	13)
2005	醬油多糖類	スギ花粉症のアレルギー症状抑制効果	14)
2005	醬油	醬油醸造における大豆アレルゲン分解・除去	6)
2006	γ-アミノ酪酸	血圧降下作用	22)
2006	醬油	抗酸化作用	8)
2006	醬油多糖類	鉄分吸収促進作用	18)
2008	大豆ペプチド	血圧降下作用	23)
2008	醬油多糖類	中性脂肪低下作用	21)
2009	醬油乳酸菌	通年性アレルギーのアレルギー症状抑制効果	16)
2010	醬油	淡口醬油の減塩調理機能	9)

2 醬油原料のアレルゲン分解

　醬油の主原料である大豆と小麦は醸造中に麹菌の生産するさまざまな分解酵素群により低分子化されて，特に原料タンパク質は旨味成分であるアミノ酸やペプチドにまで分解される。2004年，2005年にKobayashiらにより，醬油原料の各タンパク質に特異的な抗体を用いて原料ごとのタンパク質を追跡することで醬油醸造における小麦と大豆の分解機構が解明されている[5,6]。小麦の場合，重症の小麦アレルギー患者の血清（小麦抗体）を用いた測定系で，製麹中に塩不溶性タンパク質が塩可溶性タンパク質となり，その後の諸味中で塩可溶性タンパク質が完全に分解を受け，生揚醬油や火入れ醬油では小麦アレルゲンが完全に消失していることが明らかにされている[5]。一方，大豆の場合，小麦に比べ諸味中での分解を受けにくいものの，生揚醬油に残存する大豆アレルゲンは火入れにより熱変性を受けて火入れオリとして不溶化し，その後の清澄工程で火入れオリが除去されることで火入れ醬油中には大豆アレルゲンが残存しないことが報告されている[6]。醬油醸造工程における醬油の低アレルゲン化の要因は，微生物（酵素）によるアレルゲン分解が最も大きく主要なものであるが，麹を食塩水で仕込むため，タンパク質の一部が不溶化することや火入れによりタンパク質が熱変性を受けて不溶化し，続く清澄工程で残存タンパク質が完全に除去されることなどの物理化学的な変化もまた大きな要因であるといえる。昔も今も醬油づくりでは，「一麹，二櫂（かい），三火入れ」が重要とされてきたが，アレルゲン分解・除去の観点から見ても，これら3つの醸造工程が重要であることが再確認された。

3 ピロリ菌増殖抑制効果

　2004年にHiramotoらは醬油の褐色色素であるメラノイジンの*Helicobacter pylori*に対する増殖抑制効果をヒト試験で明らかにしている[7]。ピロリ菌を感染させた14名の被験者に対して，

カゼインとラクトースをアルカリ下で加熱重合させた分子量5万以上のメラノイジンを1日あたり3g投与し，8週間後のピロリ菌の増殖を調べた。胃がんの原因になるピロリ菌はウレアーゼ作用によって胃ムチン粘膜に吸着することが知られているが，メラノイジンは胃粘膜へのピロリ菌吸着を抑制し，投与開始時に比べて8週間後の胃中のピロリ菌が有意に減少することが報告されている[7]。

4 抗酸化作用

2006年にLeeらの研究により醤油の抗酸化作用が報告されている[8]。非喫煙健常者24名を2群にわけ，30 mLの醤油を混ぜた200 gの米飯を与えた試験群と醤油の代わりに着色料で色をつけた同量の米飯を与えたプラセボ群について，米飯を食べる前後で血液や尿中の2種類の酸化ストレスマーカーであるイソプラスタンと8-ヒドロキシデオキシグアノシン（8-OHdG）を測定したところ，醤油を摂取した試験群において食後3，4時間で血中イソプラスタン濃度が大きく低下する一方，尿中のDNA酸化損傷マーカーである8-OHdG濃度には差がないことが明らかにされた[8]。醤油成分は不明であるが，醤油には脂質酸化に対する即効性の抗酸化作用があることを示唆している。

5 淡口醤油の減塩調理機能

日本の醤油には，濃口，淡口，溜，白，再仕込みの5品種の醤油が日本農林規格（JAS）により定められている。その中で，広く日本料理に使用されている濃口醤油と淡口醤油についての調理機能，特に減塩効果について解説する。淡口醤油の伝統製法では，主原料として大豆と小麦をほぼ等量使用する点は濃口醤油と同様であるが，醸造中の濃色化抑制や熟成後に甘酒を加えるなどの工夫により，料理素材の色や味を生かし，だし風味を生かす特長が付与されている。淡口醤油は，濃口醤油に比べて塩分が少し高めに設定されているにもかかわらず，淡口醤油で料理を作ると濃口醤油よりも低い食塩濃度でおいしく料理が仕上がることが報告されている[9]。2010年に小早川らにより，この減塩効果について詳細な官能試験が行われ，濃口醤油に比べて淡口醤油は，塩味の閾値が低いこと，だし風味の閾値が低いこと，そしてだしとの併用により，だしそのものの減塩効果を増強することが明らかにされた[9]。すなわち，淡口醤油は，「塩味を識別しやすく塩味を美味しくつける。素材やだし風味の持ち味を引き出す」ことで，世界に冠たる健康食といえる日本料理「和食」を支え続けてきたといえよう。

第4章 醤　油

6　抗アレルギー作用

6.1　醤油多糖類 SPS

　醤油醸造では麹菌の生産する各種酵素により原料の分解が進行し，先述の通り，大豆や小麦に含まれるタンパク質はアレルゲン性を示さないアミノ酸やペプチドにまで低分子化されて[1~6]，醤油の重要な旨み成分となる。一方，大豆に含まれる酸性多糖類は，麹菌酵素による分解を受けて可溶化するものの完全には分解されず，製品醤油中においても約1%程度存在している[10]。これを醤油に含まれる多糖類として「醤油多糖類（*Shoyu* polysaccharides：SPS）」と総称している[10]。

　2004年に Kobayashi らにより SPS の抗アレルギー作用として，ヒアルロニダーゼ阻害活性およびラット好塩基球白血病細胞（RBL-2H3）を用いた *in vitro* でのヒスタミン遊離抑制効果が，続いて SPS の経口投与によるマウス受身皮膚アナフィラキシー反応抑制作用が *in vivo* で明らかにされている[10]。また免疫系の上流側において，免疫担当細胞の一種であるヘルパーT細胞のTh1 と Th2 のバランスが崩れて Th2 が優位な状態になるとアレルギー発症のリスクが高まることが提唱されている。SPS は腹腔内マクロファージの活性化に加えて，Th1 型サイトカインのインターフェロン（IFN）-γ の産生を誘導し，Th2 型サイトカインのインターロイキン（IL）-4の産生を抑制することで，Th2 優位な状態から Th1 優位な状態にシフトすることができる免疫調節機能を有する[11]。さらに SPS の腸管免疫調節機能として IgA 産生促進効果も明らかにされている[12]。

　ヒト試験では，通年性アレルギー[13]およびスギ花粉症[14]に対する SPS の抗アレルギー作用が検証されている。すなわち，イヌ皮膚，ネコ皮膚，ヤケヒョウダニやハウスダストなどの通年性アレルギー患者（被験者21名）に，SPS を1日あたり 600 mg 摂取させる SPS 群とプラセボ群での4週間の二重盲検比較試験で，「くしゃみ，鼻水，鼻づまり，喉の痛み，目のかゆみ，頭痛，皮膚のかゆみ，日常生活の支障」の8項目のアレルギー所見のスコア合計によりアレルギーの全般重症度を判定すると，プラセボ群では0週から2週までのみ改善効果が認められたが，SPS 群では2週，4週と持続的なアレルギー症状の改善効果が認められた[13]。さらに摂取4週間後では，SPS 群とプラセボ群では全般重症度に有意差があることから SPS の有意なアレルギー症状の改善効果が確認された[13]。同様に SPS 摂取量を1日あたり 600 mg とするスギ花粉症患者（被験者51名）に対する8週間の二重盲検比較試験で，「くしゃみ，鼻水，鼻づまり，目のかゆみ，涙，日常生活の支障」の6項目によりアレルギーの全般重症度を判定すると，SPS の継続摂取により4週間後（スギ花粉の飛散開始から1週間後）にはプラセボ群に対してアレルギー症状の抑制効果に有意差が認められ，その効果は試験終了の8週間後まで持続した[14]。これらは SPS を1日あたり 600 mg 継続摂取することにより「くしゃみ，鼻水，鼻づまり」などのアレルギー症状を軽減することができることを示している。

　通年性アレルギーではアレルギー発症後における SPS のセラピー効果として，スギ花粉症で

はアレルゲンとなるスギ花粉の飛散前，すなわち，アレルギー発症前の SPS の予防効果として，いずれの場合も SPS 摂取によるアレルギー症状の抑制効果が期待できる。また，SPS 摂取による催眠性などの副作用もなく，血液検査，尿検査や医師の診察においても身体への影響が全く認められないことから，醤油由来の SPS は長い食経験を有する安全性の高い抗アレルギー成分であるといえる。

6.2 醤油乳酸菌

乳酸菌の中には，Th1 型サイトカイン，例えば IL-12 や IFN-γ の産生を誘導し，Th2 型サイトカイン，例えば IL-4 の産生を抑制することで，Th2 優位な状態から Th1 優位な状態にシフトすることができる免疫調節機能を有するものがある。このような乳酸菌体の摂取により，Th2 側に傾いた Th1/Th2 サイトカインバランスが Th1 側に改善されることで血清 IgE が減少し，アレルギー症状が改善されると考えられている。

2008 年に Masuda らは醤油諸味から分離した 151 株の乳酸菌 *Tetragenococcus halophilus* の中から，免疫調節作用の指標として IL-12 産生誘導活性の高い *T. halophilus* KK221（Th221）株を選抜し，動物試験でその免疫調節作用を確認した[15]。さらに 2009 年に Nishimura らはヒト試験で KK221 株の通年性アレルギー性鼻炎に対する症状改善効果を明らかにした[16]。通年性アレルギー性鼻炎の疾患歴が 3 年以上の 45 名を被験者として，プラセボ群（KK221：0 mg/日，15 名），低用量群（KK221：20.4 mg/日，15 名），高用量群（KK221：60 mg/日，15 名）の 3 群で，8 週間の二重盲検比較試験を実施した[16]。医師による所見およびアレルギー日誌による自覚症状（くしゃみ，鼻水，鼻づまり，日常生活の支障度）についてスコア化し，アレルギー症状改善効果を検証したところ，高用量群において，摂取前に比べて 8 週間後で鼻症状スコアの有意な改善が認められ，血清中の総 IgE 量も 8 週間後に有意な低下を示した。また，血液学検査ではすべて基準内の変動であり，臨床上問題となる変化は認められなかった。

7　鉄分吸収促進作用

1990 年に Baynes らの研究により「醤油は鉄分の吸収を促進する効果がある」ことがヒト試験で明らかにされているが，鉄分吸収を促進する醤油成分は不明であった[17]。その当時，大豆には鉄吸収を阻害するタンパク質が含まれているため，醤油醸造中に鉄吸収阻害タンパク質が分解される可能性や，醸造中に新たに生成される未知の鉄吸収促進物質の存在が示唆されていた。

2006 年に Kobayashi らは SPS の鉄吸収促進効果として，*in vitro* では SPS の鉄キレート作用を，*in vivo* では貧血ラットを用いて SPS の経口投与による貧血回復効果，および貧血予防効果を明らかにした[18,19]。続いて，45 名の健常女性を被験者とした 8 週間の二重盲検比較試験により SPS の鉄吸収促進効果を検証したところ，1 日あたり 600 mg の SPS を継続摂取することで，4 週間後から血清鉄の有意な増加が確認できた[18]。この試験では，被験者は通常の食事中に含まれ

る鉄分を摂取していたと推定でき，SPS の継続摂取により日常の食生活からの鉄吸収が促進される可能性を示している。なお，抗アレルギー作用のヒト試験と同様に，SPS 摂取に起因すると考えられる臨床上の有害事象は見られず，SPS は高い安全性を有することが示唆された。また 2013 年に太田らは，鉄分摂取の際に SPS とヘスペリジンを併用することにより，鉄欠乏性貧血に起因する冷え症の改善効果をマウス試験ならびにヒト試験で明らかにしている[20]。

8　中性脂肪低下作用

2008 年に Kobayashi らは動物試験により SPS の中性脂肪低下作用を明らかにしている[21]。まずラード負荷により中性脂肪を上昇させた動物試験では，SPS の長期継続投与，および即時単回投与での中性脂肪の上昇抑制作用が明らかにされた。続いて，ラット門脈カテーテル留置法により SPS の中性脂肪上昇抑制作用を持続的に評価したところ，SPS には脂肪の吸収抑制効果があることが確認された。

さらに Kobayashi らは，2 回のヒト試験により SPS の中性脂肪低下作用を検証している[21]。まず，SPS による食後の血中中性脂肪の上昇抑制作用を検証するため，空腹時中性脂肪値が 150 mg/dL 未満の健常男性 10 名を，SPS 群（1 日あたり 600 mg の SPS を 15 日間摂取した 5 名）と対照群（SPS 非摂取の 5 名）の 2 群にわけた。試験前日の夕食以後から試験当日の昼食まで絶食とし，試験日の昼食に高脂肪食（総エネルギー 1,644 kcal，総脂質 90.7 g）を完食し，食事前後の血中中性脂肪を測定したところ，対照群に比べて，SPS 群では食事後の中性脂肪の上昇が抑制され，6 時間後の中性脂肪値が有意に低下していた。続いて，SPS による中性脂肪低下作用を検証するため，メタボリックシンドロームの診断基準に従い，中性脂肪値が 150 mg/dL 以上 400 mg/dL 以下でウエスト周囲径が 85 cm 以上 110 cm 以下の 29 名の成人男性を被験者として，4 週間の二重盲検比較試験が実施された。その結果，1 日あたり 600 mg の SPS を継続摂取することで，4 週間後の中性脂肪値が，摂取前に比べて有意に低下していた。以上の結果より，SPS には食後の中性脂肪の上昇を抑制する効果だけでなく，継続摂取により高めの中性脂肪値が徐々に低下する効果もあることが示唆された。なお，抗アレルギー作用や鉄分吸収促進作用のヒト試験と同様に，SPS 摂取に起因すると考えられる臨床上の有害事象は見られず，SPS は高い安全性を有することが再確認された。

9　血圧降下作用

9.1　γ-アミノ酪酸

2006 年に山越らは味噌，醤油諸味，生揚醤油中から単離した *Lactobacillus* 属乳酸菌を用いた発酵技術によりγ-アミノ酪酸（GABA）を含有する減塩醤油を開発し，正常高値血圧者 84 名，軽症高血圧者 77 名を被験者とする二重盲検比較試験を実施した[22]。被験者を，GABA 減塩醤油

(8 mL あたり，GABA：120 mg，Na：12.2 mEq），通常の濃口醤油（8 mL あたり，GABA：1 mg 未満，Na：21.1 mEq），通常の減塩醤油（8 mL あたり，GABA：1 mg 未満，Na：12.2 mEq）の 3 群にわけて，8 mL の醤油を 1 日 1 回調理に使用して 12 週間の摂取試験を行った。GABA 減塩醤油摂取群では，摂取後 12 週間後に，収縮期血圧が濃口醤油と比較して有意に低値を示した。さらに，摂取開始日からの変化量については，濃口醤油との比較のみならず，GABA を含有しない減塩醤油群との比較でも有意差が認められた。また，GABA 減塩醤油の摂取に起因すると考えられる臨床上の有害事象は見られず，GABA 含有減塩醤油は正常高値血圧者と軽症高血圧者の血圧改善に寄与し，同時に高い安全性を有することが示唆された。

9.2 大豆ペプチド

2008 年に内田らは，大豆ペプチドを含有する大豆発酵調味液配合の減塩醤油を開発し，正常高値血圧者 71 名，軽症高血圧者 61 名を被験者とする二重盲検比較試験を実施した[23]。大豆発酵調味液は，大豆を醤油麹で発酵させて大豆ペプチドを生成させ，アンジオテンシン-I 変換酵素阻害活性ペプチドとして Gly-Tyr および Ser-Tyr を含有する。被験者を，大豆発酵調味液配合減塩醤油（8 mL あたり，大豆発酵調味液由来大豆ペプチド：380 mg，Gly-Try：430 μg，Ser-Tyr：250 μg，Na：260 mg）と通常の減塩醤油（8 mL あたり，Gly-Try：150 μg，Ser-Tyr：40 μg，Na：251 mg）の 2 群にわけて，8 mL の醤油を 1 日 1 回調理に使用して 12 週間の摂取試験を行った。大豆発酵調味液配合減塩醤油では，8 週間以上の継続摂取により，正常高値血圧者および軽症高血圧者の収縮期血圧値および拡張期血圧値を通常の減塩醤油摂取時と比較して有意に低下させた。また，大豆発酵調味液配合減塩醤油の摂取に起因すると考えられる臨床上の有害事象は見られず，大豆発酵調味液配合減塩醤油は，安全で降血圧作用を有する有用な食品であることが示唆された。

10 おわりに

醤油と健康の関係について，ヒト試験で検証された機能性研究を中心に解説した。従来は醤油そのものについての機能性が検証されてきたが，最近では，醤油中の関与成分について二重盲検比較試験で健康機能が明らかにされている[1~4]。その中には，普通の醤油中では存在量が微量である関与成分（GABA）や火入れ殺菌後にろ過され醤油中から除去される関与成分（醤油乳酸菌）など，本来の醤油中に含まれる機能性成分ではないものの，醤油関連から発展した新しい健康分野への研究として注目される。一方，醤油中に相当量含まれる多糖類 SPS の機能性として，抗アレルギー作用や免疫調節機能に加えて，鉄吸収促進作用や中性脂肪低下作用が明らかにされている。

醤油の主原料は大豆と小麦であり，醤油醸造では麹菌の生産するさまざまな酵素群により原料のタンパク質が旨み成分であるアミノ酸やペプチドにまで分解される。醤油醸造中でこれらのア

第4章 醤油

レルゲンが分解されていることが明らかにされ[5,6]，2008年には厚生労働科学研究班による「食物アレルギーの栄養指導の手引き2008」において，「醤油は原材料に小麦の表示があるが，完成した醤油には小麦のタンパク質は残存しないため，小麦アレルギーでも醤油を除去する必要は基本的にない」と初めて記載された[24]。醤油醸造では麹菌の働きにより原料のアレルゲンが分解される一方，有用な機能性成分であるSPSが分解されずに醤油中に残存していることは，まさに醸造の妙であるといえよう。表1に示すように2004年以降，醤油の機能性に関する研究報告が増加している。今後さらに健康面からの醤油の機能性研究が大きく発展することが期待される。

文　献

1) しょうゆ情報センター，しょうゆを科学する (2004)
2) 古林万木夫，新増補 醤油の科学と技術，p.588，日本醸造協会 (2012)
3) 古林万木夫，増補 醸造物の機能性，p.12，日本生物工学会スローフード微生物工学研究部会・日本醸造協会 (2013)
4) 古林万木夫，大豆の栄養と機能性，p.116，シーエムシー出版 (2014)
5) M. Kobayashi et al., *Int. J. Mol. Med.*, **13**, 821 (2004)
6) 橋本裕一郎ほか，醤研，**31**, 217 (2005)
7) S. Hiramoto et al., *Helicobacter*, **9**, 429 (2004)
8) C. Y. Lee et al., *Biochem. Biophys. Res. Commun.*, **344**, 906 (2006)
9) 小早川知子ほか，食科工，**57**, 336 (2010)
10) M. Kobayashi et al., *Int. J. Mol. Med.*, **14**, 879 (2004)
11) H. Matsushita et al., *Int. J. Mol. Med.*, **17**, 905 (2006)
12) H. Matsushita et al., *Int. J. Mol. Med.*, **22**, 243 (2008)
13) M. Kobayashi et al., *Int. J. Mol. Med.*, **14**, 885 (2004)
14) M. Kobayashi et al., *Int. J. Mol. Med.*, **15**, 463 (2005)
15) S. Masuda et al., *Int. J. Food Microbiol.*, **121**, 245 (2008)
16) I. Nishimura et al., *Allergol. Int.*, **58**, 179 (2009)
17) R. D. Baynes et al., *Eur. J. Clin. Nutr.*, **44**, 419 (1990)
18) M. Kobayashi et al., *Int. J. Mol. Med.*, **18**, 1159 (2006)
19) 古林万木夫ほか，食品工業，**50** (16), 68 (2007)
20) 太田由香ほか，日本農芸化学会関西支部会第482回講演要旨集，p.7 (2013)
21) M. Kobayashi et al., *Int. J. Mol. Med.*, **22**, 565 (2008)
22) 山越純ほか，薬理と治療，**34**, 691 (2006)
23) 内田理一郎ほか，薬理と治療，**36**, 837 (2008)
24) 厚生労働科学研究班，食物アレルギーの栄養指導の手引き2008 (2008)

第5章　本みりん

髙倉　裕*

1　はじめに

　本みりんが示す様々な調理効果については経験的に広く認識されており，甘味の付与，臭みを消す，てりつやの向上，煮崩れの防止などの目的で使用されてきた。これらの調理効果は，様々な分析機器での検証が進み，人間の感覚による官能評価との相関が確認されてきた[1]。

　酒類とはアルコール1度以上の飲料（薄めてアルコール分1度以上にすることができるもの，または溶解してアルコール分1度以上の飲料とすることができる粉末状のものも含む）であり，酒税法により原料や製造方法について規定されている。図1に，酒類およびその類似調味料について示す[2]。

　発酵調味料とは，米，デンプン，糖類などを発酵，熟成することにより得られる調味料である。アルコールを含有しているにもかかわらず，酒税法上の不可飲措置によって非酒類の加工食品として分類される調味料で，塩みりんや加塩料理酒も発酵調味料に分類される。

　また，糖を主成分として，アルコール含有量が酒類対象外になる1％(v/v)未満のみりん類似の調味料をみりん風調味料と呼ぶ[3]。

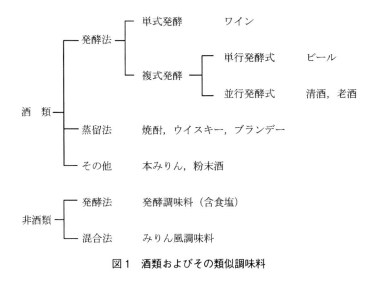

図1　酒類およびその類似調味料

＊　Yutaka Takakura　宝酒造㈱　醸造技術部　調味料課　次長

第5章 本みりん

2 本みりんの原料

本みりんの原料は，もち米，米麹（うるち米），および焼酎またはアルコールを原料として醸造される[4]。

2.1 もち米

本みりんの主原料はもち米であり，掛け米として用いられる。もち米はうるち米に比べて，米麹の作用で糖化されやすいためである。

2.2 米麹

本みりんは，酵母による発酵工程がなく，米麹の酵素作用で糖化されるので，米麹の役割は非常に重要で，本みりんの品質は米麹の良否によるものとされる。また，米麹の品質は，麹菌の性質や製麹条件によるところが大きい。

2.2.1 麹菌

本みりんに使用される麹菌は，主に *Aspergillus oryzae* である。本みりんの麹菌に求められる性質は，①原料米デンプンの利用率を向上させるために，α-アミラーゼ活性やグルコアミラーゼ活性の強いこと，②もち米タンパク質を分解して旨味成分であるアミノ酸やペプチドを生成させるプロテアーゼ活性がある程度強いことなどが挙げられる。

2.2.2 種麹

種麹とは，醸造物製造のために純粋培養して多量に作られた麹菌の胞子である。

2.2.3 麹

本みりんの製造にはうるち米の米麹を使用するが，古くからもち米で麹を作る検討もなされていた。もち米を焙炒すると，さばけが良く，べとつかないもち米麹が作られるようになり，もち米100%の本みりんの製造が可能となった[5,6]。

2.3 焼酎またはアルコール

本みりんに使用される原料として，もち米，米麹以外に焼酎またはアルコールがある。前者は，単式蒸留機で製造され，アルコール以外の微量成分を含み特有の味や匂いを有する焼酎である。一方後者は，連続式蒸留機を使用して製造され，アルコールと夾雑物をよく分離したアルコール度数の高いものである。

2.4 その他の原料

本みりんの主原料は，上記したもち米，米麹，焼酎またはアルコールがあるが，これ以外に酒税法で定められた，とうもろこし，ぶどう糖，水あめ，タンパク質物分解物，有機酸，アミノ酸塩，清酒粕，みりん粕を使用することが認められている。

3 本みりんの製造

3.1 製造方法[4]

図2に本みりんの製造工程図を示す。

3.1.1 精米

精米の目的は，玄米の外側にあって本みりんの醸造にとって不都合な物質である灰分や脂質などの成分を取り除くことにある。

3.1.2 洗米・浸漬

洗米は，主に精米した米についた糠を取り除くために行われる。糠を除去しておかないと，糠臭や酸化臭が発生したり濁りや着色などの問題が生じる。

浸漬は，原料米の吸水によって蒸し上がりの出来，不出来が決まり，もち米の消化性や米麹の出来，ひいては製品の出来栄えに影響するため重要な工程である。

3.1.3 蒸きょう

浸漬を受け十分に吸水した原料のうるち米ともち米は，蒸米機により蒸きょうされる。この工程で米のデンプンは糊化し，タンパク質は変性し，脂質は一部揮散する。

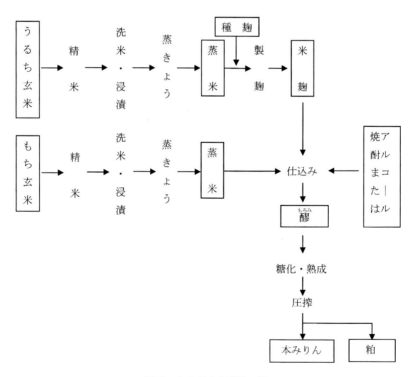

図2 本みりんの製造工程

3.1.4 製麹

本みりんが清酒と大きく異なる点は,酵母によるアルコール発酵を行わないことにある。したがって,本みりんの品質は米麹の出来具合そのものに支配されることになるので,製麹工程が非常に重要になってくる。

米麹の製造法は,今日では引き込みから出麹までが自動的に機械化された機械製麹法が導入され,広く利用されている。

3.1.5 仕込み

本みりんの品質には,原材料の米,米麹,焼酎またはアルコールの特性とこれらの原料の配合割合や仕込み方法が影響する。

3.1.6 糖化・熟成

蒸しもち米,米麹および焼酎またはアルコールを混合した醪は20～30℃に保たれたまま,約40～60日間糖化・熟成される。この糖化・熟成工程では,アルコールの存在下で米麹の酵素群が蒸しもち米に作用して原料を分解し本みりん特有の風味を生み出す。

3.1.7 圧搾

糖化・熟成工程を終えた醪は,圧搾後本みりんと粕に分離される。圧搾された本みりんは火入れ後,未分解のデンプンやタンパク質を取り除くため濾過を行う。

3.2 成分

本みりんの一般分析値例を表1に示す[7]。本みりんは,他の酒類調味料と比較して45%前後の全糖と14%程度のアルコールを含むことが大きな特徴となる。また,本みりんは米由来の香気成分が重要であり,それは米麹の持つ各種分解酵素の作用によって前駆物質が醪中に遊離して,熟成によってエステル化などの反応が起こり香気成分となる。

本みりんに含まれる糖の主成分はグルコースであり,その他の糖類の中には,単一では穏やかな甘みや苦みを呈するものもある。そのため,本みりんの甘みはまろやかになっており,砂糖の単純な甘みとは質を異にしている。また,これらの糖類は,てりつやの付与など調理効果の上でも非常に重要である。

表1 本みりんの分析値例

本みりん	pH	アルコール(%)	酸度(mL)	ホルモール態窒素(mg%)	全窒素(mg%)	直接還元糖(g%)	全糖(g%)
A	5.4	13.7	0.5	26.9	71.0	41.8	46.5
B	5.3	14.3	0.6	28.1	78.0	37.5	44.3
C	5.6	13.9	0.7	35.6	111.2	43.5	45.5

4 本みりんの調理機能

本みりんが示す様々な調理効果については経験的に広く認識されており，味，香り，外観，食感などをより高める目的で使用されてきた。本みりんの代表的な調理効果は，甘みの付与，てりつやの付与，食材の味の浸透性向上，旨味やコクの付与，酸味・塩味の緩和，香ばしい香りの付与，焼き色の付与，消臭，煮崩れ防止，エキス成分の溶出抑制などが知られている[7]。また，これらの評価は人間の五感による官能評価を中心に行ってきたが，様々な機器分析装置で官能評価との相関が確認され，有用な調理効果を客観的に検証できるようになってきた[8,9]。以下に関与する主成分と関連づけて本みりんの代表的な調理効果を紹介する。

4.1 てりつやの付与

本みりんが使用される目的の一つがてりつやの付与である。鰤のてり焼きで，本みりんと砂糖のてりつや付与効果について比較を行った。本みりんを使用した調味液と砂糖と清酒を使用した調味液で鰤のてり焼きを作り，光沢度計によりてりつやを測定した結果を図3に示す[1]。本みりんを使用した鰤の方が砂糖と清酒を使用した鰤よりも光沢度が高い。本みりんのてりつや付与効果には，主として本みりん中のグルコースやオリゴ糖といった糖類が関与する。

4.2 味の浸透性の向上

本みりんを使用することで食材への味の浸透性が向上することが知られている。アルコールが食材へ速やかに浸透し，食塩，糖類，アミノ酸，有機酸などの呈味成分もアルコールが存在すると食材への移行が速くなり調味が早く均一になる。アルコールを含有する本みりん以外の酒類調味料も同様の調理効果を有する。

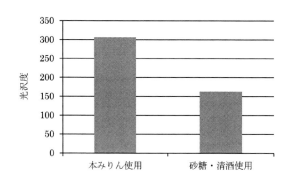

図3 鰤のてり焼きにおける本みりんと砂糖・清酒の光沢度（てりつや）比較

第5章　本みりん

4.3　消臭

本みりんはアルコールによる消臭効果とα-ジカルボニル化合物とアミン類との反応などによる消臭効果が主なものと考えられている[1]。

4.4　煮崩れ防止

本みりんによる食品の外観への調理効果として煮崩れ防止効果が挙げられる。これには主として本みりん中のアルコールと糖が関与している[8]。

本みりん15%溶液（アルコール2.1%含有）または煮切りみりん15%溶液にじゃがいもを浸漬し，30分間加熱した後の切断面を電子顕微鏡で観察した結果，本みりんに浸漬して加熱したじゃがいもは細胞壁が引き締まっており，溶解したデンプン粒を完全に包み込み，ほぼ元の形状を維持していた（図4(a)）。

一方で，煮切りみりんに浸漬して加熱したじゃがいもは，溶解したデンプンが細胞壁から溶出しており，一部煮崩れしているという外観の状態とよく相応していた（図4(b)）。

煮切りみりんとは，本みりんを加熱し，アルコール分を蒸発させ水で液量を元に戻したものを指す。本みりんおよび煮切りみりんの成分分析値を表2に示す。本みりんを煮切るとアルコール濃度が14.2%から0.3%まで低下しているが，その他の成分はほとんど変化していないことがわかる。

図5にじゃがいもを2.1%アルコール溶液および水に浸漬後，加熱調理した時のじゃがいもの

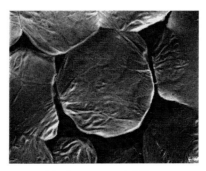
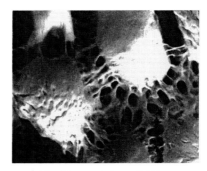

(a) 本みりん15%溶液　　　　(b) 煮切りみりん15%溶液

図4　浸漬，加熱調理後のジャガイモの切断面

表2　本みりんおよび煮切りみりんの分析値

	本みりん	煮切りみりん
pH	5.50	5.35
全糖（%）	46.7	46.7
アミノ態窒素（mg%）	23.1	22.4
全窒素（mg%）	50.0	48.6
アルコール（%）	14.2	0.3

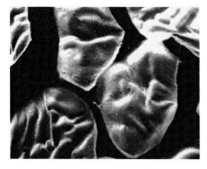 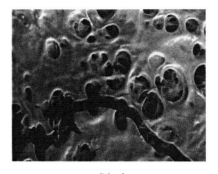

(a) 2.1%アルコール溶液　　　　　　　　(b) 水

図5　浸漬，加熱調理後のジャガイモの切断面

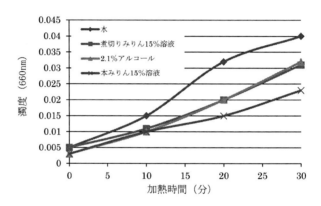

図6　沸騰後30分間加熱した時の各浸漬液の濁度の経時変化

切断面の電子顕微鏡写真を示す。外観上は前者には煮崩れが見られず，後者は一部煮崩れしていたが，2.1%アルコール溶液に浸漬したジャガイモは，溶解したデンプン粒を包み込み，ほぼ元の形状を維持していた（図5(a)）。一方，水に浸漬後，加熱調理したじゃがいもは，完全にデンプン粒および細胞壁が溶解し，形状を維持できない状態であった（図5(b)）。

また，加熱調理により素材が煮崩れると煮汁は濁る。そこで，じゃがいもを本みりん15%溶液，煮切りみりん15%溶液，2.1%アルコール溶液，または，水に浸漬して加熱した際の液の濁度（OD 660 nm）の経時変化を図6に示す。加熱初期に有意な差は認められないが，処理時間が長くなると差が顕著となってきた。各浸漬液の沸騰開始30分後の濁度を比較すると，本みりん15%溶液の濁度が最も低いことから，本みりんはアルコールと糖の両者の効果で可溶性成分の溶出を低く維持していることが示唆された。

4.5　エキス成分の溶出抑制

本みりんの調理効果として，エキス成分の溶出抑制効果がある。これには，主として本みりん中の糖とアルコールが関与すると考えられる[9]。

第5章 本みりん

表3 本みりん50％溶液, 煮切りみりん50％溶液, 7％アルコール溶液および水に豚肉を浸漬した時の浸漬液の分析値

		本みりん 50％溶液		煮切りみりん 50％溶液		アルコール 7％溶液		水	
アミノ態窒素	[mg%]	18.35*	(76)	19.75*	(82)	22.50	(93)	24.1	(100)
全窒素	[mg%]	97.0*	(79)	102.9*	(83)	109.7	(89)	123.4	(100)
濁度	[660 nm]	0.045	(43)	0.075	(71)	0.075	(71)	0.105	(100)
色度	[520 nm]	0.080	(70)	0.083	(72)	0.105	(91)	0.115	(100)

＊本みりん由来の成分値を差し引いた値
（ ）内の数値は，豚肉を水に浸漬した時の浸漬液の分析値を100とした時の相対値

　豚肉切片を本みりん50％溶液（アルコール7％含有），煮切りみりん50％溶液，7％アルコール溶液，または水に漬け込み，浸漬液中のエキス成分を測定した。エキス成分の指標は，全窒素，アミノ態窒素，濁度（OD 660 nm），および赤色（OD 530 nm）である（表3）。

　本みりん50％溶液に豚肉を浸漬した後の浸漬液の分析値は，煮切りみりん50％溶液に豚肉を浸漬した後の浸漬液の分析値よりも浸漬液中に溶出した分析値が低い。また，7％アルコール溶液に豚肉を浸漬した後の浸漬液の分析値は，水に豚肉を浸漬した後の浸漬液の分析値よりも浸漬液中に溶出した分析値が低い。このことから，浸漬液に含まれるアルコールがエキス成分の溶出を抑制していることがわかる。また，煮切りみりん50％溶液は水単独より浸漬液中に溶出した分析値が低く，可溶性成分の溶出が抑制されることがわかる。さらに，煮切りみりん50％溶液より本みりん50％溶液の方がその溶出抑制効果が高いことから，本みりんはアルコールと糖の両者の効果でアミノ態窒素および全窒素等の可溶性成分の溶出を低く維持していることが示唆された。

　本みりん5％溶液（アルコール0.7％含有），煮切りみりん5％溶液，0.7％アルコール溶液および水に豚肉を浸漬した後の浸漬液の分析値についても，本みりん50％溶液の系と同じ傾向を示していた。したがって，実際の調理に近い濃度でも本みりんの溶出効果が高いことが確認された。

4.6 その他の調理効果

　本みりんの新たな機能としてその抗酸化性が検証され，DPPHラジカル消去活性がみりん風調味料の3倍あり，その原因物質の一つは本みりんの糖化，熟成工程中に生成するフルクトースヒスチジンなどのアマドリ化合物であることが示されている[1]。みりん干しにおいても，みりん風調味料を使用した場合と比較して，本みりんを使用した方が酸化が抑えられている。同様に，煮魚などの惣菜，あるいは調理後長期間保存される冷凍食品において，本みりんの抗酸化性が効果を発揮することが期待できる。また，食材の酸化により発生する不快臭の抑制にも本みりんの抗酸化性が寄与するのではないかと考えられる。

5 本みりんの調理機能強化[10, 11]

食品の機能の中で最近注目されているものの一つに抗酸化性がある。本みりんの新たな調理機能としてこの抗酸化性に着目し検証されている[12]。

脂質を多く含む食品を加熱調理すると不快臭が一部生成し，調理品の風味劣化や品質低下をもたらす要因となる。特に不飽和脂肪酸の加熱分解により生成する一部の揮発性アルデヒドは不快臭の原因物質とされる。本みりんに含まれる有機酸はアミンなどの揮発性塩基物質と結合して不揮発化することが知られている。この有機酸により本みりんの抗酸化（脂質酸化抑制）効果を強化できるのか検証を行った[13]。

不快臭が生成する原因となる多価不飽和脂肪酸の代表としてリノール酸を選択した。6.8 mMの各有機酸溶液に100 mgのリノール酸を添加後，沸騰水浴中で1時間加熱した時のTBA価を調べた（図7）。有機酸の中でも特にクエン酸のTBA価が低く，リノール酸の酸化を抑制していることがわかった。

次に，魚肉や畜肉などから抽出した脂質を6.8 mMのクエン酸水溶液に添加後，沸騰水浴中で1時間加熱し，TBA価の測定を行った。

加熱後のTBA価は，魚肉ではさば，さんま，うなぎの順に，畜肉では鶏，豚，牛の順に脂質の酸化が進行していた。これらの食材に，クエン酸を添加，混合すると加熱処理時の酸化を抑制できることがわかった（図8，9）。

有機酸の中でもクエン酸の酸化抑制効果が高いことから，本みりんにクエン酸を高含有させることができれば，同様の調理機能を本みりんに付与することが可能となる。一般的な本みりんは黄麹菌（*Aspergillus oryzae*）と呼ばれる麹菌を使用して製麹した麹を使用するが，白麹菌（*Aspergillus kawachii*）と呼ばれる麹菌を使用して，麹由来のクエン酸による脂質酸化抑制機能を付与した「白麹本みりん」を開発した。

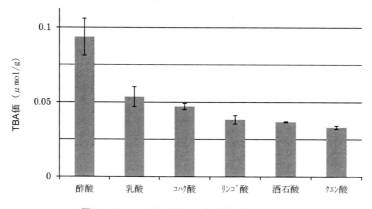

図7 リノール酸に対する各有機酸のTBA価

第5章　本みりん

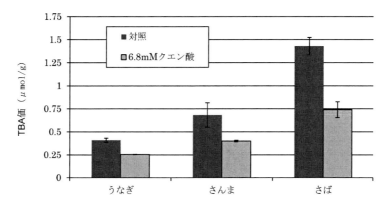

図8　クエン酸を添加後，加熱処理した場合の各魚肉のTBA価

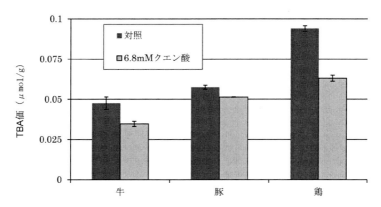

図9　クエン酸を添加後，加熱処理した場合の各畜肉のTBA価

文　　献

1) 河辺達也，醸協，**102**, 422（2007）
2) 髙倉裕，食品工業，**45**（9），54（2002）
3) 森田日出男，みりんの知識，幸書房（2003）
4) 河辺達也，森田日出男，醸協，**93**, 799（1998）
5) 髙倉裕ほか，日本醸造協会誌，**97**, 589（2002）
6) 髙倉裕ほか，日本醸造協会誌，**99**, 119（2004）
7) 河辺達也，森田日出男，醸協，**93**, 863（1998）
8) 髙倉裕ほか，日本調理科学会誌，**33**, 178（2000）
9) 髙倉裕ほか，日本調理科学会誌，**33**, 37（2000）
10) 髙倉裕，食品工業，**56**（7），48（2013）
11) 農文協編，地域食材大百科第13巻，農文協（2014）
12) 石崎俊行ほか，醸協，**98**, 861（2003）
13) 石田祐樹ほか，日本調理科学会大会研究発表要旨集，p.36（2009）

第6章　酢

土田雅士[*1]，西川　泰[*2]，上中居和男[*3]

1　はじめに

1.1　酢の歴史

　食酢の歴史は古く，紀元前5000年のバビロニアにおいて，ビーツ（ナツメヤシ），干しブドウの酒，ビールなどが使われたとされる記録が最も古いものとして残されている。我が国には4世紀末の応神天皇のころに中国大陸から食酢の製造技術が伝えられたと言われている。和泉の国（現在の大阪府堺市）にこの最初の食酢が伝わり，そこから全国に広がっていったものとされている。

　また食酢は調味料として使用されてきたばかりではなく，酢の薬効についても古くから利用されてきた。最近では黒酢における機能性などが着目され，健康食品として食される機会も増えてきている。近年，それらに対しての研究が進められ，一部解明されつつある。

1.2　食酢の製法

　食酢はエチルアルコールが酢酸に酸化されて造られる。つまり酒の原料となるものは何でも酢の原料として用いることができる。

　一般に日本の食酢においては，原料として穀類などのデンプン質や，果実などの糖質が用いられる。これが酵母菌の働きによりアルコール発酵でアルコールができる。次いでアルコールから酢酸菌の働きにより酢酸発酵で酢酸に変わる。このように食酢は2段階の発酵により製造される。

　現在の工業生産において，静置発酵法と通気発酵法の2つの方法が利用されている。静置発酵法は表面発酵法とも呼ばれ，古くから行われてきた方法で樽・桶・壺など様々な形態がある。酢酸菌が発酵液の液表面で増殖して菌膜を張りアルコールを酢酸に変える。

　通気発酵法は一種の速醸法であり，静置発酵法が液表面での酢酸発酵であるのに対して，発酵液全体で酢酸発酵を行っている。発酵タンクの下部より強制的に発酵液内に空気を送り込み，高速で撹拌することで，細かくなった気泡表面で発酵させることができる。この発酵方法は大量生産に向いており，24～36時間で酸度10～15％の高酸度酢が得られる。一般的に静置発酵で発酵

---

* 1　Masashi Tsuchida　タマノイ酢㈱　中央研究所
* 2　Yasushi Nishikawa　タマノイ酢㈱　中央研究所　チームリーダー
* 3　Kazuo Uenakai　タマノイ酢㈱　製造部　顧問

第 6 章　酢

した酢は独特で濃厚な風味を持ち，コクがある。一方，通気発酵で発酵した酢は爽やかな香りを醸すが，味覚は軽く淡白な感じである。

1.3　酢酸菌

　酢酸菌はアルコールを酸化して酢酸を作る菌群の総称である。グラム陰性，好気性であり，酸を生産することで他の微生物に対して排他的な環境を作り出している。酢酸菌はこうした他の微生物と比べて特徴的な性質を進化の過程で獲得してきたと考えられる。

　冒頭で述べたように食酢の製造は静置発酵法で古くから行われていたが，戦後になって通気発酵法が工業的に採用されてきた。元々酢酸菌と呼ばれるものは前者に関与する菌株であった。したがって通気発酵に適した菌株は，本来は静置発酵を行っていた菌株から変異してきた可能性が考えられる。静置発酵のもろみより分離した菌株は菌膜がこわれにくく液も濁らないが，通気発酵のもろみより分離した菌株の菌膜はこわれやすく液も濁る。静置発酵から分離した菌株をニトロソグアニジンで処理をすると，中から菌膜の壊れやすい，通気発酵タイプの菌株が分離されてくることがわかっている[1]。

　このように酢酸菌はその形質が比較的容易に変わりやすい。*Gluconacetobacter xylinus* のセルロース生成能の消失，酢酸発酵に必須の酢酸生成能や酢酸耐性能など多くの重要な形質が消失することなど，酢酸菌の「易変異性」は古くからよく知られている[2]。Azuma らは *Acetobacter pasteurianus* のゲノム中に 280 個のトランスポゾンや繰り返し配列が多く存在していることを明らかにした。こうした易変異性により酢酸菌ゲノムは不安定な状態になるが，自然界においては，こうした性質によって酵母や乳酸菌など多くの生物が住む花や果物といった競合的な環境下においても容易に適応進化してきたと見なすことができる[3]。

1.4　表示

　食酢の品質に関する表示については，食酢の品質表示基準に定められている[4]。食酢とは醸造酢および合成酢をいい，醸造酢は「穀類，果実，野菜，その他の農産物（さとうきび等）若しくははちみつを原料としたもろみ又はこれにアルコール若しくは砂糖類を加えたものを酢酸発酵させた液体調味料であって，かつ，氷酢酸又は酢酸を使用していないもの」と定義されている。さらに醸造酢は使用する原料により穀物酢，米酢，米黒酢，りんご酢，ぶどう酢などに分けられる。

　一方で合成酢は「氷酢酸又は酢酸の希釈液に，砂糖類，酸味料，調味料（アミノ酸等），食塩等を加えたもの又はこれらに醸造酢を混合したもの」と定義されている。

　最近，健康食品として話題の「もろみ酢」は食酢ではない。泡盛（沖縄焼酎）のもろみ由来で，酢酸発酵は経ておらず，主成分はクエン酸である。

2 食酢の調理効果

　食酢は，調理だけでなく抗菌作用等のさまざまな調理機能を持ち，幅広く利用されている。食酢は酸味を与え，料理の味を整えたり脂っこさを抑えたりするほか，野菜の色を鮮やかにする，褐変を防止する（pH低下作用），魚の生臭さを消す（中和作用），などの効果もある[5]。

2.1　呈味作用

　食酢は単に食品に酸味を与えるだけではなく，味を整える作用がある。口羽ら[6]によれば「0.2～2％範囲の食塩濃度では少量の食酢添加が塩味を強められると考えられ，減塩調理では効果的な調理方法と思われる。」としている。昔から「塩梅」という言葉があるように塩と酢の相互関係によって味のバランスが決まる。塩味が弱い，いわゆる「味がぼける」ことを食酢の酸味がカバーしてくれる。食酢の酸味を利用することで，食味を犠牲にすることなく減塩することができるのである。

2.2　静菌・殺菌作用

　食酢の持つ抗菌作用（静菌・殺菌）の本体は酢酸で，他の有機酸に比べて非常に強く[7]，魚の酢洗い，酢漬け，酢の物，すし飯など，古くから日持向上や食品保存に利用されてきた。最近では病原性大腸菌O-157を始めとして，各種食中毒に対する静菌・殺菌作用が研究されている[8]。

2.3　pH低下作用

　食酢の主成分である酢酸は有機酸の一種であるため，食酢にも食品のpHを低下させる作用がある。野菜を酢に漬けることでレンコンやカリフラワーなどは褐変を抑えられ，紫キャベツなどのアントシアニン系の色素は鮮やかに色濃くなる。また食酢の低いpHは肉のタンパク質を変性させる。それを利用したのが，マリネや酢締めである。

2.4　中和作用

　海魚肉には，トリメチルアミン・オキサイドという物質が含まれている。この物質が鮮度の低下によってトリメチルアミンという物質に変化し，不快な臭いを生じる。寺崎[9]は食酢によってトリメチルアミンが10分の1まで減少することを確認し，食酢にアミン類の防臭，抑臭効果があることを示した。

2.5　溶解作用

　食酢には，カルシウム塩を溶解する作用がある。食酢を魚の浸漬に用いることで魚骨から無機物質が溶出されやすくなり，カルシウムの摂取量を増大させる効果がある。また，鉄鍋を用いた調理に使うと，鉄は二価の鉄として溶出してくるので，栄養的効果も期待できる。

3 食酢の機能

　食酢は酢酸を主成分にした調味料であり，古くから調理に利用されてきた。また伝承的に酢は，肩こり，便秘，疲労回復，高血圧症，糖尿病，動脈硬化症などに効果があると言われ，古くから食酢の効力に着目し利用され，現在まで経験的に受け継がれてきた私たちの健康づくりに大切な食品の一つである。近年，食酢の機能性についての研究が進み，体調調節効果の裏付けがなされつつある。

　1990年までの食酢に関する研究では，消化液の分泌促進効果，疲労回復効果，糖尿病・肥満防止効果，血圧上昇防止効果，老化防止効果，血中アルコール濃度上昇遅延効果などが報告されている[10]。そして，生活習慣病に対する関心が高まる中，このような機能を持った食酢が健康食品として広く一般に認められるようになった。最近では，現実的な食酢（酢酸）摂取量や濃度での胃粘膜保護効果[11]，血糖値上昇抑制効果[11]，血圧上昇抑制効果[12,13]，血中コレステロール低下効果[14,15]，ミネラル吸収促進効果[16]，疲労回復作用[17]等が報告されている。

　これらの報告は，食酢の主成分である酢酸が健康機能に寄与していると想定して，その科学的根拠が証明されている。食酢は胃の内容物の滞留時間を延長させる働きがあり，食事中に食酢を摂取することにより，食後の急激な血糖値上昇を抑制する働きがあることが報告されている[11]。血圧上昇抑制効果は，食酢を適量摂取した軽度，中等度高血圧者の血圧が低下した，というもので，正常血圧者の血圧が低下することではない。よって，軽度，中等度高血圧者の血圧が正常値に近づいたと言え，また安全性の確認も併せて行われている[12,13]。食酢のコレステロール抑制（脂質代謝改善）作用について，血中総コレステロール値が少し高めの人が食酢を摂取すると，コレステロールの低下が見られたことが報告されている。その際，体重，BMI，内臓脂肪，腹囲および血中中性脂肪についても有意に低下したと報告されている[14,15]。骨粗鬆症モデルラットを用いて，食酢の摂取によるカルシウムの吸収率を測定したところ，食酢の添加量が多いほど，カルシウムの吸収率，骨中のカルシウム含有量が高いことが確認されたと報告されている[16]。また，グリコーゲンを消費させた状態から，ラットに糖単独，糖と酢酸を与えたところ，糖と酢酸を摂取したほうがグリコーゲンの回復率が高くなり，疲労回復につながると報告されている[17]。

　古くから健康を維持する優れた調味料として使用されてきた食酢は，料理をおいしくするだけでなく，体験的に体調を良くする効用があると伝承されている。食酢の健康機能は食酢の主成分である酢酸が，その機能性の主を担っていることは当然と言える。しかし，食酢には様々な原料が用いられており，事実，それらの食酢の味は明らかに違っている。調理や調味に際して，当然のごとく効果は違うことが認識できる。健康に対しての機能についても，酢酸以外の微量物質にも着目する必要度は極めて高いと考えられる。

　醸造食品は，各種化合物が多数含まれることによって1つの食品となっているため，単一物質としての評価と多種化合物の協同作用による評価の両面からアプローチが必要となる。そのアプローチの端緒として，酢酸の影響を除いた食酢成分を用いた機能評価も重要である。酢酸の影響

を除いた減圧濃縮黒酢を高血圧自然発症ラットに摂取した結果，1ヶ月間毎日摂取し続けると高血圧自然発症ラットの血圧上昇は有意に抑えられ，濃度依存性もみられた[18]。この結果から，酢酸以外の黒酢成分を継続摂取しても高血圧症を予防できることが考えられ，相乗効果が期待できる素材である可能性が考えられる。

3.1 黒酢

食酢の中でも，特に健康に良いと脚光を浴びているのが「黒酢」である。精米していない玄米を原料とする黒酢は，他の食酢に比べてアミノ酸含量が多いほか，玄米に含まれる米ぬか由来の成分が多く[19]，これらの成分が健康に良いとされている。黒酢の認知度上昇に伴って研究も盛んになり黒酢の機能についての新しい知見が報告されている[10,20]。

黒酢は2004年7月，明確な定義づけがなされた。農林水産省は黒酢の品質表示基準を定め，食酢の中に「米黒酢」と「大麦黒酢」の2項目を新たに加えた。その中で，黒酢は穀物酢のうち，原材料として米（玄米のぬか層の全部を取り除いて精白したものを除く）またはこれに小麦または大麦を加えたもののみを使用したもので，米の使用量が穀物酢1Lにつき180g以上であって，かつ，発酵および熟成によって褐色または黒褐色に着色したものをいう，と定義づけられた[21]。

黒酢には血流改善作用を持つ物質が含まれ，その精製と構造解析が行われ，白血球の流動性を上げる物質を単離，精製しヒスタミンと同定されている[22]。また，黒酢にはラジカル消去活性を持つ物質が含まれており，高い抗酸化作用を有している[23]。各種酢の抗酸化活性をDPPH (1,1-diphenyl-2-picrylhydrazyl) ラジカル消去系およびリノール酸自動酸化系において評価したところ，黒酢の酢酸エチル抽出物は米酢や穀物酢，リンゴ酢など他の酢の抽出物よりも高い抗酸化作用を示した。これらは原料の玄米由来の成分が大きく関与しているものと思われる。フェルラ酸やp-クマル酸といった玄米にも含まれるフェノール性化合物も，黒酢には他の食酢に比べて多く含まれ，またこれらの成分が発酵過程でさまざまな形に変化して，より複雑な成分が含まれている可能性がある[24]。黒酢の酢酸エチル抽出物は，マウス皮膚において，ホルボールエステル誘発性の炎症反応（浮腫形成，白血球浸潤）を抑制し，さらに過酸化水素，脂質過酸化レベルを低減する効果も見られ，生体内抗酸化作用を示すことも明らかとなった。さらに，マウス皮膚発がん2段階実験においても，腫瘍発生数を有意に減少させた。このような結果より，黒酢の抗酸化作用からがん予防効果への可能性が考えられるようになった。

黒酢エキス飲用により，ラットの大腸がん前駆病変の発生が抑制されることが報告されている[25]。雄性F344ラットに発がん物質AOM（azoxymethane）を皮下注射すると，大腸がん前駆病変と考えられているACF（aberrant crypt foci）が誘発される。黒酢エキスをAOM投与開始の1週間前より，0％，0.05％，0.1％，0.2％の濃度で飲料水に混ぜて4週間投与したところ，黒酢エキス投与群でACF発生個数が有意に減少した。

黒酢エキスのヒトがん細胞株に対する増殖抑制効果についても報告されている[26]。大腸がん細胞株Caco-2，乳がん細胞株MCF-7，肺がん細胞株A549，膀胱がん細胞株5637，および前立腺

第6章　酢

がん細胞株 LNCaP を，黒酢エキスを添加した培養液で培養した。それぞれ，黒酢エキスを含まない培養液で培養したコントロール群に比した細胞増殖率を alamar blue assay により求めた。その結果，全ての細胞株において，黒酢エキス添加によって増殖が抑制された。その作用機構を大腸がん細胞を用いて調べたところ，黒酢エキスによる増殖抑制作用にはアポトーシス誘導の関与が示唆された。また，潰瘍性大腸炎は大腸発がんハイリスクグループとして知られている。そこで，DSS（dextran sulfate sodium）誘発マウス潰瘍・大腸炎モデルを用いて検証したところ，黒酢エキス飲用により，潰瘍・大腸炎が抑制された[27]。

さらに黒酢エキス飲用により，AOM 誘発ラット大腸発がんモデルを用いて，大腸がん予防に有効である可能性を示唆する結果が報告されている[28]。ラットに発がん物質を投与した後，黒酢エキスを 35 週間（約 8 ヶ月）飲ませた。水を飲ませていたラットでは，20 匹中 16 匹に大腸がんが発生したが，0.1％黒酢エキスを飲ませていたラットでは，大腸がん発生は 20 匹中 7 匹と，発生率が 80％から 35％へと半分以下に抑制された。また，水を飲ませていたラット大腸には平均して 1.45 個の大腸がんが発生したが，0.1％黒酢エキスを飲ませていたラットでは平均 0.45 個と，大腸がんの発生個数が約 1/3 まで抑制された。長期間続けて飲むことで発がん予防効果が実証されたことから，毎日黒酢をとり続けることでがんになるリスクを減らすことが期待される。

これらの研究成果から，黒酢エキスのがん予防メカニズムには，がんの発生過程の様々な段階における抑制効果（発がん物質の解毒，活性酸素の消去，炎症改善，がん細胞増殖抑制，アポトーシス誘導）が関与していると報告している。他には，免疫調節機能[29]等が報告されている。

3.2 りんご酢

りんご酢は原料そのものの香りと味に特徴がみられる。その芳香は上品で爽快，その中に含まれる有機酸のため調味がやわらげられ，洋風調味料としてのマヨネーズ，ドレッシング，ソースなどの原料として最適である。

りんご酢には他の食酢と比較するとカリウムや食物繊維が豊富に含まれている[30]。カリウムを適切に摂取することで，体内の余分なナトリウムを排泄する，心機能を正常に保つ筋肉の収縮を助けるなどの機能が期待できる。

ただりんご酢の摂取により糖尿病を現す原因物質が改善したとラットの実験で示されているが[31]，りんご酢中のどの成分が作用しているかまでは示されていない。一方でりんご酢中には，抗腫瘍作用を有する多糖類が含まれていることも明らかになり[32]，今後もその作用機序および由来等が明らかにされていくことが期待される。

3.3 ぶどう酢

ぶどう酢の原料にはブドウ果汁以外に酸敗ブドウ酒なども用いられる。抗酸化作用を示すと言われているフラボノイドやアントシアニンは，ブドウ果汁から移行する。各種のポリフェノールはブドウの固形分より徐々に溶け出してくるので，ブドウ果汁との接触時間が長いほど溶出量が

多くなる[30]。

　バルサミコ酢はブドウの濃縮果汁を原料とした果実酢の一種で，長期にわたる樽熟成が特徴である。甘酸っぱい風味を持ち，酸味付けのソースとして世界中で使われている。伝統的なバルサミコ酢はブドウ果汁を熱濃縮し，アルコール発酵，酢酸発酵を経て，最終的に異なる熟成度合いの酢が木樽から木樽へ移動し，それぞれ混ざりながら長期的に熟成が行われる。水分は木樽の全面を通して蒸発していくため，結果として酢の溶質濃度が増加していく[33]。伝統的なバルサミコ酢の場合，主な特徴的構成成分はこのような製造過程で得られる高分子化合物であり，上記したような機能性成分による効果が期待できる。

3.4　豆酢

　GABA は主に脳や脊髄で「抑制性の神経伝達物質」として働いており，経口摂取することにより自立神経系に作用し，リラックスをもたらしたりする可能性が示唆されている[34]。

　小畑らは，インゲン類および豆類を用いて常温の温和な条件下でグルタミン酸から GABA を高濃度で生成させ，熟成を経て GABA に富む金時豆酢を製造した。このような機能性物質を含んだ新しい食酢の開発は各地で取り組まれている[35]。

3.5　柿酢

　柿にはポリフェノールやカロテノイド，ビタミン C，ビタミン E 等抗酸化物質が含まれるため，柿から製造される柿酢においても飲用することで血中抗酸化能を上昇させ，酸化ストレスレベルを低減することが期待できる[36]。

　果実に多く含まれるクエン酸はエネルギー生産等に関わる TCA 回路の中で働く有機酸の一つであり，この回路を円滑に行わせるのに重要な働きを担っており，さらに体内でのカルシウムの吸収促進効果がある。しかしながら酢酸菌が酢酸を生産する際に働くアルコールデヒドロゲナーゼは pH が 3 付近に低下するのに伴い，急激に相対活性が低下することが知られている。山下らは酢酸発酵へのクエン酸の影響を調べ，クエン酸が含まれていても酢酸発酵が阻害されずに進行する方法を確立した[37]。

3.6　きび酢

　きび酢は主に奄美大島においてサトウキビを原料として醸造される，甘さと酸っぱさの混じり合った特徴ある食酢である。カラムクロマトグラフィーによりきび酢から溶出した画分成分は，高いフリーラジカル消去活性が認められ，ヒト白血病細胞株の増殖を顕著に抑制することが示されている。このヒト白血病細胞株の増殖抑制は形態学的および細胞生理学的観察により，きび酢成分によってアポトーシスが誘導されているのではないかと考えられている。またこれはサトウキビジュースからの成分においても認められることから，サトウキビに含まれるこの抗酸化活性成分（ポリフェノール類と想定されている）は，発酵過程でさらに別の物質に変換されるものの，

第 6 章　酢

きび酢においても効果を維持すると考えられる。従って，今後もサトウキビを原料とする新しい機能性食品への応用が期待される[38]。

3.7　紅酢

甘藷は，澱粉や糖質，食物繊維が豊富で，ビタミン類（β-カロテン，ビタミン B_1, B_2, C, E など），ミネラル（カリウム，マグネシウム，亜鉛など）などの栄養素やポリフェノールなどの機能性成分なども多く含んでいる。さらに甘藷に含まれるアントシアニン（AN 色素）はフェノール性水酸基を複数持つため抗酸化能を示す。さらに紫甘藷ではアシル化された AN を持っているため，アシル基のフェノール性水酸基による抗酸化能も加わることになる。福井らは，濃縮色素エキスを用いることにより紫甘藷から AN の色調を活かした赤色の食酢（紅酢）を醸造する取り組みを行った。これにより醸造酢としての機能性に加え，原料紫甘藷由来のアシル化 AN の含量が高い食酢を製造した。さらにこのアシル化 AN が醸造中（発酵中あるいは貯蔵中）に加水分解を受けて生成した新規な醸造成分が認められ，他の有効成分とともに総合的に健康維持に寄与すると期待される[39]。

3.8　スイカ酢

ウリ科植物，特にスイカに多く含まれるシトルリンはアミノ酸の一種で，尿素回路を構成する化合物の一つであり，その他にも血管拡張による血圧降下，血流改善および抗動脈硬化作用が知られる。西尾は，シトルリンに注目して，スイカを原料として高収率にシトルリンが残存するスイカ酢の醸造開発を行った。使用する酵母をワイン酵母等の実用酵母に変え，シトルリン取り込み能がないアミノ酸要求性酵母を用いることにより多くのシトルリンが残存したスイカ酢を開発した[40]。

4　おわりに

食酢は酸っぱい味をつけ，食べ物を美味しくする調味効果だけでなく，殺菌作用や抗菌作用を活かして食品の保存や日持ち向上に利用されてきた。この食酢の調理機能は主成分である酢酸による。一方で食酢は体験的に体の調子を良くする効用，健康機能があるとされてきた。食酢などの醸造食品中には原料由来の成分や，醸造途中に生成する成分など多くの化合物が存在する。近年，食酢の主成分である酢酸の健康機能についての研究を始め，酢酸以外の成分についての健康機能とのかかわりについても研究が進み，科学的に明らかにされてきた。そしてこれらの成果を活かすように，お酢を飲料として摂取できるような技術の開発が進み，健康飲料としての用途が大きく育っている。

食酢の原料とアルコール発酵酵母，酢酸菌のかかわりについての研究が進めば，目的の成分をより多く含んだ食酢や，特定の機能を持つ成分を含んだ食酢を生み出すのも可能になるであろ

う。そうなれば食酢のジャンルもますます広がることが期待できる。

文　　献

1) 原田篤也ほか，醗酵工學雜誌，**49** (10), 836 (1971)
2) 松下一信，生物工学会誌，**90** (6), 340 (2012)
3) Y. Azuma et al., Nucleic Acids Res., **37**, 5768 (2009)
4) 食酢品質表示基準，平成23年8月31日 消費者庁告示第8号
5) 菅野幸一，調理学，**25**, 341 (1992)
6) 口羽章子，栄養学雑誌，**38** (2), 129 (1980)
7) 山本泰ほか，日本食品工業学会誌，**31**, 525 (1984)
8) 円谷悦造，食品工業，**41**, 25 (1998)
9) 寺崎敬子，市邨学園短期大学自然科学研究会々誌，**10** (1), 9 (1976)
10) 柳田藤治，日本醸造協会誌，**85**, 134 (1990)
11) 多山賢二，日本醸造協会誌，**97**, 693 (2002)
12) 梶本修身ほか，健康・栄養食品研究，**4** (4), 47 (2001)
13) 梶本修身ほか，健康・栄養食品研究，**6** (1), 51 (2003)
14) 伏見宗士ほか，健康・栄養食品研究，**8** (1), 13 (2005)
15) T. Kondo et al., Biosci. Biotechnol. Biochem., **73**, 1837 (2009)
16) 多山賢二ほか，ジャパンフードサイエンス，**38**, 69 (1999)
17) C. Nakano et al., Scand. J. Med. Sci. Sports, **11**, 33 (2001)
18) 西川泰ほか，日本食品科学工学会誌，**48**, 73 (2001)
19) 都築和香子ほか，日本食品工業学会誌，**39**, 188 (1992)
20) 柳田藤治，食品工業，**44**, 51 (2001)
21) 食酢品質表示基準，平成16年10月7日 農林水産省告示第1821号
22) 山岸賢治ほか，日本食品科学工学会誌，**45**, 545 (1998)
23) S. Nishidai et al., Biosci. Biotechnol. Biochem., **64**, 1909 (2000)
24) Y. Shimoji et al., J. Agric. Food Chem., **50**, 6501 (2002)
25) Y. Shimoji et al., J. Exp. Clin. Cancer Res., **22**, 591 (2003)
26) K. Nanda et al., J. Exp. Clin. Cancer Res., **23**, 69 (2004)
27) 下地由美ほか，第61回日本癌学会総会記事，**61**, 487 (2002)
28) Y. Shimoji et al., Nutr. Cancer, **49**, 170 (2004)
29) 大倉健一ほか，日本食品科学工学会誌，**48**, 14 (2001)
30) 日本醸造協会，醸造物の成分，p.509 (1999)
31) F. Shishehbor et al., Pak. J. Biol. Sci., **1**, 2634 (2008)
32) 阿部馨，松江一，工業技術連絡会議東北・北海道地方部会研究論文集，第12号，174 (2000)
33) P. Giudici et al., Adv. Food Nutr. Res., **58**, 137 (2009)

第6章 酢

34) 藤林真美ほか，日本栄養・食糧学会誌，**61**(3), 129 (2008)
35) 小畑寿榮ほか，第7回日本栄養改善学会北海道支部学術総会
36) 牟礼佳苗ほか，日本衛生学雑誌，**62**, 32 (2007)
37) 山下浩一ほか，奈良県工業技術センター研究報告，No.29, 17 (2003)
38) 三村靖男，食の科学，**324**, 22 (2005)
39) 福井敬一ほか，日本食品科学工学会誌，**62**(2), 69 (2015)
40) 西尾昭，鳥取県産業技術センター研究報告，No.14, 21 (2011)

第7章 清 酒

秦 洋二*

1 はじめに

「酒百薬之長，嘉會之好」（訳：酒は百薬の長，目出度い会合で嗜（たしな）む良きものである）。これは，今から2000年前の中国の王莽が，六管の詔とし発令したもので，漢書24巻にその記述が残っている。また英語の諺にも「Good wine makes good blood」とあるように，お酒とは「酔って気持ちが良くなること」以外に，様々な薬理・薬効があると信じられてきた。近年の医学的調査から，「適量のお酒を飲んでいる人の死亡率が，全く飲まない人，また大量に飲む人に比べて最も低い」という具体的な実証データが相次いで発表されている。これには人種や性別，地域条件に関係なく普遍的な現象である。どうやら「酒は百薬の長」とは誠に確からしいことがわかってきた。ただし，千利休の言葉で「一杯は人，酒を飲み，二杯は酒，酒を飲み，三杯は酒，人を飲む」と言われるように，過度の飲酒はかえって多くの傷害を引き起こすことも良く知られている。このようにお酒は上手く付き合っていけば「薬」になるものの，飲み方を誤れば「毒」にもなる飲み物である。

一方，近年の分析科学技術の発展とともに，清酒やその副産物の機能性に直接関与する物質が同定されたり，その効果の生じるメカニズムが証明されたりするなど，醸造産物の機能性研究は確実に進歩を遂げている。このような研究を通じて「なぜお酒は百薬の長なのか？」の解答がおぼろげながら見えてきた。それは発酵・醸造過程である。例えば清酒醸造では，日本人の主食である米を原料として，麹菌と酵母という2種類の微生物の代謝を経ることにより，多種多様な物質が生産される。コメの蛋白質やデンプンは，麹菌の酵素によってペプチド，アミノ酸，糖質に分解され，さらに麹菌や酵母の代謝活動でアルコール・有機酸・2次代謝産物と様々な物質に変換される。清酒やその副産物の機能性は，これらの醸造微生物の代謝活動で生産される物質に起因するものが殆どである。すなわち，原料である「お米」にはない機能性物質が，その発酵産物である「お酒」に含まれることにより，「お米は百薬の長」ではなく「お酒は百薬の長」となったと考えられる。ここでは，清酒およびその副産物に関する研究報告を概説する。

＊ Yoji Hata 月桂冠㈱ 総合研究所 常務取締役 製造副本部長／総合研究所長

第7章 清　酒

2　醸造食品の機能性

人類は，様々な手段を用いて自然の食材を「食品」として加工する技術を手に入れてきたが，中でも微生物を使って食品を加工する「醸造技術」は，非常に巧妙な加工方法である。微生物の持つ様々な機能を利用して，過熱や物理的加工では得られない新しい食品機能を生み出すことができている。例えば穀類を醸造すると，原料中に含まれるデンプンや蛋白質といった高分子成分が，グルコースやアミノ酸などの低分子にまで分解され，これらの栄養成分がより吸収されやすい食品へと変換される。いわゆる食品の一次機能の向上である。また味噌や醤油のように醸造過程を経ることにより独特の風味・香味が得られ，調味料として食品を「美味しくする」ことに貢献することもできる。清酒やワインのような酒類においては，糖分がアルコールに変換されることにより，人類の快感の一つである「酔い」を与える食品となる。したがって醸造技術は，食品の二次機能をも大きく向上させることができる。たとえば納豆を例に取ると，大豆を納豆菌によって発酵させることにより大豆蛋白の消化性が向上するばかりでなく，納豆独特の物性・風味が嗜好特性に働きかけて，より美味しく摂取できるようになる。このように，醸造技術は食品の一次機能と二次機能の両方を同時に向上させる素晴らしい技術である（図1）。そしてこれらの醸造技術は，長年の試行錯誤のもと完成された伝統技術であり，いわば先人たちの長年の努力が結晶した貴重な技術遺産とも言える。

一方，近年の機能性研究から，醸造食品の三次機能についても着目されるようになってきた。醸造食品の三次機能を向上させる機能性成分の特徴は，原料成分の分解物であったり，微生物の代謝産物であったり，いずれも醸造工程の微生物の働きで生み出される成分であることである。つまり，原材料に発酵というプロセスを加えることにより機能性成分が増強されたり，新たな機能性成分が付与されたりするわけである。以上のように，醸造技術は食品の三次機能をも向上さ

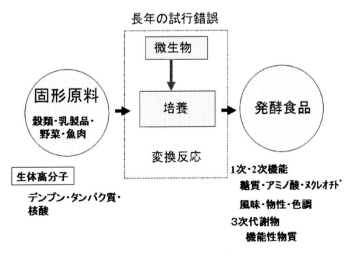

図1　醸造食品の機能性

せることが分かってきた[1]。

　醸造食品の機能性の特徴の一つに，長い食経験に裏付けられた安全性が挙げられる。醸造技術とは，微生物学といった科学的アプローチが開発されるはるか以前より，試行錯誤によって積み上げられ，完成した微生物培養技術である。生産量が低いもの，美味しくないものがこれらの過程で淘汰されてきたと同様に，人体に悪影響を及ぼすものも自然に排除されてきたと考えられる。たとえば清酒や醤油で使用される麹菌について，同属の *Aspergillus* ではアフラトキシンのようなカビ毒を生産するものがあるが，これらの菌株は全く生産しない。そして近年のゲノム研究から麹菌には，アフラトキシンを生産する遺伝子群が大きく欠損しており，突然変異などによって生産性を獲得する可能性がほとんどないことが証明されている[2]。そもそも，日本人は清酒や醤油を1000年以上もこよなく摂取し続けているが，いまだに重篤な毒性が報告された例はない。

3　清酒の機能性研究

　日本生物工学会の研究部会の一つであるスローフード微生物工学研究部会（部会長：秦　洋二）において，各種の醸造食品の機能性について，原著論文・特許・学会発表などを基準にリストを作成し，関連研究者に広く公開することが行われている[3]。醸造食品の機能性については，「毎日のお酒が長生きの秘訣」のような伝承的なものから，動物実験やヒトモニター試験で生理活性が科学的に実証されたものまで様々である。清酒の機能性データベースでは，原則として1990年以降の公開特許，総説，原著論文，学会発表をもとに作成されている。

　素材別に見ると酒粕に関する研究が最も多い（図2）。機能性食品への発展を考えると，酒粕の方が魅力ある素材と考えられているのであろう。また米麹，酵母，乳酸菌といった醸造微生物の機能性に関する研究も増加している。

　一方，関与成分が同定されていない報告は全体の2割程度で，その他は推定を含めて関与成分を具体的に例示している。主な関与成分は，米蛋白質やその分解物，米デンプンの分解物などであり，原料成分が酵母や麹菌の働きにより，機能性物質に変換されたことを示している。ただし，それ以外に酵母の発酵産物や麹菌の2次代謝産物から，酵母や麹菌の代謝産物と原料由来の成分が，発酵終了後に化学的結合して生成されるものまで，多種類の機能性成分の報告がなされている。これは清酒醸造から生み出される機能性の幅の広さを表しており，今後の機能解明が進むとともにさらに新しい機能性物質の発見が期待できる。また甘酒のように既に食品として常用されているものにも，有用な機能性が見出されており，甘酒が機能性食品として新たに注目されるきっかけとなっている。甘酒は，酒粕・米麹・酵母などの機能性素材の混合物であり，これらの機能性の相乗効果が期待されているのかもしれない。

　また機能性の証明方法について，図3に示す。1990年初期の機能性研究は，試験管モデルにおける *in vitro* 試験が主体であったが，2000年からはヒトの培養細胞やマウスやラットを用い

第7章 清 酒

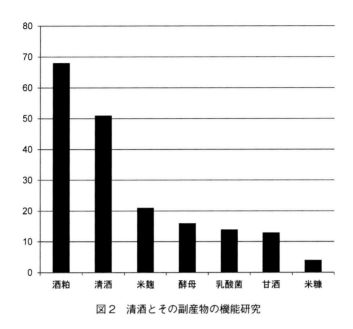

図2 清酒とその副産物の機能研究

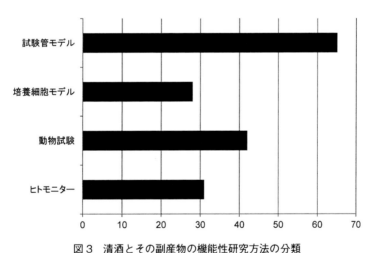

図3 清酒とその副産物の機能性研究方法の分類

た in vivo 試験による実証実験が多く見られるようになっている。さらに最近ではヒトモニター試験による証明なども，実施されている。このようにデータベースで見る限り，清酒の機能性研究は確実にその精度を向上させており，人体での具体的な効果・効能が実証されつつある。機能性食品としての清酒の欠点は，アルコール飲料であるがゆえ，大量摂取が困難であり，未成年・妊婦などへの摂取が制限されることである。もし清酒の機能性関与物質が同定され，その成分だけを酒粕などの清酒以外の食品で摂取できるとすれば，誰でも，いつでも，安心して摂取できる機能性食品に生まれ変わると考えられる。

4　酒粕ペプチド

このような清酒の機能性研究から，実際に機能性食品素材が開発されている。まず血圧上昇を抑制する機能性食品として，酒粕を分解したペプチドを利用した例を紹介する。アンギオテンシン変換酵素（ACE）は，血圧上昇を制御するキーエンザイムであり，血圧制御を車の運転に例えるならば，アクセルとしての機能を持つ。したがって，このACEの活性を阻害することにより，血圧の過剰な上昇を防止することができる。ACE阻害活性は，イワシやカツオなどの魚類蛋白や乳性蛋白の分解物であるペプチドに効果が認められ，既に特定保健用食品として利用されているものもある。斉藤らは，酒粕およびその分解物にACE阻害活性があることを見出し，9種類の関与成分を単離し，その配列を同定した。さらに，高血圧自然発症ラット（SHR）に対して，これらのペプチドを投与したところ4～6時間後に，有意な血圧降下が認められ，血圧上昇を抑制する効果が実証された[4,5]。

次にこれらのペプチドの配列をDDBJのデータベースにて検索したところ，グルテリンやプロラミンなど米蛋白に一致する配列を見出した。すなわち，清酒の原料米の蛋白質が，麹菌や酵母の代謝活動によって，機能性ペプチドとして分解生成されたものと考えられた。

そこでこの酒粕由来のペプチドの食品素材における応用性を検討するため，酒粕をプロテアーゼ分解し，溶液を乾燥させたペプチド粉末を調製した。このペプチド粉末を用いてヒトにおける有効性の確認を行った[6]。

摂取開始4週間で収縮期血圧，拡張期血圧ともに有意に低下し，拡張期血圧は，摂取終了1週間後にも血圧低下の効果が持続した（表1）。この結果，被験者の収縮期，拡張期血圧の平均値は，いずれも正常値とされる90～139 mmHgあるいは＜90 mmHgの範囲内にまで下がることが明らかになった。酒粕分解ペプチドは植物性食品で臭いが少なく，またアミノ酸など発酵成分が豊富であるため呈味性がよく，ペプチド特有の苦味をマスクできる特徴を示す。酒粕ペプチドは，血圧上昇抑制という三次機能だけでなく，よりおいしく摂取できる二次機能も併せ持つ機能性素材と考えられる。

表1　酒粕ペプチドのヒトモニター試験

週間	摂取前 0	摂取中 1	摂取中 2	摂取中 3	摂取中 4	摂取終了 5	摂取終了 6
収縮期血圧（mmHg）	144.6	143.2	140.4	139.6	137.6*	139.2	138.8
拡張期血圧（mmHg）	90.5	90.6	89.0	89.4	85.8*	85.7*	88.7

n＝7名，摂取量は2,000 mg/日，*$p<0.05$

第7章 清 酒

5 フェリクリシン

　フェリクリシンを代表とするフェリクローム類は，清酒中の着色原因物質として1967年蓼沼らによって同定されている[7]。フェリクリシンは，3分子のアセチル化されたヒドロキシオルニチン，2分子のセリン，1分子のグリシンが環状に結合したヘキサペプチドである（図4）。3価の鉄イオンに対して，非常に特異的かつ強力に結合する。

　本来清酒醸造にとっては，好ましくない物質であるフェリクリシンであるが，鉄イオンを強力にキレートする特性について清酒以外の食品への利用を検討した。まず，このフェリクリシンの生合成に関わる遺伝子を網羅的に単離し，フェリクリシンを大量に生産させる変異株を取得した。この変異株により得られた高純度のフェリクリシンを用いて，貧血改善効果の実証実験を行った（図5）。鉄欠乏飼料で4週間飼育したラットに対して，無機鉄・ヘム鉄・フェリクリシンの3種類を投与し，各種貧血改善指標を測定した。フェリクリシンは，ヘム鉄に比べて血清鉄が有意に回復し，肝臓の貯蔵鉄の回復まで認められた。このように，フェリクリシンは鉄イオンを安定にキレートする有機錯体として，高い貧血改善効果を有することが明らかとなった[8]。

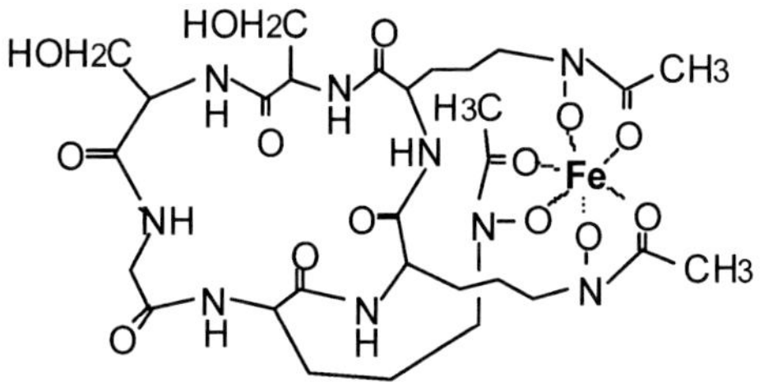

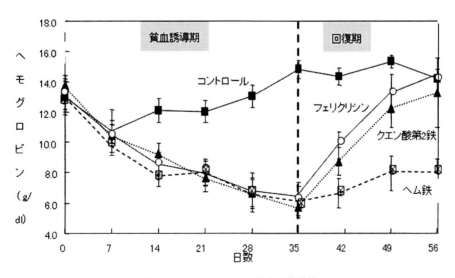

図4　フェリクリシンの構造

図5　フェリクリシンの貧血改善効果

6　最後に

　清酒中に含まれる成分は700種類以上とも言われている。これら成分の単独の機能，さらに組み合わせの作用などを考えると，「酒は百薬の長」を証明するには，現状の研究結果だけではまだまだ不十分である。その鍵を握るのが機能性の評価方法の開発と考える。従来のように，試験管モデル実験から動物 in vivo テスト，最終にはヒト試験に移行する方法では，モデルが確立された限られた機能性しか評価できない。また食品の機能性の特徴として，一過性の急激な効果より，長期摂取による体質改善効果が求められる場合が多く，医薬品開発で確立した急性モデルでは効果が認められない場合も多い。このような問題を解決するため，疾患予防のバイオマーカーの開発に期待する。これらのバイオマーカーを用いれば，機能性成分の摂取により，人体にどのような影響が及ぼされるかを直接評価することができる。モデル実験が確立されていない疾病や原因・因果関係が不明な病態においても，その改善・改良効果を評価することができる。今後の機能性研究の発展のためには，その評価系の革新が必須である。

　醸造食品の機能性の最大の利点は，長い食経験に裏づけられた「安全性」である。緒論で述べたように「薬」と「毒」は表裏一体である。このような「安心」「安全」「健康」の3拍子が揃った醸造発酵食品を創りあげた我々の先人達の努力に改めて深く敬意を払うものである。

文　　献

1) 後藤邦康, 生物工学, **81**, 513 (2003)
2) 松島健一朗, 醸協, **97**, 559 (2002)
3) スローフード微生物工学研究会, http://www.sbj.or.jp/division/division_slowfood_database.html
4) 斎藤義幸ほか, 農芸化学, **66**, 1081 (1992)
5) Y. Saito et al., *Biosci. Biotech. Biochem.*, **58**, 812, 1767 (1994)
6) 大浦新ほか, 食品と開発, **41**, 59 (2006)
7) M. Tadenuma et al., *Agr. Biol. Chem.*, **31**, 1482 (1967)
8) S. Suzuki et al., *Int. J. Vitam. Nutr. Res.*, **77**, 13 (2007)

第8章 緑茶

山本（前田）万里[*]

1 緑茶

茶樹は，ツバキ科，カメリア属（*Camellia sinensis* L.）の永年性常緑樹で，起源は中国雲南省周辺とされており，世界中の茶に対する呼称はほとんど，「チャ」もしくは「テ」に帰属している。同じ茶樹の茶葉を製造して緑茶，烏龍茶，紅茶が作られる。現在世界で生産される茶のうち最も多いのは紅茶で，約200万t，およそ80％を占めている。緑茶と中国茶は，合計でも50万tほどであり，日本の緑茶製造は9万t程度である。

2 茶葉中成分

図1[1)]に茶葉成分の含有量を示したように，不溶性成分（ビタミン，食物繊維，クロロフィルなど）が多い。茶に含まれるポリフェノール（タンニンともいう）としては，カテキン，フラボノールなどがある。カテキン類としては，エピガロカテキン-3-*O*-ガレート（EGCG），エピガロカテキン（EGC），エピカテキン-3-*O*-ガレート（ECG），エピカテキン（EC）等が緑茶中10～20％を占め，渋味や苦味を形成する。一般にカテキン類は被覆茶葉より露天茶葉の方が多く，夏茶で多くなる。紅茶は揉捻，発酵過程中酸化酵素によりカテキンの大部分がテアフラビンやテアルビジンに変化する。紅茶中には，テアフラビンは0.5～1.4％，テアルビジンは8～16％含まれている。カフェインは2～4％含まれ，新茶に多い。アミノ酸は十数種類含まれ，旨味や甘味といった出し茶の味を決める要素となる。アミノ酸全体の60％がテアニンで，そのほかグルタミン酸，アスパラギン酸，アルギニン，セリンなどが主なものである。単糖，オリゴ糖では，ショ糖，ブドウ糖，果糖が主要なもので，アラビノシルイノシトールが含まれている。多糖では，ガラクタン，アラバン，アラビノガラクタン，ペクチン，デキストリンなどが含まれる。また，茶の成分のうち重要なのはビタミンCで，煎茶，釜炒り茶，番茶，抹茶の順に平均250，200，150，60 mg/100 g 含まれる。そのほかビタミンA，B_1，B_2，ナイアシンも含量が多い。また，パントテン酸，葉酸，ビオチン，ビタミンEの作用をもつトコフェロール，ビタミンPの効果のあるルチンなどが含まれる。茶にはそのほか5～7％の無機成分が含まれる。このうち50％がカリウム，15％がリン酸で，そのほかカルシウム，マグネシウム，鉄，マンガン，ナトリウムなどがある。シュウ酸など有機酸も含まれる。また，微量成分として大切なセレン，亜鉛も含む。

---

[*] Mari Maeda-Yamamoto　国立研究開発法人　農業・食品産業技術総合研究機構
　　　食品研究部門　食品健康機能研究領域長

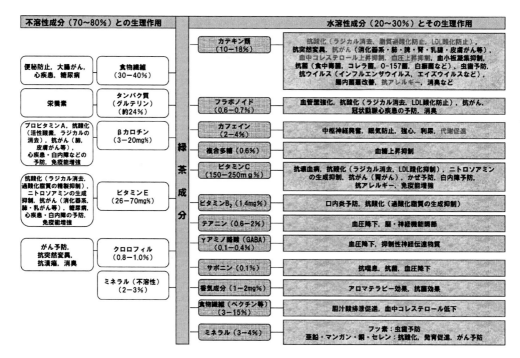

図1 緑茶成分と機能性[1]

3 機能性

3.1 抗酸化作用

体内でできる過酸化物質は，老化やがんなどの疾病の大きな原因の一つといわれている。茶成分のうち，特にカテキン類が強い抗酸化性を示すことが報告されている。茶の中に含まれるカテキン類は，代表的なものを挙げると，緑茶ではEGCG，ECG，EGC，EC，紅茶ではテアフラビン，テアフラビンジガレート，テアシネンアン，テアルビジンなどがある。まず，カテキン類は，食品中の油脂の酸化を防止し，α-トコフェロール（ビタミンE）と相乗的に働くこと[2]がわかった。

3.2 抗がん作用

お茶の機能性として最も良く知られているのが，がんに対する作用である。がんは，発がんイニシエーション（開始），発がんプロモーション（促進）の過程を経て発生すると考えられている。イニシエーションの過程で，発がん物質が体内のDNAに傷を作って突然変異が起こり，それに続くプロモーション過程で突然変異を起こした細胞が無限増殖してがん化する。茶のカテキン類は，突然変異抑制（発がんイニシエーション抑制）作用[3～6]や発がんプロモーション抑制作用[7,8]，抗腫瘍性（がん細胞増殖阻止作用），さらにはがん組織切除後に問題となるがん転移抑制作用を示すことがわかっている。

第8章 緑 茶

3.3 生活習慣病予防作用

　大崎コホート研究（宮城県）では，4万人以上の成人を対象に11年間フォローアップし，緑茶の1日に飲む回数と疾病の関係を明らかにしてきた。その中で，①女性において，血管系疾患での死亡の相対リスクが毎日5杯以上緑茶を飲む人では，1杯未満の人に比べて有意に減少していた（脳梗塞（0.38），脳卒中（0.58），心疾患（0.69））[9,10]。②高齢者脳機能障害では，毎日5杯以上緑茶を飲む人は，1杯未満の人に比べて，発症リスクが0.69まで有意に減少していた[11]。③緑茶を毎日5杯以上飲む人は，1杯未満の人と比べて，歯の本数が20本未満になるリスクが0.77に低下した[12]。④緑茶を5杯以上飲む人は，1杯未満の人と比べて，身体の色々な痛みが生じるリスクが0.80に低下した[13]。

　Wangらは，紅茶や緑茶飲用の冠動脈疾患への影響について，コホート研究のメタアナリシスを行った結果，紅茶では影響がなかったが，緑茶を多く飲むと有意に冠動脈疾患のリスクが低下すると報告している（相対リスク：0.72）[14]。

　また，磯らは，2型糖尿病の罹患歴のない40才以上の1万7,413人の日本人で，5年間のフォローアップを行ったところ，毎日6杯以上緑茶を飲む人あるいは毎日3杯以上コーヒーを飲む人（カフェインを含む嗜好飲料を常飲する人）は1週間に1杯未満の人に比べて糖尿病発症のリスクが0.67に減少していると報告している。この傾向は，女性と肥満男性でさらに顕著であったという[15]。上記の研究から，血管系疾患リスク低減，高齢者脳機能障害抑制，糖尿病発症抑制と緑茶を毎日5杯以上飲む習慣が強く結びついていると考えられる。

　生活習慣病予防に関する緑茶や緑茶カテキンの介入試験は数多く行われている。

　Hurselらは，緑茶抽出物飲用の体重への影響について，11のランダム化比較試験のメタアナリシスを行った結果，カフェインを含む緑茶カテキンを飲用すると，体重が有意に－1.31 kg減少するが，カフェインを常習的に毎日300 mg以上摂取している人では，体重減少幅が小さい（－0.27 kg）と報告した。また，民族性も関係していて，白人よりアジア人の方が，緑茶カテキンの体重減少効果を受けやすかった[16]。これらの結果は，カテキンレセプタである67LRの発現様式が，緑茶の飲用様式や人種によって異なることが次第にわかってきており，緑茶カテキンであるEGCGの作用に影響しているのではないかと考えられる。

　Zhengらによると，緑茶や緑茶エキスの継続的な飲用の血清コレステロール値への影響について，14のランダム化比較試験（1,136名の成人）のメタアナリシスを行った結果，緑茶や緑茶エキスを継続的に飲用すると，総コレステロールで－7.2 mg/dL，LDL-コレステロールで－2.2 mg/dL有意に低下した。しかし，HDL-コレステロールは影響を受けなかったという[17]。また，緑茶6杯程度に相当するカテキン500 mgを健常人に4週間飲んでもらったところ，血漿中の酸化LDL濃度が（LDL濃度の変化なしに）有意に減少した[18]。LDL-コレステロールは動脈硬化と深く関わっており，特に酸化LDLや小粒子LDL（sd-LDL）は動脈硬化との関わりが強いと言われており，緑茶カテキンが酸化LDLを低下する意義は大きいものと考えられる。

　また，血圧調節成分として，緑茶のカテキン類やガンマアミノ酪酸（GABA）が知られている。

EGCGや紅茶のテアフラビンジガレートは，細胞内試験で，アンジオテンシンI転換酵素（ACE）を阻害すること[19]がわかっている。ヒト試験で，メタボ男性88人を2群に振り分けその1群にEGCG 400 mg入りカプセルを1日2回8週間飲用してもらったところ，拡張期血圧が2.6 mmHg下がり，対照群と有意な差が認められたという報告がある（英国）[20]。また，血圧が少し高めの成人男性10人に「べにふうき」緑茶（メチル化カテキン（EGCG3"Me）34 mg，EGCG 126 mg含有）ティーバッグを熱湯で抽出し，1日2回ずつ飲用してもらうオープン試験を行ったところ，飲用4週間後から血圧が低下し，8週間後では収縮期で有意な低下（平均8.65 mmHg）が認められた[21]。さらに，軽症高血圧の成人男性20人を無作為に2群に分け，「べにふうき」緑茶（EGCG3"Me 25 mg，EGCG 122 mg含有），「やぶきた」緑茶（EGCG 151 mg含有）カプセルを1日2回ずつ摂取してもらう試験では，「べにふうき」群で，摂取8週間後ではスタート時に比べ，収縮期で平均6.2 mmHg，拡張期で平均3.2 mmHg低下し，「やぶきた」群との差が認められた。EGCG3"MeやEGCGは，ACE活性を抑制し，その強さはEGCG3"Me＞EGCGであり，0.1 mM以上で両者間に有意差が認められた[21]。さらに，EGCG3"MeおよびEGCGは，本態性高血圧を引き起こすと考えられる平滑筋収縮に関わるミオシン軽鎖（MLC）リン酸化を抑制し，その強さはEGCG＞EGCG3"Meであった。しかし，ヒトを含めた動物が肝臓中で，EGCGから作り出すメチル化カテキンの一種であるEGCG4"MeにはMLCリン酸化抑制活性は認められず，この作用には成分の違いによる差があるものと考えられた（図2）[22]。

　以上のことから，緑茶を毎日5杯以上（600～800 mg程度の総カテキン，80 mg程度のカフェインが含まれていることが望ましい）飲み続けることは，体重増加を抑制，脂質代謝を改善して血管系疾患のリスクを減らし，空腹時血糖を低下させて糖尿病発症のリスクを減らし，高齢者等の脳機能障害を抑制することにつながることが期待される。

3.4　抗アレルギー作用

　アレルギーは過度の免疫反応の一つであり，日本でも患者が急増しているQOLを低下させる疾病である。緑茶のカテキン類（EGCG，EGC，ECG，EC，カテキン（C），ガロカテキンガレート（GCG））およびカフェインをラット腹腔内のマスト細胞に添加して抗アレルギー性の試験を行ったところ，EC，Cを除くカテキン類とカフェインにヒスタミン遊離抑制効果が認められた[23]。EGCGは前述したように，緑茶のカテキン類の半分を占める最も主要なカテキンであり，EGCGのガロイル基がその活性に重要な部位であると同時に，それを介して細胞膜の安定化等に関与しているものと考えられている。

　初期アレルギーの中心的な役割を果たすマスト細胞を用いた実験系を作って，アレルゲン特異的IgEおよびアレルゲン刺激時（脱顆粒時）のヒスタミン遊離量を指標に，抗アレルギー活性を有する茶品種・系統等の探索を行った。その結果，紅茶系品種「べにほまれ（茶農林1号）」や台湾系統に強いヒスタミン遊離抑制作用を見出した[24]。さらに，抗アレルギー因子の単離・精製を進めたところ，EGCGのガレート基がメチルエーテル化されたメチル化カテキン類，エピガ

第8章 緑 茶

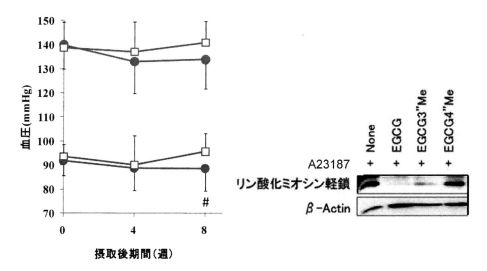

図2 血圧に与える「べにふうき」緑茶連続摂取の影響（群間比較二重盲検試験）（左）とリン酸化ミオシン軽鎖レベルに及ぼす茶葉中カテキンの影響（右）
右：●：べにふうき緑茶，□：やぶきた緑茶，上側が収縮期血圧，下側が拡張期血圧を示す。統計処理は Student t-test。#：やぶきた群に対する差あり（$P<0.1$）
左：ヒト好塩基球細胞株に各成分 50 μM 添加後，カルシウムイオノフォア A23187 刺激後の状態をウエスタンブロットで検出した。β-Actin はハウスキーピング遺伝子として正常発現のコントロールとした。

ロカテキン-3-O-(3-O-メチル)ガレート（EGCG3″Me）およびエピガロカテキン-3-O-(4-O-メチル)ガレート（EGCG4″Me）であることがわかった[25]。

　これらメチル化カテキン類は，薬物動態解析の結果から，茶の主要なカテキンである EGCG に比べ，マウス血漿中での安定性が高く，吸収後の血中からの消失が EGCG に比較して緩やかであり，経口投与による吸収率も有意に高値を示す（60分での血中濃度は EGCG3″Me 遊離体で EGCG の9倍と高い）[26]。ヒトでも血中濃度は，EGCG の6倍程度になり，代謝もゆるやかであった（AUC で EGCG の5.1倍）[27]。このような安定性の高さと吸収率の良さも in vivo での強い抗アレルギー作用に関わっていると推察している。EGCG3″Me の作用としては，マスト細胞内チロシンキナーゼ（Lyn）リン酸化阻害[28]，カテキンレセプタである 67LR を介した高親和性 IgE レセプタ発現抑制[29]やミオシン軽鎖リン酸化阻害[30]が認められており，それらの作用により，脱顆粒が抑制されると考察している（図3）。特に，67LR を介した抗アレルギー作用は EGCG にも認められており，EGCG や EGCG3″Me は，マスト細胞や好塩基球上の脂質ラフトに局在する 67LR への結合，MAPK である ERK1/2 リン酸化抑制，ミオシン軽鎖ホスファターゼの活性調節サブユニット MYPT1 の活性化，ミオシン軽鎖リン酸化抑制などのイベントを経て脱顆粒を抑制した。67LR を介した脱顆粒阻害は，エピカテキン（EC），エピガロカテキン（EGC），ストリクチニン，ケルセチンなどには認められなかった[31]。

　EGCG3″Me を多く含有する茶品種を探索すると，「べにほまれ」とその後代（「べにふじ（茶

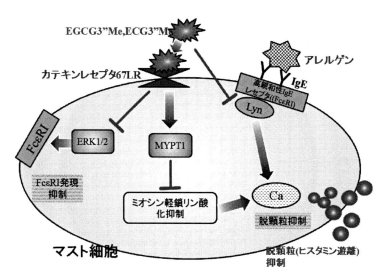

図3 メチル化カテキンの抗アレルギー作用メカニズム

農林22号)」、「べにふうき（茶農林44号)」）に多く含まれていた[32]。「べにふうき」のEGCG3"Meは二番茶〜秋冬番茶に多く含まれ（九州以北)，紅茶にすると消失するので，緑茶に製造しないと利用できない。葉位では成熟葉に多く含まれ，茎にはほとんど含有されていなかった[33]。

「べにふうき」緑茶はダニを主抗原とする通年性アレルギー性鼻炎様有症者92人の二重盲検無作為群間比較試験で，「べにふうき」緑茶（1日あたりメチル化カテキン34 mg）を12週間続けて飲用すると，自覚症状におけるくしゃみ発作，鼻汁，眼のかゆみ，流涙スコアにおいて，メチル化カテキンを含まないプラセボである「やぶきた」緑茶摂取群に比べ有意に軽症で推移した（図4)[34,35]。この結果を利用して「べにふうき」緑茶ティーバッグ（A67）および「べにふうき」緑茶容器詰め飲料めはな茶（A69）が，2015年4月から施行された機能性表示食品として消費者庁にすでに受理されている（機能性表示：メチル化カテキンは，ハウスダストやほこりなどによる目や鼻の不快感を軽減することが報告されています。あるいは，本品には，メチル化カテキンが含まれるので，ほこりやハウスダストによる目や鼻の不快感を緩和します)。

スギ花粉症状を示すボランティアにメチル化カテキンを含有する「べにふうき」緑茶や「べにふじ」緑茶とプラセボ緑茶を飲用してもらい，その効果を二重盲検無作為群間比較試験で評価した。花粉の飛散の増加とともに，鼻の症状，眼の症状は悪化し，「べにふうき」や「べにふじ」緑茶を飲用している群は，「やぶきた」緑茶を飲用させている群に比べ，有意に症状スコアの改善が認められた[36〜38]。また，「べにふうき」緑茶の症状スコア軽減効果がショウガエキス添加（3 gのべにふうき緑茶に対しショウガエキスは60 mg/日）により増強されることがわかった。ショウガを添加すると，対照（プラセボ）の「やぶきた」緑茶飲用群に比べて有意に鼻かみ回数やレスキュー薬の点数を加算したSymptom Medication Scoreが低下し，抗アレルギー薬の節薬効果が認められた[39]。

第8章 緑　茶

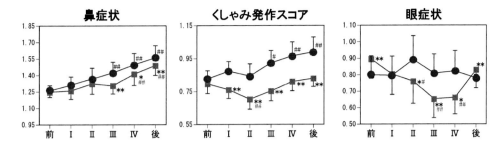

図4　ダニやハウスダストで不快感を感じる被験者における「べにふうき」緑茶の軽減効果
■べにふうき（38名），●やぶきた（37名），＊＊$P<0.01$，＊$P<0.05$ vs "やぶきた"，＃＃$P<0.01$，＃$P<0.05$ vs "前"。
やぶきた緑茶はメチル化カテキンを含有しない一般的な緑茶であり，総カテキン，カフェイン含量はべにふうき緑茶と同等。
スコアは値が大きいほど症状がひどいことを表す。スコアは"鼻アレルギー診療ガイドライン（第5版）"および医師の診断基準に基づき，0点（症状なし）〜4点（最重症）の5段階で評価した。
鼻症状はくしゃみ，鼻汁，鼻閉，眼症状は目のかゆみ，流涙の症状を表す。前：飲用前，Ⅰ：飲用0〜3週間，Ⅱ：飲用4〜6週間，Ⅲ：飲用7〜9週間，Ⅳ：飲用10〜12週間，後：飲用終了後。

　さらに，「べにふうき」緑茶をスギ花粉飛散後に短期飲用した場合と比較して，花粉飛散1ヶ月以上前から長期飲用した場合の影響を明らかにするため，オープン無作為群間比較試験で比較した。スギ花粉症有症者36人を2群に分け，「べにふうき」緑茶飲料（1本当たりEGCG3"Meを17 mg含有）を1日2本ずつ飲用してもらった。長期飲用群では花粉飛散1ヶ月以上前から飲用し，短期飲用群では花粉飛散が始まり症状が出始めてから飲用を開始した。鼻かみ回数，咽頭痛スコア，涙目，生活の質，鼻 Symptom Medication Score において，長期飲用群が短期飲用群に比べ，花粉飛散に伴う症状の悪化が有意に抑制された[40]。また，アトピー性皮膚炎中等症の患者7人に「べにふうき」緑茶エキスを含む軟膏を8週間塗布してもらったところ，エキスの入っていない基剤に比べ，有意にステロイド剤とタクロリムス剤の使用量が減少した[41]。また，マウスの試験では，10％「べにふうき」緑茶エキス塗布により，0％エキス塗布に比べ有意に掻破回数が減少したことが報告されている[43]。
　初期アレルギー反応においては，マスト細胞にアレルゲン特異的IgE抗体が結合することが引き金になる。アレルギー患者は健常人に比べ，血液中のIgE値が高いことが知られている。IgE産生を抑制する物質の検索を行ったところ，緑茶中の加水分解型タンニンであるストリクチニンがIgE産生を抑制し[42]，健常人由来の末梢血単核球においても，常にIgE産生しているアトピー性皮膚炎患者由来の末梢血単核球のIgE産生も強く抑制した。この作用は，茶葉中カテキン類には認められなかった。ストリクチニンの阻害機構を検討したところ，STAT6のチロシンリン酸化を抑制することによりIL-4誘導性のεGT発現を抑制し，IgE産生を抑制することが示された。ストリクチニンと似た構造をもつ 1, 2-di-O-galloyl-4, 6-O-(S)-hexahydroxydiphenyl-β-D-glucopyranose（galloyl-ストリクチニン）やテオガリンもヒト末梢血単核球IL-4誘導性

IgE 産生を抑制した[43]。

3.5 その他の機能性

茶のカテキン類には腸内細菌叢改善作用，アルツハイマー病関連ペプチド（β-アミロイドペプチド）生成抑制等の機能性が報告されている．また，二日酔い対策として期待されている肝機能障害抑制効果[44]が報告されている．その有効成分としては，緑茶のカフェイン，フラボノイド類，食物繊維が見出されている．アルコール性肝障害から脂肪肝，肝硬変，肝臓がんになっていく．茶の肝機能障害を抑制するメカニズムとしては，①肝臓中の $NADH/NAD^+$ の活性を上げ，ビタミンE減少，グルタチオンペルオキシダーゼ減少といったアルコールによる酸化的ストレスを抑制する．②脂肪酸の代謝活性を上げる．③血漿のサイトカイン量（生理活性物質）を制御する，といったことに寄与しているのではないか，と考えられている．

以上のように，茶は様々な機能性を持ち，ヒト試験でも効果が検証されている食品である．今後は，他の食品との組み合わせなども検討し，より効果の高い摂取方法なども提案していく必要がある．

文　　献

1) 村松敬一郎ほか編，"茶の機能"，学会出版センター（2002）
2) 松崎妙子，原征彦，農化，**59**, 129 (1985)
3) T. Kada et al., *Mutation Res.*, **150**, 127 (1985)
4) A. K. Jain & N. Sethi, *Cytologia*, **56**, 539 (1991)
5) A. H. Conney et al., Proceedings of the American association for cancer research annual meeting, **36**, 704 (1994)
6) H. Mukhtar et al., Advances in experimental medicine and biology, M. M. Acobs ed., p.354, Plenum Press, New York (1994)
7) N. Hagiwara et al., *Shoyakugaku Zasshi*, **45**, 199 (1991)
8) A. Komori et al., *Jpn. J. Clin. Oncol.*, **23**, 186 (1993)
9) S. Kuriyama et al., *JAMA*, **296**, 1255 (2006)
10) S. Kuriyama, *J. Nutr.*, **138**, 1548S (2008)
11) Y. Tomata et al., *Am. J. Clin. Nutr.*, **95**, 732 (2012)
12) Y. Koyama et al., *Prev. Med.*, **50**, 173 (2010)
13) A. Hozawa et al., *Am. J. Clin. Nutr.*, **90**, 1390 (2009)
14) Z. M. Wang et al., *Am. J. Clin. Nutr.*, **93**, 506 (2011)
15) H. Iso et al., *Ann. Intern. Med.*, **144**, 554 (2006)
16) R. Hursel et al., *Int. J. Obes.* (*Lond.*), **33**, 956 (2009)

第8章 緑 茶

17) X. X. Zheng et al., *Am. J. Clin. Nutr.*, **94**, 601 (2010)
18) S. Inami et al., *Int. Heart J.*, **48**, 725 (2007)
19) 原征彦ほか, 農化誌, **61**, 803 (1987)
20) A. L. Brown et al., *Br. J. Nutr.*, **101**, 886 (2009)
21) I. Kurita et al., *J. Agric. Food Chem.*, **58**, 1903 (2010)
22) 「べにふうき」緑茶連続飲用による血圧上昇抑制, 農研機構研究成果情報, http://www.naro.affrc.go.jp/project/results/laboratory/vegetea/2009/vegetea09-20.htm
23) N. Matsuo et al., *Allergy*, **52**, 58 (1997)
24) M. Maeda-Yamamoto et al., *Biosci. Biotech. Biochem.*, **62**, 2277 (1998)
25) M. Sano et al., *J. Agric. Food Chem.*, **47**, 1906 (1999)
26) 佐野満昭ほか, *Fragrance J.*, **28**, 46 (2000)
27) M. Maeda-Yamamoto et al., *Cytotechnology*, **55**, 135 (2007)
28) M. Maeda-Yamamoto et al., *J. Immunol.*, **172**, 4486 (2004)
29) Y. Fujimura et al., *J. Agric. Food Chem.*, **50**, 5729 (2002)
30) Y. Fujimura et al., *Biochem. Biophys. Res. Commun.*, **364**, 79 (2007)
31) H. Tachibana et al., Proceedings on 2001 International conference on O-cha (tea) culture and science, p.234 (2002)
32) 山本（前田）万里ほか, 日本食品科学工学会誌, **48**, 64 (2001)
33) M. Maeda-Yamamoto et al., *Food Sci. Technol. Res.*, **10**, 186 (2004)
34) 安江正明ほか, 日本臨床栄養学会誌, **27**, 33 (2005)
35) 安江正明ほか, 日本食品新素材研究会誌, **8**, 6 (2005)
36) 山本（前田）万里ほか, 日本食品科学工学会誌, **52**, 584 (2005)
37) 山本（前田）万里ほか, 健康・栄養食品研究, **7**, 55 (2004)
38) S. Masuda et al., *Allergol. Int.*, **63**, 211 (2014)
39) M. Maeda-Yamamoto et al., *Allergol. Int.*, **58**, 437 (2009)
40) 藤澤隆夫ほか, アレルギー, **54**, 1022 (2005)
41) 木谷敏之ほか, *Fragrance J.*, **38**, 64 (2010)
42) H. Tachibana et al., *Biochem. Biophys. Res. Commun.*, **280**, 53 (2001)
43) D. Honma et al., *J. Sci. Food Agr.*, **90**, 168 (2010)
44) K. Sugiyama et al., *Biosci. Biotech. Biochem.*, **65**, 674 (2001)

第9章　大豆加工食品

小野伴忠*

1　大豆加工の意義

　大豆は中国，朝鮮，日本などで2000〜3000年前には利用された痕跡が見出されている。大豆の原種は，遺伝子的に東アジア地域に広く分布する雑草のツルマメだと言われ，それからより大きい豆が選抜され，作物化してきたものと考えられている[1]。タンパク質，脂質が豊富で貯蔵性に優れていることから，重要な作物として利用されてきた。しかし，生では，渋みや嫌な豆臭が発生し，さらに生理的障害を引き起こすため，そのまま食すことはできない。渋みの原因とされるサポニンやイソフラボン，いやな豆臭を発生させるリポキシゲナーゼ，消化阻害を起こすトリプシンインヒビター，嘔吐や下痢を起こすヘマグルチニン，ミネラルの吸収を阻害するフィチンなどが含まれている。そのため大豆発見以来，それらの障害を取り除き，安全で美味しい食物にするため種々の加工法が開発され，多様な食品が提供されるようになった。加工により，大豆の優れた栄養および生体調節機能成分（第Ⅲ編第6章参照）が効率よく摂取可能となった。

1.1　加熱

　加工の第一は，加熱である。酵素やレクチンはタンパク質であり，加熱により変性し，失活する。酵素のリポキシゲナーゼ，トリプシンインヒビターや，レクチンであるヘマグルチニンは80℃以上の加熱で失活し，豆臭の発生や消化阻害，下痢や嘔吐は回避される。また，加熱は，組織を軟化して消化を容易にし，美味しい風味を付与する。さらに加熱による殺菌効果で，有害菌の殺滅や微生物による腐敗や変質が防止され，安全な食品として提供可能となる。大豆の加熱には，炒る，蒸煮，液状にしたものを加熱するなどの方法がある。

　炒るでは，炒り豆や，それをさらに粉砕したきな粉が作られている。過度の加熱では有効性リジンの減少が知られ，高温短時間処理などにより低減がはかられている。大豆は約20％の油を含むが，きな粉は乾いた粉である。大豆中の油はタンパク質に囲まれたオイルボディとして存在し，そのタンパク質は加熱による変性をほとんど受けないことが知られている[2]。

　蒸煮では，煮豆や納豆・味噌・醤油などを作るため吸水膨潤大豆を蒸煮する。方法としては蒸熟法と煮熟法があり，前者は蒸すため煮汁が少なく，後者では煮汁が出る。煮豆では汁も食品であり，味噌では色を薄くするため煮熟し，汁を除去する。蒸煮では，大豆を構成する細胞間ペクチンなどの溶解により細胞がばらばらになり柔らかくなり，味付けを容易にし，納豆・味噌・醤

＊　Tomotada Ono　岩手大学　農学部　名誉教授

第9章　大豆加工食品

油製造のための発酵を容易にする。

　液状にしたものの加熱では，水で膨潤した大豆を注水磨砕し，呉にしたものを加熱する<u>豆腐用豆乳</u>の調製と，大豆を熱湯注水磨砕する<u>飲料用豆乳</u>の調製がある。豆腐用豆乳では，呉の状態で加熱し，その後ろ過する加熱しぼり法と，呉をろ過した生豆乳を加熱する生しぼり法がある。加熱しぼり法では胚軸に含まれるサポニンやイソフラボンなどが加熱抽出されるが，生しぼり法では常温抽出のみで少なく抑えられ，味の改良が見られる[3,4]。多くの豆腐用豆乳は加熱しぼり法で調製されている。大豆を水中で磨砕すると，大部分のタンパク質と脂質は水に分散し，糖質の半分はショ糖やオリゴ糖で溶解し，残りは細胞壁等を構成する多糖で水不溶である。多糖類をオカラとして除き，分散液（生豆乳）を加熱すると，タンパク質は 0.1 μm 前後の粒子状タンパク質とさらに小さい可溶性のタンパク質となり，脂質はタンパク質に被われた 0.4 μm 前後のオイルボディ粒子となり，安定に分散し，豆乳が形成される[5]。これらの粒子のため豆乳は白濁した乳濁液である。

　飲料用豆乳の調製では，大豆臭の原因となるリポキシゲナーゼ活性を抑えるため大豆の熱湯注水磨砕が行われている[6]。タンパク質は抽出と同時に加熱変性を受けるため溶解率が減少し，減収となるため，リポキシゲナーゼ欠失大豆等を用い常温膨潤後に熱湯注水磨砕するなどの方法も試みられている。また，味の悪いグループ A サポニンが多い胚軸の除去（脱皮大豆）[3]や，そのサポニンが欠失している大豆（きぬさやか）の使用なども行われている。

1.2　塩類の添加

　食塩や凝固剤の添加では，pH や水分活性調整などによる発酵の調整やカード形成がある。煮豆に食塩を加え，発酵するのが味噌や醤油である。食塩の添加は雑菌の生育を抑え，耐塩性酵母や麹酵素の働きを支えるとともに，苦味ペプチドの生成を抑える。味噌や醤油は熟成すると多様なペプチドやアミノ酸を生成し，これらの機能性が注目されている。

　豆腐用豆乳への凝固剤の添加で豆腐が形成される。凝固剤としてはカルシウム，マグネシウム塩や pH 低下剤のグルコノデルタラクトンが使用されている。カルシウム，マグネシウム塩（主に硫酸カルシウムや塩化マグネシウム）の添加では，カルシウムやマグネシウムが付与されるとともにサポニンやフィチンなどの渋み成分がカードに固定され[7]，味が改良されることが知られている。また，リポキシゲナーゼ活性を抑えないため独特の豆臭が豆腐用豆乳にはあるが，豆腐になるとその臭は穏やかになり，豆腐独特の味として認識されている。豆腐は，豆乳に濁りを与え分散している巨大なオイルボディと粒子状および可溶性タンパク質が，凝固剤の添加により結合し巨大粒子となり，それらが水塊を包み込むように互いに結合し形成するスポンジ状のカードである[5]。そのため牛乳からできるチーズカードと同様に，加圧成形の圧力により水分含量の異なるカード形成が可能となる。水分含量の多い順に，絹ごし豆腐，木綿豆腐，沖縄豆腐，老豆腐，豆腐干，豆腐皮，豆腐絲（老豆腐以降は中国で生産されている）などがある。このような加工により豆腐カードを用いた多様な料理が可能となり，大豆の利用が伸展してきた。

グルコノデルタラクトンでは，添加後時間をおいて酸が生成し，ゆっくりとカード形成が行われる。そこで，低温でこれを添加した豆乳を作り，容器に充填してから加熱し酸を生成させ，カード形成を行う。レトルトパウチほどではないが，消費期限の長い充填豆腐ができる。一般の豆腐は開放系で作られていたため，消費期限が短く（約1日）広域流通に適さない小規模生産の製品であった。グルコノデルタラクトンの使用で消費期限が長く広域流通が可能となり，機械による大量生産が始まった。現在ではカルシウム，マグネシウム塩で作る絹ごし豆腐や木綿豆腐でも低温での凝固剤添加や遅効性乳化型凝固剤の添加とHACCP管理による機械生産が行われ，消費期限は2週間ほどに伸び，広域流通製品としてスーパーマーケットなどで入手可能となっている。

1.3 発酵

煮た大豆を放置すると，腐敗してしまうが，条件が整うと発酵し，美味で可食可能となる。大豆はタンパク質に富み，分解により旨味が出るため，種々の発酵条件が試みられたに違いない。微生物の中でもカビは目で確認できることから，早くから分離培養に成功していた。温暖なインドネシアでは，大豆を浸漬すると酸発酵が起こる。pH低下したものを，煮熟後脱皮し，カビ付けして包装，発酵することでテンペ作りに成功した。日本やネパールなどでは，雑菌の少ない寒い時期に，雑菌が繁殖しにくい高い温度で発酵する細菌（枯草菌）を利用して，納豆が開発された。さらに，雑菌を抑える食塩の利用が発見されると，塩漬けした煮豆にカビを繁殖させた麹を加え，タンパク質を分解し旨味を引き出すことに成功した。中国では周時代（紀元前1200年）には醤（ひしお）が大豆から作られていた。醤の製法は日本に伝来し，味噌と醤油へと発展した。味噌は液状になる前に利用し，醤油はできるだけ液化してから利用する。煮豆だけでなく豆腐についても発酵が行われている。カビ付けした豆腐を塩漬けした後，麹諸味液に浸け熟成させて腐乳（ふる）が作られている。発酵ではタンパク質，脂質，デンプンの分解による旨味，香り，甘味の生成だけでなく，アミノ酸，ペプチド，可溶性多糖類，さらにビタミンB群やKの生成やイソフラボンやサポニン（配糖体）などの糖とアグリコンへの分解も起こることが知られている。

2 各種大豆食品

大豆の利用は紀元前に始まり，種々の食品へと加工されてきた。未登熟大豆を利用する<u>枝豆</u>，大豆を丸ごと利用する<u>炒り豆</u>，<u>きな粉</u>，煮豆や，主な成分が水に分散・可溶であることを利用して注水磨砕し，不溶部を除き，<u>豆乳</u>，<u>湯葉</u>，<u>豆腐</u>，<u>豆腐干</u>，<u>凍り豆腐</u>などが作られている。さらに蒸煮大豆を様々に発酵させた<u>納豆</u>，テンペ，味噌，醤油や，豆乳や豆腐を発酵させた<u>発酵豆乳</u>，腐乳，<u>豆腐よう</u>なども作られている。飲用豆乳および発酵豆乳は最近の製品であるが，他は数百年前には既に作られていた。味噌，醤油は別項目で扱うので，ここでは，下線で示した食品について，加工によりそれらがどのように変化し，機能性が付与されたかについて論じる。ここで論じる主な大豆食品[8]について日本食品標準成分表2010[9]をもとに乾物重100ｇ当たりに換算した

第9章 大豆加工食品

表1 大豆食品中主な成分の乾物重100g当たりの成分含量

	(水分)(g)	タンパク質(g)	脂質(g)	炭水化物(g)	食物繊維(g)	灰分(g)	ナトリウム(mg)	カリウム(mg)	カルシウム(mg)	マグネシウム(mg)	リン(mg)
大豆(米産)	11.7	37.3	24.5	32.6	18	5.4	1.1	2040	260	260	544
枝豆(ゆで)	72.1	41.2	21.8	31.8	16.4	5	7.1	1760	272	258	609
きなこ(全)	5	37.3	24.6	32.6	17.7	5.3	1	2000	263	252	547
きなこ(脱皮)	5	38.7	24.3	31.3	14.4	5.5	2.1	2000	189	242	663
水煮缶詰	71.7	45.5	23.6	27.2	24	3.5	742	116	353	194	601
無調整豆乳	90.8	39.1	21.7	33.6	2.1	5.4	21.7	2070	163	271	533
調整豆乳	87.9	26.4	29.7	39.6	1.6	4.1	413	1400	256	157	364
湯葉(干し)	6.5	56.8	29.9	9.5	3.5	3.6	13.9	909	213	213	641
絹ごし豆腐	89.4	46.2	28.3	18.8	2.8	6.6	66	1420	405	415	764
充てん豆腐	88.6	43.8	27.1	21.9	2.6	7	43.8	1750	245	544	728
木綿豆腐	86.8	50	31.8	12.1	3	6	98.4	1060	909	235	833
焼き豆腐	84.8	51.3	37.5	6.5	3.2	4.6	26.3	590	987	243	724
凍り豆腐	8.1	53.7	36.1	6.2	1.9	3.9	413	32.6	718	131	958
糸引き納豆	59.5	40.7	24.6	29.8	16.5	4.6	4.9	1630	222	247	469
豆腐よう	60.6	24.1	21	48.4	2	6.3	1930	96.4	406	132	482

(水分は参考のために示した。日本食品成分表2010による)

表2 大豆食品中ミネラル,ビタミン(一部)の乾物重100g当たりの成分含量

	鉄(mg)	亜鉛(mg)	銅(mg)	マンガン(mg)	A β-カロテン(μg)	E α-トコフェロール(mg)	K(μg)	B1(mg)	B2(mg)	ナイアシン(mg)	B6(mg)	葉酸(μg)	パントテン酸(mg)
大豆(米産)	9.7	5	1	2.1	7.9	1.9	38.5	0.9	0.3	2.3	0.5	249	1.6
枝豆(ゆで)	8.9	4.6	1.2	2.6	1040	2.1	118	0.8	0.4	3.5	0.2	932	1.6
きなこ(全)	9.6	3.6	1.1	−	4.2	1	38.9	0.8	0.2	1.8	0.6	263	1.4
きなこ(脱皮)	5.8	3.8	1.1	2.3	4.2	1.5	41	0.1	0.2	1.8	0.2	284	0.9
水煮缶詰	6.3	3.8	0.9	2.9	0	1.7	17.6	0	0	0.3	0	38.8	0
無調整豆乳	13	3.2	1.3	2.5	0	1	43.4	0.3	0.2	5.4	0.6	304	3
調整豆乳	9.9	3.3	0.9	−	0	18.1	49.5	0.5	0.1	1.6	0.4	256	1.9
湯葉(干し)	8.6	5.3	1.7	−	38.5	1.6	51.3	0.2	0	2.1	0.3	47	0.8
絹ごし豆腐	7.5	4.7	1.4	2.9	0	0.9	113	0.9	0.3	1.8	0.5	104	0.8
充てん豆腐	7	5.2	1.5	3.7	0	2.6	96.4	1.3	0.4	2.6	0.7	202	1
木綿豆腐	6.8	4.5	1.1	2.8	0	1.5	98.4	0.5	0.2	0.7	0.3	90.9	0.1
焼き豆腐	10.5	5.2	1	3.9	0	1.3	92.1	0.4	0.1	0.6	0.3	78.9	0.3
凍り豆腐	7.3	5.6	0.5	4.8	−	2.1	62	0	0	−	0	5.4	0
糸引き納豆	8.1	4.6	1.5	−	0	1.2	1480	0.1	1.3	2.7	0.5	296	8.8
豆腐よう	4.3	4.3	0.5	4.3	5	1.5	45.6	0	0.1	1.2	0.1	17.7	1

(日本食品成分表2010による)

食品成分を表1および表2に示す。

2.1 枝豆

 登熟過程にある大豆を枝についたまま用いたことから名が付いたと言われる。枝豆は,採取した鞘付きのものを塩もみ後ブランチングして調製する。枝豆には特有の香りがあり,特に茶豆系などの大豆が好まれている。大豆に比べデンプン,ショ糖,アミノ酸類,アミド類が多い。タンパク質・脂質・糖質・ミネラルおよびサポニン・イソフラボンの量は大豆とほぼ同じで,塩ゆで

のためナトリウムが若干含まれる。ビタミンではカロテン含量が大豆の130倍，Kと葉酸が3～4倍と多くなっている。トリプシンインヒビター活性は，枝豆のブランチング程度では多くが残ると言われているが，これだけを大量に食べることはなく，問題にはなっていない。むしろ，ボーマンバークインヒビターは大腸がんを抑える効果があると注目されている[10]。枝豆は大豆の機能性成分を丸ごと摂ることができる優れた食品である。枝豆より豆を取り出し，半つぶしにしたものに砂糖を混ぜ，特有の香りを持つ緑色の餡としたものを「ずんだ」と言い，仙台や山形地方の特産となっている。

2.2 炒り豆，きな粉

大豆を220℃，30秒の焙煎で炒り豆が作られ，それを粉砕してきな粉が作られる。水分含量が10％から5％へと変化するが，大豆のすべてを利用する食品なので主な成分やミネラルに変化はなく，繊維が多いため整腸作用が期待できる。しかし，加熱により脂溶性のカロテンやビタミンEは約半分に，水溶性のビタミンは約20％減少する。さらに焙煎を長くするとリジンの減少が見られるが，30秒では問題にならない。ドリンク用などの皮を除いて調製したものでは，カルシウムや鉄含量が3割ほど低くなる。餅菓子等の打ち粉として使用されるほか，健康食材として菓子などに用いられている。

2.3 煮豆

大豆を洗浄・膨潤後，薄い塩水熱湯中で1時間以上煮沸するか，加圧下120℃，30分の処理で柔らかい煮豆が作られる。いわゆる煮豆は，砂糖などにより味付けされ，そのまま製品となる。シアニジン色素（抗酸化作用を持つポリフェノール類）を含む黒大豆を用いた煮豆がおせち料理として作られている。色定着のために鉄材添加や早期に柔らかくするため重曹添加などが行われている。また，健康志向食品としてレトルトパウチでも売られている。煮汁中に大豆の糖質やミネラル，水溶性ビタミンなどが溶出するため，煮汁をこぼすかそのまま利用するかで栄養価は若干異なる。ビタミンEはほぼそのまま残るが，水溶性ビタミンの多くは長時間加熱により80～90％が失われる。表には水煮（缶）を示したが，塩ゆでであるためカリウムはナトリウムに置き換わっている。砂糖を添加したものでは炭水化物が2倍ぐらいに増加することになる。加圧蒸煮による蒸煮大豆は味噌や醤油に用いられている。

2.4 豆乳

中国で発達した豆乳は，豆腐用豆乳と同様の操作で調製された。大豆を水で膨潤後，注水磨砕するとタンパク質，脂質のほとんどは水に溶解・分散する。次にろ過で繊維質の不溶部を除き，加熱すると豆乳ができる。タンパク質は可溶性タンパク質と 0.1 μm ほどの粒子状タンパク質となり，大豆油は 0.4 μm 前後のオイルボディの形で分散する[5]。この豆乳は，伝統的な無調整の大豆飲料であり，さらに豆腐を作ることもできる。一方，大豆が米国で生産されるようになると，

第9章 大豆加工食品

豆乳が牛乳の代替飲料として注目され，成分も牛乳に近づけるために調整豆乳が発達し，大豆臭も問題になった。現在の豆乳製造では，大豆臭抑制のためリポキシゲナーゼを磨砕と同時に失活させる熱湯注水磨砕が用いられている[6]。大豆の水不溶部がオカラとして除かれるため食物繊維の90％は除かれる。消味期限の長い（常温で2〜3ヵ月）減菌飲料とし流通させるため高温加熱殺菌，無菌充填が行われている。無調整豆乳ではタンパク質，脂質，可溶性炭水化物のほぼ100％が豆乳に移行するが，カルシウム，亜鉛の4割はオカラとともに除かれる。ビタミンでは，EとB2が4割，B1が7割減少するが，他はほぼ大豆の割合を維持している。調整豆乳では牛乳と同様のタンパク質・脂質・炭水化物割合とするため，脂質・炭水化物の両者が2割添加増量され，タンパク質割合は30％減少する。ビタミンEは添加油の酸化防止のために添加され，元の大豆の10倍量ほどに強化される。カルシウムも元の大豆と同等あるいは牛乳と同等の割合まで添加される。さらに，豆乳のpH調整や安定化のためナトリウム含量も無調整よりも高くなる。無調整豆乳はカリウム含量が高く，母乳とほぼ同等であるが，調整豆乳では牛乳同等の含量まで減少し，その減少分がナトリウムに置き換わった形となっている。豆乳中にはオカラの繊維を除き，大豆のタンパク質，脂質，可溶性糖質，イソフラボン，サポニン，フィチンなどのほとんどが移行し，大豆の栄養・機能性成分を簡便に飲料として摂取可能にしている。オカラを除かずに大豆のすべてを高温高圧等で粉砕分散させ，乳化剤等で安定化させた丸ごと豆乳もある。この豆乳では繊維である多糖類も摂取可能となる。豆乳は牛乳と違いラクトースやコレステロールを含まず，油もリノール，オレイン，リノレン酸が主な脂肪酸であり，乳糖不耐症や高脂血症であっても安全に栄養分を取ることができる。調整豆乳は牛乳アレルギーを持つ者の代替乳としても重要である。

2.5　豆腐

豆腐用豆乳に凝固剤を添加して豆腐が調製される。絹ごし豆腐や充填豆腐では豆乳の全てが豆腐となる。豆腐用豆乳は常温磨砕後穏やかに加熱し，その後オカラを除くため炭水化物含量が4割，鉄が2割減少する。一方，凝固剤を添加するためナトリウム，カルシウム，マグネシウム含量が増加する。加熱が飲料豆乳と違い穏和であるため，ビタミンは1〜2割減少するだけである。木綿豆腐では一定の圧力をかけ，ゆ（乳清）をこぼすため水溶性の糖類，ミネラル（カリウム），ビタミン（B群）の一部が溶出し，減少する。タンパク質や脂質は豆腐に保持されるため3割増加する。焼き豆腐ではゆ部分が木綿豆腐からさらに2割ほど減少するため水溶性成分も同様の割合減少し，タンパク質，脂質がさらに2割ほど増加する。豆腐はカードであり，成形圧力のかけ方で乳清含量が変わる。圧力をかけるほど水溶性成分の割合は減少し，できた製品のタンパク質や脂質含量は増加することになる[5]。豆腐中にはオカラの繊維を除き，大豆のタンパク質，脂質，イソフラボン，サポニン，フィチンなどが豆腐カードに取り込まれ不溶性になるため[7]，料理等の加工後も大豆の栄養・機能性成分が安定に摂取可能となる。

豆腐は油を30％ほど（乾物重当たり）含むが，煮たり焼いたりしても油がしみ出すことはな

い[11]。豆乳中で油はオイルボディとしてタンパク質に包まれているが，表面に薄く一層あるだけで，豆腐状に固めて力をかけたり，加熱したりすると油がしみ出す可能性がある。しかし，しみ出すことはない。豆腐を作るため豆乳に凝固剤を添加すると，粒子どうしの反発が減少し，オイルボディ表面に粒子状のタンパク質や可溶性タンパク質が厚く結合した固まりができ，それらが水塊を囲むように互いに結合し豆腐ができることが知られている[5]。そのためオイルボディの油はオイルボディタンパク質，粒子状タンパク質，可溶性タンパク質に三重に包まれることになり，加熱や少々の圧力では油がしみ出すことはない[11]。大豆油にはリノール酸が最も多く，さらにリノレン酸も含まれ，高脂血症などを改善する健康には良い油であるが酸化され易い欠点を持つ。この油を安全に摂取する方法として豆腐は優れた食品である。

2.6 湯葉

豆乳を加熱すると，水分の蒸発にともない表面で濃縮が起こり，皮膜ができる。これを引き上げたものが湯葉である。京都と日光は古くからの産地で，京都の湯葉は端を持って引き上げるため1枚であるが，日光の湯葉は中央を持って引き上げるため2枚が合わさった形の厚手の湯葉になる。製品としては引き上げたものをそのまま刺身のように食べる生湯葉，乾燥させた干し湯葉，生乾きの状態で筒状に巻いたものを輪切りにし乾燥した巻き湯葉，たたんで結んだ結び湯葉，油で揚げた揚げ湯葉，その他種々の形状のものや調理したものなどがある。乾燥させたものは貯蔵性も良く，古くから広く流通してきた。干し湯葉は水で戻すと柔軟なシート状になるため種々の料理に使用可能である。

湯葉膜は，気体との境界に疎水性のタンパク質が並び濃縮され互いに結合することに始まり，上面が封鎖されるとその下に蒸気泡ができ，その境界面で同様のことが起き，凝結水を含んで膜が重なることで形成される[12]。豆乳成分は，体積の大きい順に，オイルボディ，粒子状タンパク質，可溶性タンパク質，糖質などからなっている。豆乳表面で濃縮が起こると，濃度勾配により各成分は中へと拡散するが，大きいものほど拡散速度が遅いため，始めに取る皮膜では脂質が多く，後で取る皮膜ほど糖質が多くなる[13]。標準的な湯葉は，水分を生湯葉で20％，干し湯葉で6％含み，タンパク質：脂質：糖質を57：30：10の割合で含む膜状の脂質を含んだ高タンパク質食品である。カリウム含量は大豆の約半分になるが，カルシウム，マグネシウムは大豆とほぼ同等含まれている。ビタミンB群は加熱のため大豆の約1/4に減るが，脂質が濃縮されるためβ-カロテン含量が高くなる。

2.7 凍り豆腐

凍り豆腐は凝固剤に塩化カルシウムを用い，ゆ（乳清）をしっかり除いた豆腐を作り，凍結後，−1〜−3℃の"もや"という凍結変性期間を経た後解凍するとスポンジ状の固まりとして得られる。柔らかくするために炭酸ナトリウムで処理し，脱水，乾燥して製品となる。そのため，豆腐中の水溶性成分（カリウムやビタミンB群）は90％以上除かれ，タンパク質や脂質は大豆の1.5

第9章 大豆加工食品

倍，凝固剤として添加したカルシウムは 660 mg/100 g，柔軟剤のナトリウムは 380 mg/100 g となる。カルシウムは摂取が薦められるシラス干し以上含まれ，タンパク質，脂質はエダムなどの硬質チーズよりも多い。保存性の良い，タンパク質，脂質，カルシウムに優れた食品である。30％以上含まれる健康には良いが酸化されやすい油もタンパク質にしっかり包まれ，保持されている[11]。空気に曝されているにもかかわらず物理構造的に安定となっている。凍り豆腐では，もや行程で氷晶成長によるタンパク質濃縮が起こり，タンパク質間でS-S結合を含む強固な結合が起こり[14]，プロテアーゼ処理によっても溶解しない高分子凝集体の生成が知られている[15]。このような凝集体の摂取は，腸内での胆汁酸の再利用を防ぎ，血中のコレステロール濃度を下げ，特に LDL の減少，HDL の上昇による脂質代謝の改善効果が見られている[15]。

2.8 納豆

蒸煮大豆をトレーに入れ納豆菌を噴霧し，パッキングしたものを1日発酵させ，納豆ができる。蒸煮大豆であるため水溶性のものは若干減少する。加熱するためビタミンの減少もあるはずだが，B1 は8割ほど減少するが，他のB群は発酵で増加する。特にK（ナノキノン-7）は38倍，B2 は4倍，パントテン酸は5倍にまで増加する。さらに，ねばねば物質であるポリ-γ-グルタミン酸（γ-PGA）が生成する。タンパク質の60％は可溶化するが，アミノ酸の遊離率は約10％である。アレルゲンタンパク質の分解も明らかにされている[16]。ビタミンKは骨形成促進作用を持ち[17]，γ-PGAはカルシウムの腸内での可溶化に寄与し，吸収向上作用を持つ。従来の納豆中イソフラボンの多くは配糖体のままであったが，アグリコン化する納豆菌も発見されている[18]。また，ビタミンK高生産納豆菌の開発なども行われている[19]。

2.9 発酵豆乳

豆乳を牛乳と同じように乳酸菌で発酵し，発酵豆乳が作られたが，風味はヨーグルトのようにはならず，製品としては定着せず，ほとんど成功しなかった。しかし，豆乳は植物性の乳濁液であることから植物性食品由来の乳酸菌で発酵乳を作ったところ，さっぱりとした風味の発酵豆乳が誕生した。乳酸発酵豆乳のイソフラボンはアグリコンになる比率が高く，この値が高いほど血漿中コレステロールおよびトリグリセリド濃度が低くなることが明らかにされた[20]。マルサンアイ㈱ではイソフラボンのアグリコン化率が高い乳酸菌を用い，豆乳グルトと命名し製品化している。また，トーラク㈱からは血清コレステロール低下効果を持つ特定保健用食品として販売されている。豆乳中イソフラボンによる効果もアグリコン比率が高くなることで利用率が上がり，骨粗鬆症予防[21]や更年期障害予防もより高くなることが期待できる。また，乳酸発酵豆乳はがん細胞増殖抑制作用[22]や乳酸菌による整腸作用も期待されている。

2.10 豆腐よう

豆腐を諸味に漬け，発酵させて作る腐乳の一種で沖縄の特産である。腐乳は中国の発酵豆腐の総称である。豆腐ようでは豆腐を陰干し，泡盛を含む米麹諸味（アルコール濃度約20％）に漬けて作る。豆腐を硬めに作るため凝固剤にカルシウム剤が使用され，カルシウム含量が高くなる。麹諸味に漬けるため炭水化物が若干多くなり，ビタミンはB1と葉酸は少ないが，他は豆腐とほぼ同様の含量である。麹諸味に紅麹菌を使うものでは，紅麹にコレステロール生合成抑制作用，血圧降下作用，抗酸化作用物質の生成が知られ[23]，これらの効果が付与される。タンパク質は発酵過程で分解され，消化を経ても比較的安定なACE阻害活性を持つペプチドの生成[24]が知られている。また，豆腐中イソフラボンも発酵過程でアグリコン化することが指摘されている[25]。

文　　献

1) 小野伴忠，大豆の機能と科学, p.3, 朝倉書店（2012）
2) Y. Chen & T. Ono, *J. Agric. Food Chem.*, **58**, 7402 (2010)
3) 浅野三夫ほか，日本食品工業学会誌, **36**, 318 (1989)
4) 大久保一良，食品物性（第13集），p.1, 食品資材研究会（1987）
5) 小野伴忠，日本食品科学工学会誌, **55**, 39 (2008)
6) W. F. Wilkens *et al.*, *Food Technol.*, **21**, 86 (1967)
7) A. A. Mahfuz *et al.*, *J. Agric. Food Chem.*, **52**, 7070 (2004)
8) 小野伴忠，大豆の機能と科学, p.100, 朝倉書店（2012）
9) 文部科学省科学技術・学術審議会資源調査分科会，日本食品標準成分表2010（2010）
10) W. St. Clair *et al.*, *Cancer Res.*, **50**, 580 (1990)
11) 小野伴忠，郭順堂，化学と生物, **37**, 290 (1999)
12) Y. Chen & T. Ono, *J. Agric. Food Chem.*, **58**, 6485 (2010)
13) Y. Chen *et al.*, *J. Agric. Food Chem.*, **57**, 381 (2009)
14) K. Hashizume *et al.*, *Agric. Biol. Chem.*, **35**, 449 (1971)
15) T. Ishiguro *et al.*, *Biosci. Biotchnol. Biochem.*, **75**, 575 (2011)
16) 青木雄二郎ほか，日本食品化学学会誌, **5**, 32 (1998)
17) Y. Ikeda *et al.*, *J. Nutr.*, **136**, 1323 (2006)
18) 伊部さちえほか，日本食品科学工学会誌, **48**, 27 (2001)
19) 竹村浩ほか，生物工学, **82**, 116 (2004)
20) 小林麻貴ほか，日本食品科学工学会誌, **60**, 509 (2013)
21) K. D. Setchell *et al.*, *Am. J. Clin. Nutr.*, **78**, 593s (2003)
22) L. R. Lai *et al.*, *J. Biosci. Bioeng.*, **115**, 552 (2013)
23) M. Kuba-Miyara & M. Yasda, *Mini-Review in Organic Chemistry*, **9**, 11 (2012)
24) M. Kuba *et al.*, *Biosci Biotechnol. Biochem.*, **67**, 1278 (2003)
25) L. J. Yin *et al.*, *Food Chem.*, **87**, 587 (2004)

第10章　かまぼこなど練り製品

鈴木博晶*

1　はじめに

　かまぼこや竹輪をはじめとする水産練り製品は魚を原料とした日本の伝統食であり，魚の成分が凝縮された食品である。一般的に，『魚食は健康に良い』というイメージは強く，実際に魚介類の摂取量が多く，摂取頻度が高いほど，死亡危険率が低下し[1]，心臓病[2]や認知症[3]のリスクも低減することが証明されている。魚由来の機能性成分としては，ドコサヘキサエン酸（DHA）やイコサペンタエン酸（EPA），アスタキサンチン，アンセリン，カルシウムなどが注目されがちであるが，近年，魚肉タンパク質やその分解産物であるペプチドが様々な健康機能性を持つことが次々と明らかにされてきている[4]。後述するようにかまぼこはタンパク質のかたまりである。そこで，本章ではかまぼこやタンパク質，ペプチドの栄養性や機能性に特化して研究事例を紹介したい。

2　かまぼこなど練り製品の栄養性

　練り製品の原料である魚肉すり身は，魚の頭や骨，内臓，皮を除去した後，魚肉を大量の水で洗い，余分な脂質や色素成分，魚臭成分などを除去する『水晒し』という工程を経て作られる。そのため，同じアミノ酸スコア100の動物性タンパク質源である牛肉や鶏卵と栄養成分組成を比較した場合，すり身が非常に高純度のタンパク質のかたまりであることがわかる（図1）。この

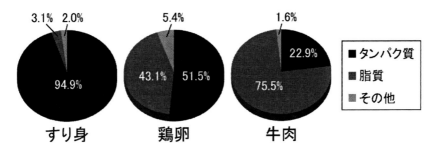

図1　栄養成分組成
水分を除いた組成比。すり身は財団法人日本食品分析センターの分析結果，鶏卵および牛肉は日本食品標準成分表（七訂）の値を基に作成した。

＊　Hiroaki Suzuki　全国蒲鉾水産加工業協同組合連合会　代表理事

特長は余分な脂質を摂取せずに良質なタンパク質を摂取することができる，という大きな利点につながっている．最近，かまぼこがダイエットに効果的な食品としてよく利用されているのは，このように高タンパク質低脂質のヘルシー食品であることが理由の一つである．

3 かまぼこの健康機能性

3.1 抗酸化活性

体内で発生する過剰な活性酸素が様々な疾病や老化に関与していることが明らかにされて以来，アンチエイジングの観点からも抗酸化活性の高い食品が注目を集めている．

ORAC（Oxygen Radical Absorbance Capacity）法を用いて抗酸化活性を比較した研究では，胃液を模したペプシンで消化したかまぼこ（1,276 μmol trolox 当量/100 g（以下単位省略））の抗酸化活性は，キャベツ（508）や赤ワイン酢（410），ジャガイモ（1,010）よりも高いことが明らかにされた[5]．さらに，人工胃液や人工腸液で消化したかまぼこは次亜塩素酸イオン（ClO$^-$）に対して強い抗酸化活性を示し[6]，ヒドロキシラジカルによる DNA 損傷に対する防御率を指標とした場合にもかまぼこをペプシンで消化することにより，抗酸化活性が高まることが明らかにされている[7]．電子スピン共鳴（ESR）法を用いて実験動物に対する抗酸化能を評価した結果，かまぼこの摂食により高血圧自然発症ラット（SHR）および脳卒中易発症性高血圧自然発症ラット（SHRSP）の脳内酸化ストレスが有意に軽減されることが証明された（図2）[8]．また，かまぼこおよびイワシすり身を摂取させた SHRSP では，酸化ストレスマーカーである尿中 8-OHdG 量が有意に低下し，結果として血圧上昇や血栓形成が抑制されることもわかってきた[9]．以上のように様々な角度から，かまぼこが高い抗酸化活性を持つことが証明されており，過剰な活性酸素を効果的に除去できる有用な抗酸化食品であると期待されている．

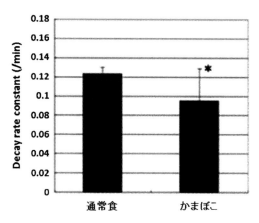

図2 高血圧自然発症ラット（SHR）におけるかまぼこの脳内酸化ストレスに対する効果

第10章　かまぼこなど練り製品

3.2　血圧上昇抑制作用

　高血圧は心疾患や脳卒中，腎疾患などの要因となり得るが，世界保健機関（WHO）の調査では，2008年に高血圧症と診断された人は全世界で10億人を超えており，大きな社会問題となっている。一方で，動物性タンパク質を多く摂ることで高血圧のリスクが減少することはよく知られており[10]，動物性タンパク質のかたまりであるかまぼこにも大いにその効果が期待できる。

　食べた後の状態を推測するために種々の酵素でかまぼこや竹輪，はんぺんなどの練り製品を消化した後，血圧上昇抑制作用の指標であるアンジオテンシンI変換酵素（ACE）阻害活性を測定した結果，いずれの消化物も非常に高いACE阻害活性を示すことがわかった（IC_{50}：0.14-96.2 mg/mL）[11]。これらの値はみりんや酒，白醤油，酢，味噌など高いACE阻害活性を持つ発酵食品（同 3.77-60.3 mg/mL）と同等かそれ以上であった。動物レベルでは，SHRSPにかまぼこを摂取させた実験において，有意に収縮期血圧が低下し，血圧の上昇を抑制することが証明されている（図3）[12]。

3.3　脂質代謝改善

　かまぼこの原料である魚肉タンパク質の摂取が血清や血漿，肝臓コレステロールを低減させる[13,14]ことや血中脂質を低減させる[15]ことなど，脂質代謝改善に効果があることはよく知られており，かまぼこでも同様の効果が得られることが期待される。

　畜肉ソーセージと比較した研究では，かまぼこを摂取したラットの方が血中や肝臓コレステロール，中性脂肪，過酸化脂質濃度が低下することがわかり，DNAマイクロアレイ解析の結果からは脂肪酸合成系やコレステロール合成系酵素群の発現が抑制されることも明らかになってき

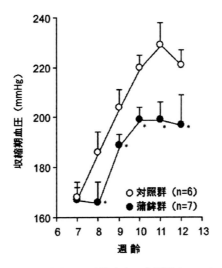

図3　脳卒中易発症性高血圧自然発症ラット
　　　（SHRSP）におけるかまぼこ摂取による収縮期血圧への影響

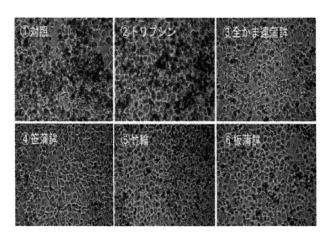

図4　3T3-L1細胞の脂肪細胞への分化誘導による脂肪滴の蓄積

た[16]。また，エストロゲン欠乏性の急激な血清コレステロールの増加が脳や血管系疾患を誘発し，寝たきりや認知症の要因となることが知られており，閉経後の女性において大きな問題となっている。そこで，そのモデル動物として卵巣摘出ラットを用いて，かまぼこおよびタラやエソ，イトヨリダイすり身の摂取効果を調べた結果，いずれも牛乳タンパク質と比べて血清コレステロール濃度の上昇を抑制することが明らかにされ，高コレステロール血症阻止効果があることが示唆された[17]。さらに，脂肪細胞へ分化するマウス線維芽細胞3T3-L1にかまぼこや竹輪のトリプシン消化物を添加することで，対照と比べて脂肪細胞への分化および油滴蓄積が抑制されることが証明された（図4）[18]。肥満への影響を調べるため，20%ラード添加飼料で飼育した食餌性肥満ラットを用いた実験では，かまぼこを30%添加した餌料で飼育したもので脂肪細胞の肥大化が抑制されることがわかり，白色脂肪組織に存在するUCP-2の発現が活性化されることで脂質代謝が活性化されていることも明らかとなった[18]。

3.4　糖尿病予防

糖尿病については，平成24年国民健康・栄養調査によると糖尿病有病者と予備軍を合わせて2,050万人に達すると推定されており，予防意識を強く持つ必要がある疾病と言える。そこで，かまぼこおよびすり身の糖尿病予防効果を検証するために血糖値への影響を調べた研究では，マダラから調製したかまぼこおよび蒸したすり身のいずれも血糖値を有意に低下させることが明らかとなった（図5）[19]。この時，かまぼこの摂取により，血中インスリン濃度が高まることもわかっている。マダラの他にもイサキやマダイから調製したかまぼこでも同様の効果が認められたことに加えて，加熱していない生のすり身やかまぼこの酵素分解物では血糖値上昇抑制作用が認められなかったことから，加熱処理を受けた魚肉タンパク質が血糖値の上昇抑制に関与していることが示唆されている。

第10章 かまぼこなど練り製品

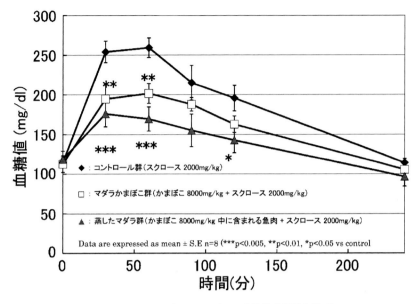

図5 蒸したすり身とかまぼこの血糖値上昇抑制作用

3.5 抗がん作用

かまぼこの抗がん作用についてはマウスを用いて詳細に検証されている。人為的にがん（骨髄細胞腫瘍：SP2）を移植したマウスに、餌料中のタンパク質（カゼイン）の一部をかまぼこ由来のタンパク質に置き換えた餌料を与えて経時変化を観察した結果、14日目に対照群よりもかまぼこ50％群で有意に腫瘍重量の増加抑制効果が認められ、かまぼこ20％群でも21日目に有意に腫瘍重量の増加が抑制されることがわかった（図6）[20]。マウスの生存率を比較しても、餌料にかまぼこを含まない対照群と比べて、全固体が死に至るまでの期間がかまぼこ5％群で2日、20％群で6日、50％群で14日も延長されることが明らかにされている[20]。一方で、かまぼこのアミノ酸組成を基に再構成したアミノ酸単体による給餌実験では、腫瘍抑制作用が認められなかったことから、これらのがん抑制効果にはかまぼこタンパク質の消化課程で産生するペプチドなどの中間加水分解物が関与していると考えられている。

3.6 脳機能活性化

かまぼこには記憶力の維持やアルツハイマー病予防効果がある可能性も見出されてきている。スコポラミンを投与し、人為的に健忘を引き起こしたマウスの step through latency（STL：記憶力の指標）をかまぼこ摂取群と非摂取群で比較した実験では、かまぼこ摂取量が多くなるほど記憶力が大きく回復することが証明された（図7）[21]。また、エーテル麻酔（酸欠）下での死亡に至るまでの時間をスコポラミン投与マウスで測定したところ、かまぼこ10％摂取群で非摂取群と比べて時間が2倍に延長され、延命効果が認められたことから、脳保護作用があることも示唆されている[21]。さらに、アルツハイマー病予防効果について神経成長因子（nerve growth

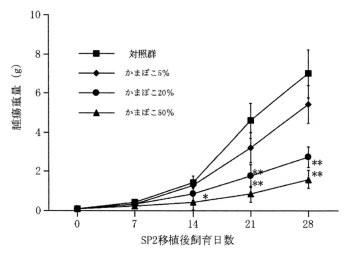

図6 試験期間中の腫瘍重量の変化
平均値±標準偏差 *$p<0.05$, **$p<0.01$

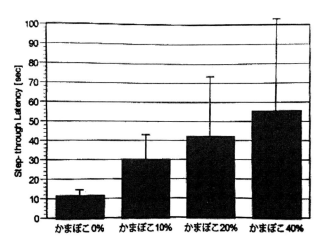

図7 スコポラミン誘発健忘マウスにおけるかまぼこ摂取の効果

factor：NGF）産生量を指標として検証した研究では，十分に脱脂したかまぼこのトリプシン消化物の添加により，アストログリア細胞中のNGF産生量が対照と比べて有意に増加することが明らかとなった[22]。特にイトヨリおよびスケトウダラから調製したかまぼこでは，NGF産生を促進することがわかっているエピネフリンよりも有意にNGF産生量を増加させることがわかり，非常に強い活性があることが示唆されている[22]。このように，かまぼこの摂取によりアルツハイマー病や認知症予防に効果があることが期待されている。

4 かまぼこの消化性

ここまで述べてきたように，かまぼこには様々な健康機能性があることが次々にわかってきた。これらの研究において，試験管レベルではかまぼこ摂取後の状態を模してタンパク質を酵素消化したもので機能性が認められるものが多く，動物レベルでもかまぼこ摂取後，体内の消化酵素で分解された加水分解物が様々な機能性を発現させることが示唆されている。すなわち，有用な健康機能性を効率よく発揮させるためにはかまぼこ摂取後の体内での挙動も重要であり，タンパク質消化性の違いによっては十分に効果が発揮されない可能性も考えられる。

そのため，かまぼこの消化性についてもいくつか研究が実施されている。よく噛んだことを想定し，機械で十分細かく砕いたかまぼこをペプシンおよびパンクレアチンで消化した時の消化率を測定した結果，マダイやマグロなど生鮮魚介類の平均が29.8％だったのに対し，市販のかまぼこでは平均46.4％と高い値を示した[23]。その食感から消化されにくいイメージを持たれるかまぼこではあるが，実際には刺身よりも消化されやすいことが証明されている。一方で，加熱時間の延長や外部からの重合酵素添加によって過剰に固くしたかまぼこでは，ペプシンに対する消化性が有意に低下し，結果として血圧上昇抑制作用を持つペプチドの産生量も有意に減少することが明らかにされている[24]。

5 おわりに

かまぼこと言えば塩分が多いというイメージはいまだに根強く，高血圧や脳卒中になりやすいのではないかと敬遠する人たちがいることも事実である。日本食品成分表（七訂）によるとかまぼこ100 g中の食塩相当量は2.5 gであり，プロセスチーズ（2.8 g）やコーンフレーク（2.1 g），カップラーメン（6.9 g），フランスパン（1.6 g）など他の食品と比べて劇的に多いというわけではない。先に述べたように，動物性タンパク質の摂取により高血圧のリスクが減少する[10]ことや1日の動物性タンパク質摂取量を20 g増やすと脳卒中のリスクが26％も低減する[25]という観点からはタンパク質のかたまりであるかまぼこは動物性タンパク質源としての利点が多い。さらに，本章で紹介したようにかまぼこ自体が多くの健康機能性を持つことが明らかにされており，かまぼこの有用性が次々と証明されてきている。また，これまでも食品中の栄養価の指標としてタンパク質の量自体が注目されることは多かったが，実はその消化性も機能性発現に重要であることがわかってきた。今後は単純な量だけではなく，かまぼこの消化性にも着目し，食べた人の健康増進につながるかまぼこを提供していくことが栄養性の面からも健康機能性の面からも大切だと考えられる。かまぼこは『和食』の世界遺産認定を機に再度大きな注目を集めている食品である。これからも，その美味しさに加えて，健康機能性という新たな付加価値が次々と増えていくことが期待される。

日本食およびその素材の健康機能性開発

文　　献

1) Y. Nakamura *et al., Am. J. Med.*, **118**, 239 (2005)
2) H. Iso *et al., Circulation*, **113**, 195 (2006)
3) P. Barberger-Gateau *et al., BMJ*, **325**, 932 (2002)
4) R. Hosomi *et al., Glob. J. Health Sci.*, **4**, 72 (2012)
5) 原田和樹，水産練製品の機能性研究成果集，p.125，全国蒲鉾水産加工業協同組合連合会 (2010)
6) 寺島正明，水産練製品の機能性研究成果集，p.118，全国蒲鉾水産加工業協同組合連合会 (2010)
7) 原田和樹，水産練製品の機能性研究成果集，p.108，全国蒲鉾水産加工業協同組合連合会 (2010)
8) 李昌一，水産練製品の機能性研究成果集，p.16，全国蒲鉾水産加工業協同組合連合会 (2010)
9) 佐々木康人，水産練製品の機能性研究成果集，p.99，全国蒲鉾水産加工業協同組合連合会 (2010)
10) J. R. Buendia *et al., Am. J. Hypertens.*, **28**, 372 (2015)
11) 永井毅，水産練製品の機能性研究成果集，p.6，全国蒲鉾水産加工業協同組合連合会 (2010)
12) 村上哲男，水産練製品の機能性研究成果集，p.110，全国蒲鉾水産加工業協同組合連合会 (2010)
13) X. Zhang & A. C. Beynen, *Br. J. Nutr.*, **69**, 767 (1993)
14) R. Hosomi *et al., J. Agric. Food Chem.*, **57**, 9256 (2009)
15) A. Shukla *et al., Br. J. Nutr.*, **96**, 674 (2006)
16) 宮澤陽夫，水産練製品の機能性研究成果集，p.117，全国蒲鉾水産加工業協同組合連合会 (2010)
17) 海老原清，水産練製品の機能性研究成果集，p.103，全国蒲鉾水産加工業協同組合連合会 (2010)
18) 小嶋文博，水産練製品の機能性研究成果集，p.38，全国蒲鉾水産加工業協同組合連合会 (2010)
19) 矢澤一良，水産練製品の機能性研究成果集，p.50，全国蒲鉾水産加工業協同組合連合会 (2010)
20) 福永健治，水産練製品の機能性研究成果集，p.22，全国蒲鉾水産加工業協同組合連合会 (2010)
21) 小嶋文博，水産練製品の機能性研究成果集，p.54，全国蒲鉾水産加工業協同組合連合会 (2010)
22) 小嶋文博，水産練製品の機能性研究成果集，p.66，全国蒲鉾水産加工業協同組合連合会 (2010)
23) 塚正泰之，水産練製品の機能性研究成果集，p.72，全国蒲鉾水産加工業協同組合連合会 (2010)
24) N. Ueki *et al., J. Food. Sci.*, **79**, C2427 (2014)
25) Z. Zhang *et al., Neurology*, **83**, 19 (2014)

第11章 漬　物

松岡寛樹*

1　漬物の歴史

　野菜を塩漬けにすることで長期保存が可能になり，冬の野菜摂取源として，漬物は古くから作られてきた。6世紀中頃，中国の「斉民要術」に漬物の製造法の原形があり，我が国においては，平城宮跡から発掘された木簡には漬物の記述がある。当時は塩が高価だったこともあり，塩を使って作られた漬物も貴重品として扱われた。

　平安時代に編纂された「延喜式」には，塩漬，醤漬，糟漬，須須保利（すずほり），菹（にらぎ），擣（つき），荏裏（えづつみ）の7種類が記載され，既に様々な野菜が漬けられていたことがわかる。江戸中期から後期の間に，現代漬物の原形がほぼ完成し，高塩蔵→脱塩→調味液漬といった古漬技法も記録に残っている。古漬技法は現代漬物の半分を占めるが，諸外国の漬物には見られず，日本固有のものといえる。表1に古代から現代までの漬物の関係を示す[1]。

2　漬物の定義

　厚生労働省が発行している「漬物の衛生規範」によると，漬物は次のように定義されている。通常，副食物として，そのまま摂食される食品であって，野菜，果実，きのこ，海藻等を主原料として，塩，しょう油，みそ，かす，こうじ，酢，ぬか，からし，もろみ，その他の材料に漬け込んだものをいう。

表1　斉民要術・延喜式・現代漬物の関係[3]

斉民要術（中国）	延喜式（日本）	現代
鹹漬	塩漬	塩漬
越瓜・胡瓜醤漬	醤漬	醤油漬・味噌漬け
瓜漬酒	糟漬	奈良漬
楡子醤・楡醸酒	菹	ぬかみそ漬
酢菹	須須保利	たくあん
八和の虀	擣	ねり梅
蓼菹	荏裏	シソ巻トウガラシ
蔵梅瓜		酢漬
白梅		梅干

＊　Hiroki Matsuoka　高崎健康福祉大学大学院　健康福祉学研究科　食品栄養学専攻　教授

野菜は食塩と接触すると，その浸透圧により，細胞膜が破壊される。損傷を受けた細胞膜を通して味に関わる成分が細胞内に入り込み，食材の持つ呈味成分と混じり合った結果でき上がるのが漬物である。

3　漬物の分類

漬物は製造法の違いによって，図1に示したような新漬，調味漬，発酵漬物に分類される[2]。他方，原料野菜の漬かり方によって，「野菜の風味が主体の新漬け」，ぬか漬けなどの「野菜の味と発酵産物の味の混和した発酵漬物」，前処理として長期の高塩蔵後に，脱塩し，調味液で浸み込ませた福神漬けや甘酢漬けなどの「調味液の味が主体の古漬け」にも分類される。

従来の漬物は，保存食であり，高塩条件下での漬込みが必須であった。しかし，消費者の生活環境の変化や食習慣の欧米化にともない，食塩に対する嗜好性も大きく変化した。そのため，漬物工業では，冷蔵・冷凍技術および包装技術を確立したことで，脱塩を必要としない低塩低温製造法を発展させた。低塩化により野菜本来の味を引き出すことができるようになったため，調味技術との相乗効果により，現在の漬物は美味しくなったといえる。

ところが，発酵漬物は漬物工業近代化の過程で切り捨てられ，生活環境の変化により家庭で作られることが少なくなり，日本人の嗜好に合わなくなってきている。発酵は乳酸菌もしくは酵母

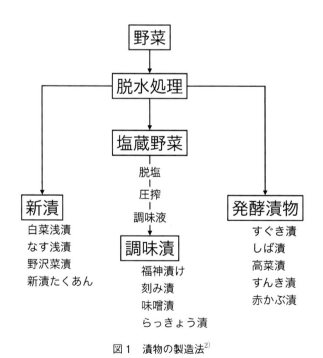

図1　漬物の製造法[2]

第11章 漬 物

によるものであるが，風味の点ではその匂いや強烈な乳酸の酸味，視覚的には原料野菜と異なる色や濁った調味液が敬遠される要因になっている。発酵漬物は食べやすい発酵漬物風調味酢漬に変化したため，本来の乳酸発酵させたしば漬けは，生しば漬けとして名称を変えることで，差別化を図っている。個性的な発酵漬物は，地域の産学官連携等を通じた企業の努力により，伝統を重んじる京漬物やすぐき漬など特産品として扱われ，マスメディアによる紹介ならびにインターネット通販の普及にともない，入手しやすくなっている。

4 漬物の機能性

食品需給研究センターの生産統計によると，漬物生産量は年々減少しており，平成元年から約60％まで低下している（表2）。かつて，漬物の代名詞であったたくあん漬けにおいてはその傾向は顕著である。和食がユネスコ無形文化遺産に登録され，その本質は，「ご飯と漬物と一汁三菜」にある。和食では漬物は香の物と呼ばれ，主食，副食に対する「陪食」の位置づけにある。「陪食」とは，現代の食生活が濃厚調味，油脂過剰型であり，食事の合間に食べることで，口腔内をリセットし，食の疲れを癒すとともに食欲を増進する役割を担うという考え方である[3]。

漬物の機能性に関しては，漬物加工に特化した研究例は少なく，原料野菜由来の機能性成分から論じられることがほとんどである。漬物用の野菜・果実として使われているものは限られており，主要なものとしてアブラナ科野菜であるダイコン，ハクサイ，カブなどがあり，その他にキュウリ，ナス，シロウリ，ウメ，ショウガ，ラッキョウなどが挙げられる。これらの含硫化合物，

表2 漬物生産量の推移 (t)

		平成元年	平成26年	平26年／元年比
塩漬	梅干・梅漬	35,758	26,699	0.75
	他塩漬	145,001	73,692	0.51
酢漬	らっきょう漬	19,904	15,132	0.76
	しょうが漬	48,952	43,947	0.90
	他酢漬	11,705	11,520	0.98
浅漬		302,766	118,391	0.39
糠漬	たくあん漬	217,457	50,493	0.23
醤油漬	福神漬	55,905	57,868	1.04
	野菜刻漬	106,767	44,038	0.41
	キムチ	67,057	196,396	2.93
	他醤油漬	41,984	27,043	0.64
粕漬類	奈良漬	29,718	18,532	0.62
	わさび漬	11,325	4,201	0.37
	他粕漬	6,297	2,415	0.38
味噌漬類		14,313	5,802	0.41
他漬物類		36,407	8,845	0.24
合　計		1,151,316	705,013	0.61

ポリフェノール，辛味成分の研究例は数多く，その他，期待される機能として食物繊維や発酵漬物の乳酸菌のプロバイオティクス研究を挙げることができる。

4.1 漬物の食物繊維とその機能

　平成13年より厚生労働省が毎年行っている国民健康・栄養調査に食物繊維の項目が追加された。その代表的な機能である腸内環境の改善・便通改善や大腸がんリスク低減効果については広く知られている。日本人の食事摂取基準（2015）によると，1日あたりの目標摂取量が10～20g以上となっている。平成25年の国民健康・栄養調査において，実質摂取量は12.0～16.3gであり，平成13年の調査と比べると，約1±0.8g減少している。漬物は，その塩分ゆえにネガティブに取り上げられがちであるが，その一方で，食物繊維の高さも一緒に忘れられている。野菜を塩漬けすると，余分な水が抜け，その食物繊維量は相対的に高くなる（表3）。そのため，食物繊維1gを追加したいとき，25～50gの漬物を食べれば十分である。これをサラダの定番であるレタスに換算すると，1/4個分（中玉1個を400gとしたとき）以上の食物繊維が簡単に取れる

表3 漬物と原料野菜の食物繊維（％）の比較

野菜	加工	%	野菜	加工	%
キャベツ	生	1.8	レタス	生	1.1
らっきょう	甘酢漬	3.3	ひのな	生	3.0
梅干し		3.6		甘酢漬	4.7
ザーサイ	漬物	4.6	やまごぼう	みそ漬	7.0
たかな	生	2.5	ダイコン	生	1.4
	たかな漬	5.2		塩押たくあん漬	3.5
からしな	生	3.7		干たくあん漬	3.7
	塩漬	5.0		守口漬	3.3
かぶ	生	1.5		みそ漬	3.3
	塩漬	1.9	さんとうさい	生	2.2
	ぬかみそ漬	2.0		塩漬	3.0
キュウリ	生	1.1	みずかけな	生	2.8
	塩漬	1.3		塩漬	4.0
	しょうゆ漬	3.4	たいさい	生	1.6
	ぬかみそ漬	1.5		塩漬	2.5
しょうが	生	2.1	なす	生	2.2
	酢漬	2.4		塩漬	2.7
	甘酢漬（ガリ）	2.0		ぬかみそ漬	2.7
しろうり	生	1.2		こうじ漬	4.2
	塩漬	2.2		しば漬	4.4
	奈良漬	2.4	野沢菜	生	2.0
すぐきな	生	1.7		塩漬	2.5
	すぐき漬	5.2		調味漬	3.1
	ぬかみそ漬	1.8	白菜	生	1.3
ひろしまな	生	2.4		塩漬	1.8
	塩漬	2.4		キムチ	2.7

日本食品標準成分表2015年版（七訂）

第11章　漬　物

ことになる。

　食物繊維は漬物のテクスチャーに影響を与え，脱水ならびに圧搾により食感が大きく変化する。これは，主にペクチン質の性状変化を引き起こすためであり，漬物独特の歯ごたえや歯切れを生み出す[4]。噛む力などの咀嚼機能は口腔環境だけでなく免疫機能など健康にも影響を及ぼすとされ[5]，赤坂らの咀嚼筋活動量と食物分類に関する研究によると，たくあん漬けは生ダイコンの2倍，茹でたものの14倍の筋活動量を必要とし，最も噛みごたえのある食品として分類されている[6]。

4.2　発酵漬物の機能

　「須須保利」や「菹」といった現存しない漬物も穀類の粉や楡の木の皮の粉と食塩を使って床を作り，野菜などを漬込みつくられていた。今の糠床漬の原形であり，その後，醤，味噌，糟などを使えるようになったため，単調な酸味である乳酸発酵は飽きられ，弱い酸味を持つ発酵漬物が好まれるようになった。

　発酵漬物は，雑菌が生育しにくい5～10％の食塩濃度で漬込み，乳酸菌の働きによって，発酵風味がつくられる。発酵初期に出現する主な乳酸菌は，球菌の *Leuconostoc mesenteroides* が優勢となり，乳酸量は0.7～1.0％に達する[2,7]。中・後期になると耐酸性が強い *Lactobacillus plantarum* や *L. brevis* を中心とした桿菌が増殖する。発酵漬物に見出される乳酸菌を表4に示した[8]。このように，漬物フローラ（菌叢）はpHや温度の影響を受けやすく[9]，コールドチェーンが発達した現代漬物では様相は異なることが推察される。発酵漬物の中で変わり種が，長野県木曾御岳でつくられる無塩の発酵漬物，すんき漬である。これはカブの葉を一旦湯通ししたものと前年に製造したすんき干を漬込んだものである。

　漬物フローラの主体である乳酸菌の機能研究において，特筆すべきはカゴメの研究グループにより見出された免疫力を高める *L. brevis* KB209である[10]。京都の伝統的な京漬物の一つであるすぐき漬から単離され，ラブレ菌と謳ったことで有名になり，発酵漬物が一躍注目されるようになった。

　糠床にグルタミン酸ナトリウム（MSG）を添加すると，乳酸菌がγ-アミノ酪酸（GABA）に

表4　漬物フローラを形成する乳酸菌[8]

菌種	形態	発酵形式	生育温度（℃）	生育pH域	漬物中の耐塩性（％）
Leu. mesenteroides	球菌	ヘテロ	5-40	5.4-6.8	3
Etc. faecalis	球菌	ホモ	10-45	4.5-9.6	10-13
Etc. faecium	球菌	ホモ	10-45	4.5-9.6	15-18
L. plantarum	桿菌	ホモ	10-45	3.5-4.2	13-15
L. brevis	桿菌	ヘテロ	15-45	3.7-4.2	
Ped. acidilactici	球菌	ホモ	5-50	4.0-8.2	13-15
Ped. pentosaceus	球菌	ホモ	5-45	4.5-8.2	13-15
Ped. halophilus	球菌	ホモ	10-45	5.0-9.0	15-18

変換させることが,以前から知られていた。GABA の機能性研究は古く,若齢マウスの脳の成長を促し[11],ヒトの経口摂取により血圧上昇抑制作用[12~14],精神安定作用[15],記憶力改善[16]など多岐にわたる働きがある。そのような背景から,市販漬物などから GABA 変換能が高い *Pediococcus* 属や *Lactobacillus* 属といった乳酸菌も分離され,GABA を富化させた漬物や糠床が開発されている[17,18]。糠床と味噌を組み合わせた漬床で調製した漬物が,高血圧モデルラットの血圧を低下させることが報告されている[19,20]。

4.3 浅漬の機能

以前,筆者が白菜をテーマに NHK の情報番組の取材を受けて,2%の食塩で細切り白菜の浅漬を試作しアミノ酸の変化について測定を行った(表5)。1.5時間後にはアミノ酸総量は1.6倍となり,手絞りによる白菜の重量減少率は60%(濃縮率:1.7倍)であった。浅漬白菜では,浸透圧により優先的に水が抜け,食物繊維だけでなくアミノ酸のような高親水性成分も濃縮されていることが実験的に証明された。栄養成分・機能性成分の損失はわずかであり,野菜の供給源としての位置づけは不変であることが明白である。

アブラナ科野菜の浅漬に必ず生成するイソチオシアナート(ITCs)は,風味の形成に重要であるとともに,血小板凝集抑制作用や発がん予防効果を始めとする多様な生理機能を有している[21~24]。近年,漬物用野菜は通年で栽培されるようになり,季節・時期によっては辛く感じることがある。これは,栽培時の気温が上昇すると,植物が ITCs を産生し,熱ストレス耐性を強化するためと考えられている[25]。アブラナ科野菜の浅漬やキムチでは機能性向上が期待されるが,辛い,苦い,あるいは薬品臭いといった消費者のクレームにさらされることになる。今のところ許容されている ITCs 由来の辛味は,ワサビ漬けやワサビ風味のナス漬けに限られている。

表5 白菜漬のアミノ酸総量の変化

漬込時間 (h)	アミノ酸総量 (mg/100g)
0	90 ± 10
1.5	148 ± 10
20	147 ± 38

4.4 たくあん漬けの黄変化に関わる辛味成分の変化と抗酸化機能

漬物に親しみのある消費者にすれば,たくあん漬けが黄色というのは当たり前のことである。多様な情報が錯綜する現代においては,ダイコンは白いのに,なぜ黄色に染めるのかといった食品添加物論争になりがちである。これは,たくあん漬けの黄色が光に弱く,退色防止目的で各種天然着色料が用いられているため,仕方のない面もある。ここでは,筆者が行ってきた長期塩蔵によるたくあん漬けの黄変化機構,光との関わり,さらに抗酸化性に着目した研究例を紹介する。

たくあん漬けが黄変化に到るまでには,4段階の反応を経る(図1)。まず,ダイコン特有の

第11章 漬物

4-methylthio-3-butenyl isothiocyanate（MTBITC）の生成である。MTBITCはその生成と同時に2-thioxopyrrolidine-3-carbaldehyde（TPC）へと変換される。TPCはさらにトリプトファンと反応し，β-カルボリン化合物の一つである1-(2-thioxopyrrolidine-3-yl)-1, 2, 3, 4-tetrahydro-β-carboline-3-carboxylate（TPCC）まで速やかに変換される[26～28]。TPCCの環開裂により，ようやく黄色色素であるTPMTが生成する[29]。

　ダイコンの漬込みの過程で，これらの黄色色素関連物質がどのような変化を示すのだろうか。実際にたくあん漬けを試作し，上がり水のpHやダイコン内でのそれらの消長を解析した（図2）[30]。ダイコンを収穫した後，日干しおよび塩押しによる脱水，それぞれ低塩低温，高塩常温条件下で8ヶ月間塩蔵を行った。塩蔵により全ての試作品は，色度の差はあるが，黄変化した。なかでも，常温日干したくあん漬けでは，貯蔵温度を10℃以上にした2～4ヶ月以降，最も黄変した。塩押したくあん漬けとは異なり，塩蔵期間が2ヶ月たったころから，上がり水のpH低下が緩やかになり，常温塩蔵下ではpH 5以上を保持していた。以上のことから，黄変化反応の最終段階においてpHが律速因子であることが示唆され，製造管理におけるpH制御の重要性が明らかになった。

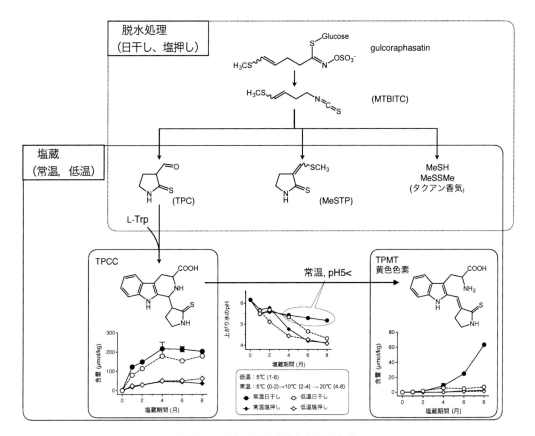

図2　たくあん漬けの黄色色素の生成

古漬に分類されるたくあん漬けでは，MTBITCは製造過程で分解するため，その機能性は消失する。しかし，主要な分解物であるTPCは抗菌活性を有し[31〜33]，発がん物質を代謝活性化させるシトクロムP450酵素群に対する不競合阻害剤として作用するため，それらの齲蝕予防効果や発がん予防効果が期待できる[34]。

その他，黄色関連物質はトロロックスと同等以上のABTSラジカルカチオン消去活性を有していることが明らかになっている[35]。グルコラファサチン[36]や製造初期に生成するMTBITCの状態では活性が弱く，熟成が進みTPCCやTPMTが増えると，ABTSラジカルに対する消去活性は高くなる（図3）。

一連の研究の中で，たくあん漬けの色素であるTPMTがフォトクロミック化合物であることを突き止めた。フォトクロミズムとは，光の作用により色の異なる異性体を可逆的に生成することをいう。TPMTは長波長紫外線照射によりその50％を濃黄色のシス型に，可視光線照射により96％を淡黄色のトランス型に誘導する。シス→トランスの変換，つまり淡色化反応は連鎖型の反応であり，トランス→シスより圧倒的に速い。鮮黄色したたくあん漬けでは，シス型の存在比が高いと推定され，可視光線にさらされる店頭では，トランス型への変換，すなわち光退色が容易に起こる[37]。本来の色であるシス-TPMTの抗酸化能について詳細な解析を行ったところ，シス型はトランス型よりもラジカル消去能が高くなることを突き止めた[35]。これらのことから，熟成による黄変化は，たくあん漬けの抗酸化機能を増強していることが明らかになった。

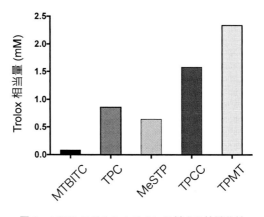

図3 ABTSラジカルカチオンに対する抗酸化性

4.5 たくあん漬け製造時におけるGABA蓄積

発酵漬物の項で述べたように，GABAは乳酸発酵にともない生成する。しかし，植物は物理化学的ストレスを受けると，細胞内にGABAを蓄積する。これは，ストレスによる細胞内酸性化を防ぐために，水素イオン消費型のグルタミン酸脱炭酸酵素（GAD）が働き，GABAを生成しながら中性化するためである。この反応は植物であれば普遍的であり，微生物発酵に頼らず緑茶や玄米では嫌気処理によるGABA富化など様々な手法がとられてきた[38,39]。また，市販漬物

第11章 漬　物

や生鮮野菜においては，0.5〜50 mg/100 g 含有しており，特にナス，ミニトマト，カラシナ，ニンジンでは 20 mg/100 g 以上と高い[40]。

　筆者の研究室においても，先のたくあん漬けの試作の際に GABA の増加を見出したので，その消長を解析した[41]。収穫直後のダイコン（干し理想）の GABA 含量が 0.3 mg/g（DW）であったのに対し，低温下での日干しおよび塩押し脱水により，グルタミン酸（Glu）が経時的に減少すると同時に，GABA が 4.9〜9.1 mg/g（DW）まで増加した（図4）。脱水方法による変換効率の違いも見出され，塩押しダイコンでは，食塩添加後1週間以内に GABA 生成は停止したが，ダイコンを日干し乾燥させている間は GABA 生成が継続した。ところが，日干しダイコンにおいても，その後の食塩添加により GABA 生成は停止した（図5）。つまり，GABA 生成に関与する GAD は食塩耐性が低いため，塩の浸透と同時に酵素活性が消失することが明らかになった。

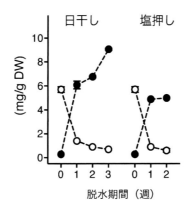

図4　脱水処理によるダイコンの GABA および Glu の変化
●：GABA，○：Glu

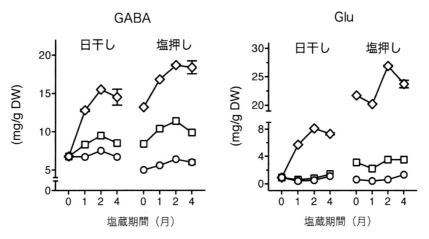

図5　MSG を併用した塩蔵処理によるダイコンの GABA および Glu の変化
○：無添加区，□：0.1％MSG，◇：0.5％添加区

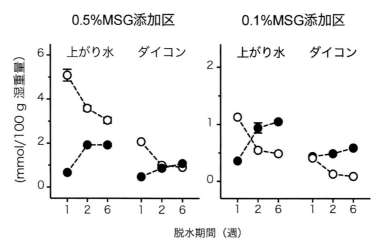

図6 MSGを併用した塩押し脱水処理によるダイコンおよび上がり水のGABAとGluの変化
○：Glu, ●：GABA

　この実験と同時に，塩漬時にMSGを添加したGABA富化たくあん漬けの試作を行った。MSGのダイコンへの浸透速度は塩と比べると緩やかであるため，ダイコン内でのGABA変換より，むしろ，上がり水において変換したGABA移行の方が優勢であった（図6）。この事実から，添加したMSGは，上がり水に存在する微生物の発酵作用によりGABA変換された後，ダイコンに移行し富化させると推察した。よって，Gluを含んだ糠など他の漬込み資材を使わない限り，たくあん漬け製造におけるGABA増加に微生物は関与せず，内的因子に依存していることは明らかである。

　たくあん漬けのGABA富化という目的は達したものの，単純な添加のみでは，塩蔵中にダイコンが灰変化ならびに褐変化し，長期塩蔵に耐えることはできなかった。漬物工業においてのたくあん漬けは，桜漬けや福神漬けなど他の漬物に姿を変える。その際，色の管理は極めて重要で，一度変色を起こすと，着色料を使っても，きれいな色に染めることは難しくなる。たかが黄色の話ではあるが，重要な品質管理指標となっている。

　農産物は気象条件に左右され，その成分はばらつきが大きいとされている。本試作実験では同一品種のダイコンを用いているが，収穫年（2011〜2013年）の違いによるGABAとGlu含量のばらつきは大きく，その変動係数はそれぞれ93％，46％となった。ところが，統計処理したところ，得られた値は負の相関関係を示していた。さらに，脱水処理により，それらの変動を約20％以下まで抑えられることが明らかになった。このことは，漬物製造特有の脱水工程が原料野菜のばらつきを抑え，たくあん漬けの品質安定化に寄与できる事実が明らかになった。

　漬物研究のほとんどが製造や衛生に関わるものである。いくつかの野菜については，機能性成分の消長が明らかにされているが，漬物の機能性について直接的な科学的エビデンスは少ない。医薬品とは異なり食品が多様な成分の複合体であるためである。原料野菜だけを考えるだけであ

第11章 漬物

れば，まだアプローチもしやすいが，熟成や発酵が加わることで，一層複雑化する。近年は，食品から新規な活性物質を見つけることは容易ではなく，それを解決するために分析機器とソフトウェアの発達により複雑系から重要な因子を見出すメタボローム解析手法が用いられ始めている。現在，筆者の研究室では伝統的な製法によるたくあん漬けのメタボローム解析，ならびに高血圧モデルラットに対する影響を検討しており，その成果の一部は，第61・62回日本食品科学工学会にて発表を行った。漬物の機能性研究は始まったばかりであり，詳細については，まだ紹介できる段階にはないが，血圧上昇抑制作用以外にも興味深い知見も得られている。

　日本には，数多くの漬物があり，工業統計表によると2014年の漬物の市場規模は3,600億円であり，209もの事業所が支えている。これだけの規模にも関わらず，大学や各地方自治体にある公設試においても漬物を専門に研究を行っている研究者が少なくなってしまった。食塩含有食品であるがゆえに，日陰の存在であったが，今後，この分野の研究者が増え，漬物の食文化ならびにそれを支える関連業界の発展を期待してやまない。

文　献

1) 日本伝統食品研究会編，日本の伝統食品辞典，p.83，朝倉書店（2007）
2) 宮尾茂雄，モダンメディア，**61**（11），18（2015）
3) 前田安彦，漬物学―その化学と製造技術―，p.1，幸書房（2002）
4) 金子憲太郎ほか，日本食品工業学会，**29**（10），611（1982）
5) 渡辺久ほか，日本咀嚼学会雑誌，**10**（2），101（2001）
6) 柳沢幸江ほか，小児歯科学雑誌，**27**（1），74（1989）
7) 今井正武ほか，日本農芸化学会誌，**57**（11），1105（1983）
8) 山口和夫ほか，食品微生物学ハンドブック，p.225，技報堂出版（1995）
9) 中川弘ほか，日本食品微生物学会雑誌，**18**（2），61（2001）
10) 矢嶋信浩ほか，生物工学，**85**（7），321（2007）
11) N. M. Van Gelder, *Brain Res.*, **33**（2），571（1971）
12) K. Hayakawa *et al.*, *Eur. J. Pharmacol.*, **438**（1-2），107（2002）
13) K. Hayakawa *et al.*, *Eur. J. Pharmacol.*, **524**，120（2005）
14) K. Inoue *et al.*, *Eur. J. Clin. Nutr.*, **57**，490（2003）
15) A. M. Abdou *et al.*, *BioFactors*, **26**，201（2006）
16) 岡田忠司ほか，日本食品科学工学会誌，**47**（8），596（2000）
17) 寺島晃也ほか，富山県食品研究所研究報告，**6**，45（2008）
18) 上野義栄ほか，生物工学会誌，**85**（3），109（2007）
19) K. Oda *et al.*, *Biosci. Biotechnol. Biochem.*, **78**（5），882（2014）
20) K. Oda *et al.*, *Biosci. Biotechnol. Biochem.*, **79**（2），318（2015）
21) T. Okamura *et al.*, *J. Agric. Food Chem.*, **61**（9），2103（2013）

22) Y. Morimitsu *et al.*, *BioFactors*, **13**, 271 (2000)
23) Y. Uda *et al.*, *Nippon Shokuhin Kogyo Gakkaishi*, **40** (10), 743 (1993)
24) Y. Nakamura *et al.*, *J. Agri. Food Chem.*, **49** (12), 5755 (2001)
25) M. Hara *et al.*, *Plant Growth Regulation*, **69** (1), 71 (2013)
26) Y. Ozawa *et al.*, *Agric. Biol. Chem.*, **54** (3), 605 (1990)
27) Y. Ozawa *et al.*, *Agric. Biol. Chem.*, **54** (5), 1241 (1990)
28) Y. Uda *et al.*, *Agric. Biol. Chem.*, **54** (3), 613 (1990)
29) H. Matsuoka *et al.*, *Biosci. Biotechnol. Biochem.*, **66** (7), 1450 (2002)
30) A. Takahashi *et al.*, *Biosci. Biotechnol. Biochem.*, **79** (9), 1512 (2015)
31) Y. Uda *et al.*, *Nippon Shokuhin Kougyo Gakkaishi*, **40** (11), 801 (1993)
32) H. Matsuoka *et al.*, *Food Sci. Technol. Int. Tokyo*, **3** (4), 353 (1997)
33) K. Hashimoto *et al.*, *Int. J. Antimicrobial Agents*, **17** (2), 97 (2001)
34) Y. Uda *et al.*, *Food Sci. Technol. Lebensm. Wiss.*, **33** (1), 37 (2000)
35) A. Takahashi *et al.*, *Food Sci. Technol. Res.*, **15** (3), 337 (2009)
36) J. Barillari *et al.*, *J. Agric. Food Chem.*, **53**, 9890 (2005)
37) H. Matsuoka *et al.*, *Biosci. Biotechnol. Biochem.*, **72** (9), 2262 (2008)
38) T. Tsushida *et al.*, *Agric. Biol. Chem.*, **51** (11), 2865 (1987)
39) 日本栄養・食糧学会, 機能性タンパク質・ペプチドと生体利用, p.179, 建帛社 (2010)
40) 大野一仁ほか, 愛媛県工業系研究報告, **45**, 29 (2007)
41) 加藤亮ほか, 日本食品科学工学会誌, **62** (10), 492 (2015)

── 第Ⅲ編：素材別機能 ──────────────

第1章　魚（脂肪酸）

西川正純*

1　はじめに

　日本古来の魚を中心とする魚食文化は，日本食（和食）として世界に広く認められ，日本食（和食）＝健康食というイメージが強い。2013年12月には，米，味噌汁，魚や野菜・山菜などの多様な山海の幸を利用した「和食；日本人の伝統的な食文化」がユネスコ無形文化遺産に登録された。日本人の長寿の源は魚にあるとも言われており，2010年度水産白書によれば各国の魚介類供給量と平均寿命は正の相関を示している（図1）。ところが，昨今我が国では，畜肉を中心とする欧米型食生活の普及やジャンクフードの氾濫によって，若年層からの生活習慣病が増加の一途をたどっており，旧来からの魚食を中心とする日本食，いわゆる日本型食生活への回帰が望まれている。

　本章では，日本食における魚介類の機能性，特に脂質（脂肪酸）に焦点をあて概説するが，魚にはそれ以外にも様々機能性成分が含まれており，例えば，カキには亜鉛やグリコーゲン，イカ，タコにはタウリン，モズク，コンブ，ワカメにはフコイダン，ホヤにはプラズマローゲン，さらに，魚の皮にはコラーゲン，カニ・エビの殻にはキチン，キトサン，グルコサミン，サメのヒレ

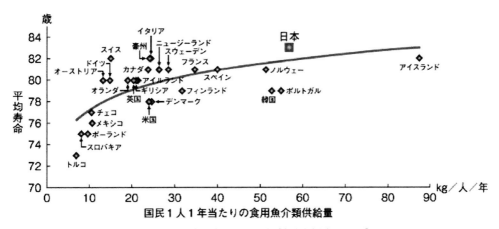

資料：FAO「Food balance sheets」（日本以外の国）、農林水産省「食料需給表」、WHO「Statistical Information System (WHOSIS)」に基づき水産庁で作成

図1　食用魚介類供給量と平均寿命の関係
平成22年度水産白書より

＊　Masazumi Nishikawa　宮城大学　食産業学部　フードビジネス学科　教授

にはコンドロイチン硫酸，サメの肝臓にはスクワレン，オキアミにはリン脂質が豊富である。このように魚介類は多種多様の機能性素材の宝庫となっている。

2　魚の脂質

魚に含まれる脂質は牛や豚，鶏由来の脂質，植物由来の脂質と同様にトリアシルグリセロール（トリグリセリド）が主成分であるが，構成する脂肪酸の組成はかなり異なる。牛や豚，鶏由来の脂質は飽和脂肪酸や一価不飽和脂肪酸のオレイン酸（C18：1 n-9）が多く，また植物由来の脂質は n-6 系多価不飽和脂肪酸のリノール酸（C18：2 n-6）が多いのに対し，魚由来の脂質は n-3 系高度不飽和脂肪酸（二重結合を 4 個以上有する脂肪酸）が多い（表 1）。動植物は体内で飽和脂肪酸や不飽和脂肪酸を生合成できるが，二価の不飽和脂肪酸以上では一般に動物と植物で機構は異なる。例えば植物はオレイン酸からリノール酸や α-リノレン酸（C18：3 n-3）を生合成できるが，動物はオレイン酸からリノール酸や α-リノレン酸を生合成することができず，食物から摂取するよりほかない。したがって人を含め動物においてリノール酸と α-リノレン酸は必須脂肪酸ということになる。また，動物は食物から得られたリノール酸や α-リノレン酸を原料として，さらに長鎖で二重結合の多い高度不飽和脂肪酸を生合成できる。ただ，構造内の既存の二重結合からカルボキシル基側にしか二重結合を導入できないことから，リノール酸は n-6 系，α-リノレン酸は n-3 系の範囲内での生合成に限られる（図 2）。

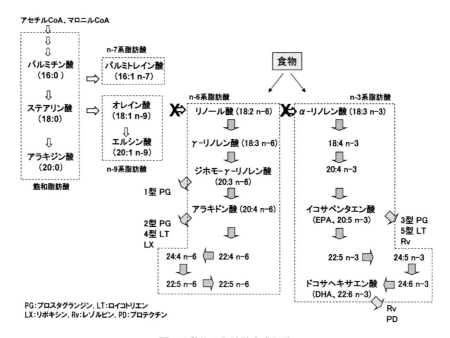

図 2　動物の脂肪酸合成経路

第1章 魚（脂肪酸）

表1 各種油脂の主な脂肪酸組成（%）

各種食材	脂肪酸	パルミチン酸	ステアリン酸	オレイン酸	リノール酸	α-リノレン酸	イコサペンタエン酸（EPA）	ドコサヘキサエン酸（DHA）
	脂肪酸系列	飽和	飽和	n-9	n-6	n-3	n-3	n-3
魚	マイワシ	19.0	3.3	13.0	2.6	1.0	13.0	10.7
	サンマ	11.1	1.9	6.6	1.7	1.2	6.4	10.6
	カツオ	23.6	9.7	15.7	1.4	0.5	6.2	24.8
	マグロ	23.6	12.6	13.6	1.2	0.2	2.8	29.9
畜肉	牛(和牛ヒレ)	27.4	14.3	46.0	2.5	0	0	0
	豚（ヒレ）	25.3	13.7	39.4	11.8	0.3	0	0
植物油	大豆（油）	10.3	3.8	24.3	52.7	7.9	0	0
	コーン（油）	11.2	2.1	34.7	50.5	1.5	0	0
	サフラワー（油）	7.3	2.6	13.4	76.4	0.2	0	0

（五訂食品成分表2005より）

　魚由来の脂質はn-3系高度不飽和脂肪酸の中でもイコサペンタエン酸（EPA，C20：5 n-3）とドコサヘキサエン酸（DHA，C22：6 n-3）を特徴的に含む（表1）が，その含量と組成比は魚種や季節，生息地域（漁獲地域）によって変動する。例えば，魚種毎のDHAの脂肪酸組成は，㈶日本水産油脂協会の「魚介類の脂肪酸組成表」によれば，マイワシでは1.4〜41.1%，マサバでは7.3〜40.7%，マアジでは30.0〜39.8%，サンマでは5.4〜42.8%とかなりの幅で変動している[1]。また，同一魚種においても銚子漁港で水揚げされたマイワシは，脂質含量が産卵期の3〜4月は3〜5%と極端に低く，その後索餌とともに増加し，9月には30%近くに達する。EPA，DHA含量の周年変化も同様の推移となっている[2]（図3）。さらに，春から夏にかけて日本列島の太平洋沿岸を黒潮に乗って北上する「上りカツオ（初ガツオ）」と秋に北海道の太平洋沿岸から親潮に戻され黒潮で南下する「戻りカツオ」では，可食部の脂質含量は「戻りカツオ」が「上りカツオ」の2倍以上上回り[3]，「戻りカツオ」は「脂が乗って美味い」と称されることが多い。一般に，可食部のEPAやDHAの含量が多い魚としては，マグロ類，カツオ類，サバ類，イワシ，サンマ，ブリやハマチなどが挙げられる。脂肪酸組成としてはイカ，トビウオ，貝類や海藻もDHA組成は高いが，脂質含量が少ない。また，魚由来の脂質にn-3系高度不飽和脂肪酸のEPAやDHAが多い理由については，植物プランクトンを起源として索餌による食物連鎖で増加したものと考えられている[4]。

3　EPAとDHAの効果効能

　EPAとDHAの生理作用が注目されたのは，デンマークの医師Dyerberg博士が1960年代後半から70年代にかけてグリーンランドの原住民のイヌイットを対象に実施した疫学調査[5]が発端であることはあまりにも有名である。この調査の中でイヌイットはデンマーク人に比べて，コ

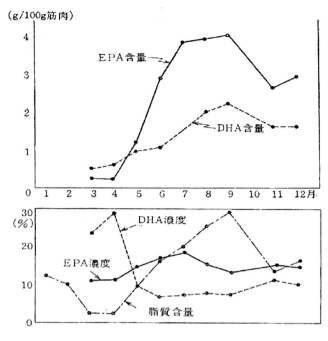

図3 マイワシのEPA, DHA含量の周年変化

表2 DHAやEPAの効果効能

効果効能	ドコサヘキサエン酸（DHA）	イコサペンタエン酸（EPA）
脳・眼機能の発達	○	―
認知症予防作用	○	―
脳卒中の予防作用	○	―
抗うつ作用（神経疾患予防作用）	○	―
虚血性心疾患の予防作用	○	○
抗動脈硬化作用	○	○
脂質異常症（高脂血症）改善作用	○	○
降圧作用	○	○
血糖値低下作用	○	○
抗アレルギー作用	○	○
抗炎症作用	○	○
骨強化作用	○	○
関節リュウマチ改善作用	○	○
抗癌作用	○	○

レステロールや中性脂質等の血中脂質が低いこと，急性心筋梗塞，糖尿病，乾癬の罹患率が低いことが示され，これらが食事由来のEPAやDHAに起因することが明らかとなった[6]。

EPAとDHAの効果効能を表2にまとめた。認知症予防，脳梗塞等の脳卒中予防，さらに脳・眼機能の発達などの中枢神経作用はDHAに特異的（最近EPAが脳内でDHAに変換され機能を発揮しているとの報告もある[7]）であるが，虚血性心疾患の予防，抗動脈硬化作用，脂質異常

第 1 章　魚（脂肪酸）

（高脂血症）改善，降圧作用，血糖値低下作用，抗アレルギー作用，抗炎症作用，骨強化作用，関節リュウマチ改善，抗癌作用については両化合物とも効果がある。中でも代謝性・循環器系疾患の脂質異常（高脂血症）改善，降圧作用，血糖値低下作用は，昨今，若年層からの罹患が懸念されている生活習慣病の改善に繋がることから EPA や DHA への期待度は高い。実際，魚から EPA と DHA を抽出精製したトリアシルグリセロール製品が，特定保健用食品や健康食品として上市されており，特定保健用食品，いわゆるトクホとしてはソーセージ（EPA 200 mg，DHA 850 mg）や清涼飲料水（EPA 600 mg，DHA 260 mg）等の製品が認可を受け，血中の中性脂肪の改善を効能としている。また，EPA は，エチルエステル体に誘導体化後，蒸留法とクロマト法などを組み合わせて純度を 96.5％ 以上に高めた製品が閉塞性動脈硬化症治療，高脂血症治療の医療用医薬品として上市されており，2013 年にはスイッチ OTC 薬として中性脂肪値の改善を効能に認可されている。このように，魚に含まれる EPA と DHA は機能性食品や医薬品として優れた効果効能を示しているが，EPA と DHA の作用強度，例えば脂質異常症（高脂血症）改善作用は EPA と DHA のどちらの活性が強いか，あるいは，DHA には EPA の閉塞性動脈硬化症の改善作用は存在するかについては明確ではない。そこで，我々はこの 2 つの効能について比較試験を実施した。

　脂質異常症（高脂血症）に対する EPA と DHA の効能比較は，高純度に精製した EPA エチルエステル（EPA-E）と DHA エチルエステル（DHA-E）を用いて，まず高カゼイン負荷高脂血症ラット試験を実施した。試験期間は 3 週間とし，対照は高脂血症薬のクロフィブラートを用いた。その結果，高カゼイン負荷によってコントロール群の血清総コレステロール値は上昇したのに対し，DHA と EPA は用量依存的に上昇を抑制した。その作用強度は高脂血症薬のクロフィブラートには及ばないものの DHA と EPA はほぼ同等の作用強度と考えられた。また，血清中性脂肪値については高カゼイン負荷によってコントロール群の血清中性脂肪値は上昇したのに対し，DHA と EPA は用量依存的に上昇を抑制したが，その作用強度は DHA の方が若干強い傾向が認められた（表 3）。次に，フルクトース誘発高脂血症ラット試験を実施した。25％ フルクトースを含む飲水を自由摂取させる 2 週間の試験とし，対照は高脂血症薬のベザフィブラートを用いた。その結果，図 4 に示す通り，DHA と EPA は用量依存的に上昇を抑制し，その作用強度は同等であった。以上の結果より，脂質異常症（高脂血症）に対する EPA と DHA の効能はほぼ同等であると判断した。

　閉塞性動脈硬化症に対する EPA と DHA の効能比較試験では，EPA と DHA のエチルエステル（EPA-E，DHA-E）を用い，まず動静脈シャント血栓性閉塞モデル試験を実施した。ラットに被験物質を 4 週間投与後，ポリエチレンチューブを用いて動静脈シャントを作製し 4 時間後の血栓形成の状況を確認した。その結果，コントロール群は 12 匹中 11 匹に血栓形成が認められたのに対し，DHA および EPA では有意に血栓形成の減少が認められた。また，形成した血栓長もコントロールに比べて有意に短かった（表 4）。次にラウリン酸誘発大腿動脈血栓モデル試験を実施した。ラットに被験物質を 4 週間投与後，ラウリン酸を大腿動脈に投与し，3 日後，7 日後，

表3 DHA, EPAの高カゼイン負荷高脂血症ラットに及ぼす影響

Group		Triglycerides (mg/dL) Administration period (weeks)			
		0	1	2	3
Intact control		95±8	84±10**	99±7**	87±6*
Control		92±9	156±20	135±13	131±16
DHA-E	100 mg/kg	85±12	126±15	123±11	112±12
DHA-E	300 mg/kg	80±9	123±12	87±8**	62±8**
DHA-E	1000 mg/kg	79±5	86±11**	55±6**	51±6**
EPA-E	300 mg/kg	84±8	135±19*	84±9**	96±13
EPA-E	1000 mg/kg	72±10	78±7*	63±9**	49±8*
Clofibrate	300 mg/kg	84±8	104±15*	145±25	187±39

Each value represents the mean ± S. E.
*: $p<0.05$, **: $p<0.01$; Significantly different from control

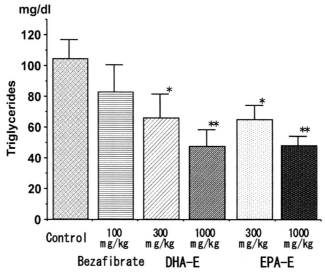

*: $p<0.05$, **: $p<0.01$; Significantly different from control

図4 DHA, EPAのフルクトース誘発高脂血症ラットに及ぼす影響

14日後の足病変スコアを観察した。その結果，DHAおよびEPAはコントロール群に比べ有意に病変スコアの改善が認められた（表5）。以上のことより，閉塞性動脈硬化症に対するEPAとDHAの効能はほぼ同等であり，DHAの閉塞性動脈硬化症に対する効果効能が示唆された。

DHAが脳機能の発達，特に記憶の形成に関与すると言われて久しいが，その機序は明確ではない。我々は，記憶形成機序の最有力候補である海馬シナプス伝達の長期増強（Long Term Potentiation：LTP）という観点からアプローチした。

海馬シナプス伝達の長期増強の誘導には，主にグルタミン酸受容体が関与する。グルタミン酸

第1章 魚（脂肪酸）

表4 DHA, EPAの動静脈シャント血栓性閉塞ラットに及ぼす影響

Drug	Dose (mg/kg, p.o.)	Incidence	Length of thrombosis[a] (cm)
Control	−	11/12	16.4 ± 1.8
DHA-E	10	4/12*	2.0 ± 0.8##
	30	3/12*	0.7 ± 0.5##
EPA-E	30	5/12	0.6 ± 0.5##

Control, DHA-E and EPA-E were given orally to each groups for 28 days. The arterio-venous shunt was installed 3hr. after the final administration of all drugs.
Obstruction of shunt was checked 4hr. after installation.
[a]: Each value represents the mean ± S. E.
*: $p<0.05$, **: $p<0.01$; Significantly different from control (Fisher's exact probability test)
##: $p<0.01$; Significantly different from control (Steel's test)

表5 DHA, EPAのラウリン酸誘発大腿動脈血栓ラットに及ぼす影響

Drug	Dose (mg/kg, p.o.)	No. of animals	Grade of disease[a]		
			Day after lauric acid injection		
			3 days	7 days	14 days
Control	−	12	5.3 ± 1.2	15.5 ± 2.8	20.0 ± 2.8
DHA-E	10	12	2.0 ± 0.8	5.4 ± 2.1*,[b]	12.5 ± 3.2[b]
	30	12	0.7 ± 0.5*	2.9 ± 1.2**	8.5 ± 3.2*
EPA-E	30	12	0.6 ± 0.5*	3.2 ± 1.5**,[c]	7.4 ± 3.1*,[c]

Control, DHA-E and EPA-E were given orally for 28 days from 14 days before to 13 days after injection of lauric acid.
[a]: Each value represents the mean ± S. E., [b]: N=10, [c]: N=9
*: $p<0.05$, **: $p<0.01$; Significantly different from control (Mann-Whitney's test)

受容体には薬理学的にNMDA（N-メチル-D-アスパラギン酸）受容体，AMPA受容体，代謝型グルタミン酸受容体などのサブタイプが存在するが，NMDA受容体の活性化による細胞内へのCa^{2+}の流入が長期増強の誘導のトリガーとされている。この細胞内でのCa^{2+}濃度の上昇が，カルモジュリン依存性プロテインキナーゼII（CaMKII）の活性化を介して，AMPA受容体の性質や数を変化させ，シナプス伝達の長期増強が起こる。この経路に対して，DHAのNMDA受容体応答への影響について検討した。その結果，DHAは濃度依存的にNMDA受容体応答を増強した（図5）[8]。この作用はアラキドン酸（AA）においても認められたが，中枢神経系に存在する他の脂肪酸では観察されなかった。次に，DHAによってシナプス伝達の長期増強が誘導されるか否かについて検討を加えた。シナプス伝達の長期増強は，神経細胞やグリア細胞からDHAやアラキドン酸等の脂肪酸を切り出すホスホリパーゼA_2（PLA_2）の活性を阻害すると誘導されないことが知られているが，阻害剤のBEL存在下でDHAを処置したところ，濃度依存的にシナプス伝達の長期増強が誘導された（図6）[9]。アラキドン酸についても同様であった。こ

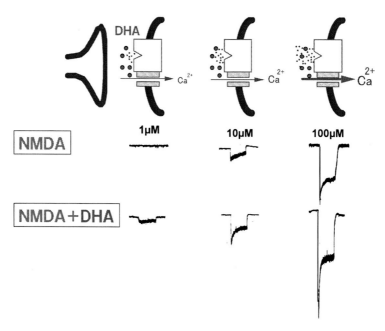

図5　DHA の NMDA 受容体応答への影響

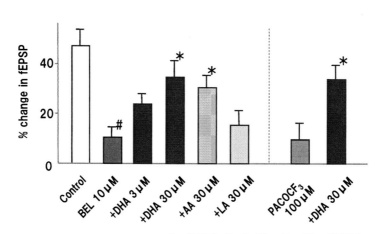

*: $p<0.05$, Significantly different from BEL or PACOCH$_3$
\##: $p<0.01$, Significantly different from control

図6　LTP 誘導期に対する各種脂肪酸の影響

のことから，DHA やアラキドン酸はシナプス伝達の長期増強の誘導に重要な因子であることが示され，記憶の形成促進の一つの有力な機序と我々は考えている。また，DHA のアルツハイマー型認知症に対する研究については，橋本らが精力的に取り組んでおり，原因物質のアミロイド $\beta42$ の蓄積が抑制されるなど DHA の役割が解明されつつある[10]。今後の展開が非常に興味深い。

第 1 章　魚（脂肪酸）

4　EPA と DHA の作用メカニズム

　EPA と DHA の効果効能のメカニズムは，n-6 系高度不飽和脂肪酸のアラキドン酸の代謝経路，いわゆるアラキドン酸カスケードの研究から，生体内で EPA や DHA が細胞膜リン脂質に取り込まれる際にアラキドン酸との競合作用を示すこと，それによってアラキドン酸カスケードによって産生される強力な生理作用を有する 2 型のプロスタグランジン（PGs）や 4 型ロイコトリエン（LTs）の産生量が低下すること，さらに，EPA も同様に代謝されるが，代謝体の 3 型の PGs, 5 型の LTs の生理作用が軽微であることなどで説明されてきた[11]。すなわち，アラキドン酸は生体膜リン脂質中から PLA_2 によって切り出された後，いわゆるアラキドン酸カスケードに乗って，シクロオキシゲナーゼ（COX）により PGG_2, PGH_2 を経て，PGI_2, PGE_2, PGD_2, $PGF_{2\alpha}$, トロンボキサン A_2（TXA_2）などの 2 型の PG 類に，また 5-リポキシゲナーゼ（5-LOX）によって，5-HpETE, LTA_4 を経て，LTB_4, LTC_4, LTD_4, LTE_4 などの 4 型の LT 類に変換され，主に炎症惹起や気管支収縮等の強力な生理作用を示す。一方，EPA はアラキドン酸と同様に生体膜リン脂質中から PLA_2 によって切り出された後，COX により PGG_3, PGH_3 を経て，PGI_3, PGE_3, PGD_3, $PGF_{3\alpha}$, TXA_3 などの 3 型の PG 類に，また 5-LOX によって，5-HpEPE, LTA_5 を経て，LTB_5, LTC_5, LTD_5, LTE_5 などの 5 型の LT 類に変換される。しかし EPA 由来の 3 型 PGs や 5 型 LTs は，PGI_3 に血小板凝集抑制作用が認められた以外他の分子種の生理作用は軽微であり，産生量増加による影響は少ない。また，DHA については 1998 年頃までは COX の基質にはならないと考えられ，実際 5-LOX や 12-LOX などにより好中球で 4-HDHE, 7-HDHE[12]に，血小板で 11-HDHE や 14-HDHE[13]に，またラット肝臓ミクロソーム画分で数種の HDHE やエポキシ体に変換される[14]との報告に留まっていた。

5　EPA と DHA 研究の新たな展開

　近年，EPA や DHA が核内受容体 PPARs（peroxisome proliferator-activated receptors）の内因性リガンドとして脂質代謝の亢進に関わることや[15]，転写因子である SREBP（ステロール調節エレメント結合タンパク質）を介して脂肪酸合成を制御する[16]ことが徐々に明らかとなってきた。さらに，非ステロイド系抗炎症薬（NSAIDs）のアスピリンはアラキドン酸カスケードの COX を阻害することで薬効を発揮することは有名であるが，そのメカニズムは COX がアセチル化されることで PG 産生酵素活性が失われることによるとされている。COX には恒常的に発現している COX-1 と炎症によって誘導される COX-2 があるが，COX-2 はアスピリンでアセチル化された後も水酸化活性を示し，EPA や DHA が基質となりレゾルビンやプロテクチンと呼ばれる抗炎症性メディエーターに変換されることが明らかになってきた[17,18]。

　レゾルビンには EPA から産生される E シリーズと DHA から産生される D シリーズがある（図 7）。E シリーズは 3 種類確認されており，EPA が内皮細胞由来のアセチル COX-2，あるい

日本食およびその素材の健康機能性開発

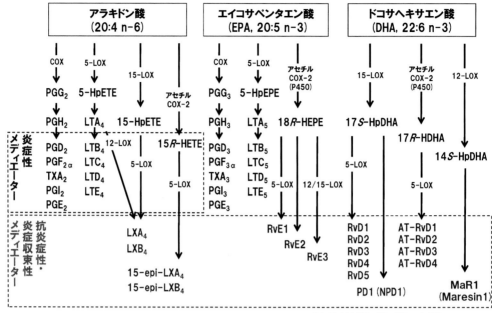

図7　アラキドン酸，EPA・DHA の代謝体

はシトクローム P450 によって 18R-HEPE に変換され，レゾルビン E2（RvE2）とさらに好中球の 5-LOX によって 5, 6-epoxy-18R-HEPE を経てレゾルビン E1（RvE1）とに変換される[19]。また，好酸球では 12/15-LOX によってレゾルビン E3（RvE3）に変換される[20, 21]。レゾルビン E1 はケモカイン受容体のファミリーである ChemR23 や LTB4 受容体の BLT1 に結合し抗炎症作用を示す。レゾルビン E2，E3 についても抗炎症作用を有するが詳細な検討はこれからである。最近 18S 型のレゾルビンについても産生が示されている[19, 20]。

一方 D シリーズは，DHA が 15-LOX によって 17S-hydroperoxyDHA（17S-HpDHA）に変換され，次いで 5-LOX によって 7,8-epoxy-17S-HDHA や 4,5-epoxy-17S-HDHA を経てレゾルビン D1，D2，D3，D4，D5（RvD1, 2, 3, 4, 5）に変換され生成する[24]。また別経路としてアセチル COX-2 あるいはシトクローム P450 によって DHA が 17R-hydroxyDHA（17R-HDHA）に変換され，次いで 5-LOX によって 7,8-epoxy-17R-HDHA や 4,5-epoxy-17R-HDHA を経て aspirin triggered-レゾルビン D1，D2，D3，D4，D5（AT-RvD1, 2, 3, 4, 5）に変換される経路がある。いずれのレゾルビン類も強力な抗炎症作用[25]を示すが，レゾルビン D1 には破骨細胞の分化を抑制することによる骨吸収抑制因子としての作用[26]，レゾルビン D2 には敗血症への効果[27]，AT-RvD1, 2 には大腸炎への効果[28]が報告されている。

また DHA には，17S-hydroperoxyDHA（17S-HpDHA）を介してプロテクチン D1（PD1，またはニューロプロテクチン D1：NPD1）を産生する経路もある。プロテクチン D1 は 2003 年

に Bazan, Serhan ら[29,30)]のグループによって脳虚血再還流試験によって発見された物質で，脳保護作用[31,32)]やレゾルビン同様強力な抗炎症作用[33,34)]を示すことが明らかとなっている。

最近，線虫のω3系脂肪酸合成酵素（fat-1）を発現したトランスジェニックマウスが開発された。このマウスは炎症性大腸炎や発癌，アレルギー性気道疾患，糖尿病，骨吸収などに著しい抵抗性を示すことから，EPA や DHA などの高度不飽和脂肪酸の重要性が益々認識されてきている[35〜38)]。

6 おわりに

魚に含まれる脂質成分の EPA, DHA の効果効能について雑駁に述べてきたが，超高齢社会が進行している我が国では，これら機能性成分に対する国民の期待度は高い。しかしながら，我が国の魚の摂取量は年々減少しており，長寿国日本の前途は決して明るいとは言えない。食育の観点から魚を中心とする日本食（和食）へ回帰することの意義や重要性を積極的に訴えて行くことこそ，次世代への素晴らしい贈り物になるのではないだろうか。

文　献

1) 日本水産油脂協会，魚介類の脂肪酸組成表，光琳（1989）
2) 秦和彦ほか，調理科学，**16** (3), 155 (1983)
3) 守田麻由子ほか，*Nippon Suisan Gakkaishi*, **69** (6), 960 (2003)
4) 斉藤洋昭，オレオサイエンス，**11** (3), 85 (2011)
5) J. Dyerberg *et al.*, *Am. J. Clin. Nutr.*, **28**, 958 (1975)
6) 室田誠逸ほか，プロスタグランジンの生化学―基礎と実験―，東京化学同人（1982）
7) 萩原琢男ほか，脂質栄養学，**24** (1), 21 (2015)
8) M. Nishikawa *et al.*, *J. Physiol.*, **475**, 83 (1994)
9) S. Fuzita *et al.*, *Br. J. Pharmacol.*, **132**, 1417 (2001)
10) M. Hashimoto *et al.*, *J. Aging Res. Clin. Pract.*, **1**, 193 (2012)
11) 室田誠逸ほか，講座プロスタグランジン 8 巻 PG をめぐる新物質，p.193, 東京化学同人（1988）
12) S. Fisher *et al.*, *Biochem. Biophys. Res. Commun.*, **120**, 907 (1984)
13) M. Aveldano *et al.*, *J. Biol. Chem.*, **258**, 9339 (1983)
14) M. VanRollians *et al.*, *J. Biol. Chem.*, **259**, 5776 (1984)
15) A. K. Hihi *et al.*, *Cell Mol. Life Sci.*, **59**, 790 (2002)
16) T. Nakatani *et al.*, *J. Lipid Res.*, **44**, 369 (2003)
17) 佐和貞治，日集中医誌，**17**, 269 (2010)

18) 有田誠ほか，化学と生物，**46**, 316 (2008)
19) S. F. Oh *et al.*, *Biochim. Biophys. Acta*, **1811**, 737 (2011)
20) Y. Isobe *et al.*, *J. Biol. Chem.*, **287**, 10525 (2012)
21) Y. Isobe *et al.*, *Front Immunol.*, **3**, 1 (2012)
22) M. Arita *et al.*, *J. Immunol.*, **178**, 3912 (2007)
23) S. F. Oh *et al.*, *J. Immunol.*, **188**, 4527 (2012)
24) M. Uddin *et al.*, *Prog. Lipids Res.*, **50**, 75 (2011)
25) M. Arita, *J. Biochem.*, **152**, 313 (2012)
26) J. Yuan *et al.*, *Prostaglandins Other Lipid Mediat.*, **92**, 85 (2010)
27) M. Spite *et al.*, *Nature*, **461**, 1287 (2009)
28) A. F. Bento *et al.*, *J. Immunol.*, **187**, 1957 (2010)
29) V. L. Marcheselli *et al.*, *J. Biol. Chem.*, **278**, 43807 (2003)
30) C. N. Serhan *et al.*, *J. Exp. Med.*, **196**, 1025 (2002)
31) W. J. Lukiw *et al.*, *J. Clin. Invest.*, **115**, 2774 (2005)
32) N. G. Bazan *et al.*, *Mol. Neurobiol.*, **46**, 221 (2012)
33) C. N. Serhan *et al.*, *J. Immunol.*, **176**, 1848 (2006)
34) T. D. Niemoller *et al.*, *Prostaglandins Other Lipid Mediat.*, **91**, 85 (2010)
35) J. Nowak *et al.*, *Carcinogenesis*, **28**, 1991 (2007)
36) S. Bilal *et al.*, *Biochim. Biophys. Acta*, **1812**, 1164 (2011)
37) J. Bellenger *et al.*, *Diabetes*, **60**, 1090 (2011)
38) M. M. Rahman *et al.*, *J. Cell Mol. Med.*, **13**, 1833 (2009)

第2章　魚（魚肉タンパク質）

福永健治*

1　はじめに

　日本食に欠かすことができない食材の一つに魚介類がある。しかし，日本人は嗜好的にあるいは健康を考慮して魚介類を選択してきたわけではない。我が国の地勢を見てみると，南北に連なる列島を国土とし，四方を海に囲まれていることがわかる。北からはオホーツク海を源に千島列島の東部を南下してくる千島海流（親潮），南からはフィリピンないし台湾の東方に源を発する日本海流（黒潮）が北上し，太平洋側は黒潮本流，九州南端で分岐した対馬海流が日本列島をとりまいている。これらの寒暖流は接触部で潮目を作って海洋生物を育み，その結果日本近海は数量，種類ともに豊かな水産資源に恵まれ，世界的にみても非常に優れた漁場となっており，太古の昔から魚介類の入手が容易であったからである。また，国土の大半が湿潤温暖な気候のため稲作，畑作が容易で牧畜が発展しなかったこと，さらに宗教の影響による食肉忌避も魚介類食が我が国に広く根ざした一因である。

　魚介類食の健康有益性が世界中で広く知られるようになったのは，1970年代半ばにグリーンランドイヌイットを対象に調査したDyerbergら[1]の疫学調査が発端である。アザラシなどの海獣を主食とするイヌイットは，高脂肪食であるにもかかわらず，デンマーク在住白人に比べて心血管系疾患による死亡率が非常に低いことが報告された。その後，心血管系疾患予防効果の本体は，海獣に豊富に含まれるエイコサペンタエン酸[注1]（EPA）やドコサヘキサエン酸（DHA）などのn-3系高度不飽和脂肪酸（n-3PUFA）であることが明らかにされ，多数の疫学調査，介入試験をもとに有効性が確認されるようになった。EPAやDHAの摂取による高脂血症の治療効果については，血清トリグリセリド濃度の低下作用のみならず血清総コレステロールおよび低密度リポタンパク質（LDL）コレステロール濃度に対して低下作用があるとの報告も多い。これは，魚油摂取が魚介類摂取と同義に扱われていることに起因する。すなわち，魚介類を食材として摂取した場合に，血清総コレステロールおよびLDLコレステロール濃度の低下が確認されることから，魚介類に含まれるEPAやDHAの効果であると結論付けている誤解である。血清総コレステロールおよびLDLコレステロール濃度の低下作用は，n-3PUFAではなく，脂質を除いた他の主要成分，すなわちタンパク質の関与を示唆している[2]。

注1）IUPACにおいてはイコサペンタエン酸表記が推奨されているが，本稿では慣用名であるエイコサペンタエン酸で記述した。

　＊　Kenji Fukunaga　関西大学　化学生命工学部　生命・生物工学科　教授

日本食およびその素材の健康機能性開発

　魚肉タンパク質の研究は，長らくかまぼこに代表される水産練り製品への応用に注力され，タンパク質の加工特性や変性抑制機構を生化学的に評価する研究が中心であった。一方，魚肉タンパク質の栄養機能に関する研究は魚油を対象とする研究に比べてわずかであったが，最近少ないながらも研究成果が報告されるようになってきた。本章では，魚肉タンパク質の特性，栄養学的評価について触れ，さらに我々が行った魚肉タンパク質の脂質代謝改善機能に関する研究を中心にそのほか健康機能について述べる。

2　魚肉タンパク質の特性

　一般に食用に供される動物の筋肉タンパク質は，中性塩溶液に対する溶解性に基づきイオン強度0.05以下の塩溶液に可溶な水溶性タンパク質，イオン強度0.5の塩溶液に可溶な塩溶性タンパク質およびこれらの塩溶液に不溶な不溶性タンパク質に分けられ，それぞれ筋形質，筋原繊維，および筋基質タンパク質に相当する（図1）。動物の種，組織によってこれら3種類のタンパク質の組成に相違が見られる。牛や豚など畜産動物の筋肉は，筋形質タンパク質が30～35％，筋原繊維タンパク質が50％，筋基質タンパク質が15～20％である。一方，魚類は種によって多少変動はあるものの，普通筋の筋形質タンパク質が20～40％，筋原繊維タンパク質が60～75％と畜産動物より多く，筋基質タンパク質が2～5％とかなり少ないのが特徴である[3]。魚肉では細胞膜や筋細胞を束ねる結合組織を構成しているコラーゲン，エラスチンといった筋基質タンパク質が少なく，筋原繊維タンパク質が多い。このことが，畜肉に比べて魚肉が著しく軟弱な理由の一つである。他に魚肉タンパク質の特徴として，陸上の畜肉タンパク質に比べて熱安定性がきわめて低く，自己消化をはじめ細菌による腐敗が進行しやすいことも挙げられる。これは魚類が変温動物であり，ほとんどの生息環境が30℃以下で，恒温動物の体温37～39℃に比べて低いためである。魚介肉タンパク質の分解されやすさを活かして，生成した呈味成分を利用した食品に，塩辛や魚醤油もある。一方，畜肉に比べて筋原繊維タンパク質が多く，筋基質タンパク質が少ない

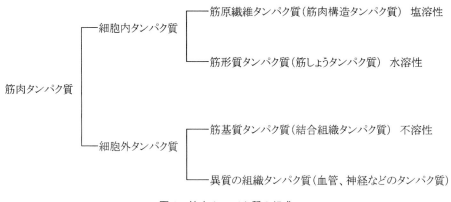

図1　筋肉タンパク質の組成

第2章 魚（魚肉タンパク質）

魚肉タンパク質は，利用上むしろ好都合となる場合もある。魚肉練り製品は，魚肉の筋原繊維タンパク質のゲル化しやすい性質を利用した我が国発祥の魚肉加工食品である。蒲の穂（かまぼこ）として文献に登場してから900年以上の歴史を持つ日本の誇るべき伝統食品である。魚肉練り製品の詳細については第Ⅱ編第10章『かまぼこなど練り製品』を参照されたい。

3　魚肉タンパク質の栄養価

　魚肉タンパク質は，必須アミノ酸のうちトリプトファン含量が乳タンパク質や畜産肉タンパク質に比べて少ないとの理由から栄養価が劣ると評価された時期もあった。しかし，その後定量条件の見直し，分析技術の向上から，魚肉タンパク質は畜産動物由来タンパク質と変わらない栄養価を有すると評価されている[3]。

　アミノ酸スコアは，食品中の必須アミノ酸の含有比率を評価するための数値で，食品中の窒素1gあたりに占める必須アミノ酸が基準値と比べてどれだけ含有するか，評価するものである。魚介類と畜産動物をアミノ酸スコアで比べると，イカやタコなど軟体動物の中にはバリンが第一制限アミノ酸となりやや低い値を示すが，ほとんどの魚類は畜肉タンパク質と同様にアミノ酸スコアは100である[4]。また，魚類は分類学上極めて広範囲に分布するにもかかわらず，食用に供される筋肉タンパク質を構成するアミノ酸組成は類似しており，普通肉と血合い肉も差は少ない。サメやエイなど軟骨魚類では組織中に多量の尿素を含有するため，尿素由来の窒素によって粗タンパク質の値が高く評価される。このため相対的にアミノ酸含量が少なくなり，アミノ酸スコアが低い。

　質が良くても消化されて体内に吸収されなければ栄養価が優れているとは言えない。魚肉は畜肉と比べ筋基質タンパク質，いわゆる"すじ"の部分が少ないため消化率は97%以上と高く，大豆など植物由来タンパク質と比べても優れている[5]。消化率，アミノ酸スコアから魚肉タンパク質の栄養価は非常に高いと言える。

4　魚肉タンパク質の機能性

4.1　魚肉タンパク質の血清コレステロール低下作用

　魚介類の健康機能については，特徴的に含まれるEPAやDHAといった高い生理機能を有するn-3PUFAが注目され，魚肉タンパク質はその陰に隠れ，見過ごされてきたと言っても過言ではない。これは，魚油摂取が魚介類摂取と同義に扱われていることに起因する。すなわち，魚介類を食材として摂取した場合に，血清総コレステロールおよびLDLコレステロール濃度の低下が確認されることから，いかなる場合においてもその原因を魚介類に含まれるEPAやDHAの効果であると結論付けているために起こる誤解である。n-3PUFAを含む魚油には，精製度に関係なく多くの場合コレステロール低下作用は見られない。むしろ高コレステロール血症発症者の

場合,魚油の摂取によっていわゆる悪玉コレステロール (LDL-コレステロール) の増加を見る場合もある。我々のこれまでの研究で[2,6,7],魚介類摂取によるコレステロール低下作用に魚肉タンパク質が関与することを明らかにしている。

血清コレステロール濃度の低下作用機序として,大豆タンパク質を用いた研究で小腸内腔でのコレステロールおよび胆汁酸の吸収阻害が示されている[8]。そこで,魚肉タンパク質摂取時におけるコレステロールと胆汁酸の吸収に対する影響を検討するため,ラットを実験動物に用いて糞へのコレステロールおよび胆汁酸排泄量を測定した[6,7]。対照のタンパク質にカゼイン,被験タンパク質源として脱脂スケトウダラ肉タンパク質を用いた。タンパク質源をカゼイン (20%) とする AIN93G (カゼイン群),カゼインの半量を脱脂スケトウダラ肉タンパク質に置換した餌料を雄性5週齢 Wistar ラットに4週間給餌した。その結果,魚肉タンパク質給餌群で糞へのコレステロールおよび胆汁酸排泄量の増加が確認された。これは,魚肉タンパク質による小腸での吸収阻害すなわち排出促進を示している。また,我々はこれまで,ラットに魚肉タンパク質の給餌を行い,コレステロールから胆汁酸合成の律速酵素である肝臓のコレステロール 7α-ヒドロキシラーゼ (CYP7A1) の mRNA 発現量が増加することを明らかにしている[9] (図2)。以上から,魚肉タンパク質給餌による血清コレステロール低下作用は,小腸でのコレステロール吸収および胆汁酸再吸収阻害,肝臓での CYP7A1 発現増加によるコレステロールの胆汁酸への合成増加によって起こっていると考えられる (図3)。また,魚肉の給餌によって腸管内で一次胆汁酸から細胞毒性の強い二次胆汁酸への変換抑制も確認された。さらに,これらの餌料にコレステロールを添加した餌料の給餌においても小腸でのコレステロール吸収および胆汁酸再吸収阻害が見られた (図4)。さらに牛肉,豚肉,鶏肉由来のタンパク質にはこれらの作用は見られなかったことから (図5),血清脂質改善効果は魚肉タンパク質に特有の効果であることを示している。

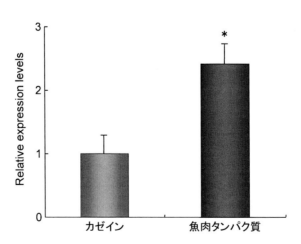

図2 魚肉タンパク質を給餌したラットの肝臓コレステロール 7α-ヒドロキシラーゼ (CYP7A1) の mRNA 発現量
平均±標準誤差 ($n=7$), $*p<0.05$

第 2 章　魚（魚肉タンパク質）

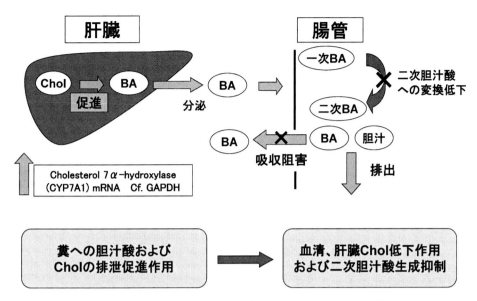

図 3　魚肉タンパク質給餌による血清コレステロール低下の作用機序

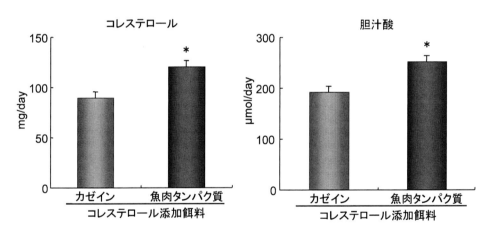

図 4　魚肉タンパク質を給餌したラットの糞へ排泄されたコレステロールおよび胆汁酸量
平均 ± 標準誤差（$n=7$），$*p<0.05$

　同様の結果は，マグロおよびイワシのタンパク質についても確認されている[10]。食餌性脂質の種類によってコレステロールの吸収，代謝に差があることから，ラットの食餌中脂質をラードおよびコーン油，ラード：コーン油比＝2：1に設定してコレステロール負荷および非負荷下でマグロおよびイワシタンパク質給餌の影響をカゼインを対照に評価している。その結果，飼料中脂肪の種類に関係なく，血中総コレステロール濃度は同程度にマグロおよびイワシタンパク質給餌によって低下した。さらに，同様の条件でカゼイン，イワシおよびイワシタンパク質相当アミノ酸混合飼料を調製し，14日間飼育試験を行って飼育後11時間絶食後，腹部大静脈より採血し，

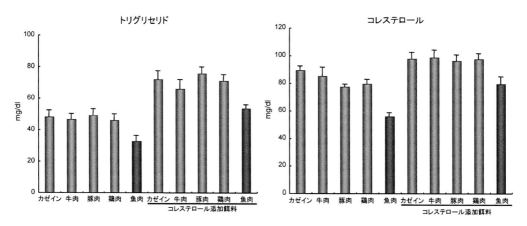

図5　各種動物性タンパク質を給餌したラットの血清トリグリセリドおよび総コレステロール濃度
平均±標準誤差 ($n=7$)

血中脂質濃度の変化を評価している。コレステロール負荷下での血中総コレステロール濃度は，カゼイン＞イワシタンパク質相当アミノ酸＞イワシタンパク質の順であった。血中のLDL-コレステロール濃度はコレステロール負荷によりいずれも上昇したが，イワシタンパク質でカゼインより有意に低下していた。一方，イワシタンパク質相当アミノ酸による血中総コレステロール濃度は，イワシタンパク質と等価ではなく，むしろ有意に上昇した。このことは，血中コレステロールの調節作用の発現には，タンパク質分解物すなわちペプチド性の構造が必要なことを示唆している。

4.2　プロタミンの血清コレステロール濃度低下作用

筋肉タンパク質ではないが，魚類の精巣に含まれるプロタミンは構成アミノ酸の約6割がアルギニンの塩基性タンパク質で，耐熱性芽胞菌に対する増殖抑制効果から中華麺や生菓子などの保存料として用いられている。また，プロタミンは，肥満防止，免疫能の改善，インスリンの分泌促進などの健康機能性を有することから期待されている。

細見らは，これまでサケ精巣由来のプロタミンとプロタミン構成アミノ酸の給餌による脂質代謝に及ぼす影響について，ラットを実験動物に用い検討している[11]。その結果，プロタミン給餌による血清脂質濃度低下作用は，胆汁酸，コレステロール，トリグリセリドの糞への排泄によると推測している。一方，プロタミン構成アミノ酸の給餌によって，胆汁酸，コレステロール，トリグリセリドの糞への排出増大が確認されている。アルギニン単独投与ではこれらの結果は確認できないことから，プロタミン部分消化物が影響を及ぼしている可能性を示唆している。

4.3　魚肉タンパク質の血圧低下作用

近年，食品由来の血圧低下作用を有するペプチドが報告され，特定保健用食品として認可され

第 2 章　魚（魚肉タンパク質）

ている。カゼイン，ゴマ，ローヤルゼリー，ワカメ，カツオ節など由来は様々であるが，いずれもレニン・アンジオテンシン系のアンジオテンシン変換酵素（ACE）阻害活性を有する特徴を持つ。一方，魚肉については，キハダマグロやイワシ筋肉タンパク質の血圧調節作用が報告され[12]，血管内皮収縮抑制に起因することが脳卒中易発症性高血圧自然発症ラット（SHR-SP）を用いた実験で確認されている[13]。魚肉タンパク質を給餌した場合，分子量の大きいタンパク質が直接血圧調節系に作用する可能性はないと推察され，消化酵素によってタンパク質が分解されて生成したペプチドが機能を発現したと考えられる。

　一方で，積極的に消化酵素で魚肉タンパク質を分解し，消化物中の血圧低下成分を探索する研究が報告されている。特に ACE 阻害活性を指標にして，血圧上昇抑制ペプチドの構造が精力的に決定されている。その一つは，キハダマグロ筋肉のグリセリルアルデヒド-3 リン酸デヒドロゲナーゼ由来のオクタペプチド Pro-Thr-His-Ile-Lys-Trp-Gly-Asp である。また，キハダマグロ血合肉からペプチドのアミノ酸配列は Val-Trp-Ile-Gly，Ile-Phe-Gly，Leu-Thr-Phe，Ile-Phe[14]である。また，イワシ筋肉から Leu-Lys-Val-Gly-Gly-Lys-Gln-Tyr，His-Gln-Ala-Ala-Gly-Trp および Tyr-Lys-Ser-Phe-Ile-Lys-Gln-Tyr-Pro-Val-Met の 3 種のペプチドが明らかにされている[15〜17]。また，イワシ由来の Val-Tyr など消化管プロテアーゼ耐性のペプチドが特定保健用食品として流通している。イカやイワシの内臓を原料とするイシルと呼ばれる魚醤油[18]やシロサケ頭部のプロテアーゼ分解物[19]からも血圧低下作用を有するペプチドが確認されている。

4.4　魚肉タンパク質の血液凝固抑制，血栓溶解作用

　村田らはラットに 21 日間，対照食のカゼイン 20% をイワシタンパク質で置換した餌料を給餌し，血液凝固抑制，血栓溶解作用を確認している。その結果，イワシタンパク質給餌による活性化部分トロンボプラスチン時間（APTT）の延長は血液凝固因子Ⅷ，Ⅸ，ⅪおよびⅫの活性減少によること，血栓の形成抑制は，イワシタンパク質の給餌が，組織型プラスミノーゲン活性化因子の活性，血漿プラスミンα2プラスミン阻害剤複合体の量を著しく増加させ，線維素溶解因子の増加すなわち血栓溶解作用によってもたらされることを明らかにしている。さらに，n-3PUFA との比較実験も行っており，魚類の摂取による心血管および脳血管疾患の健康と改善への有益な効果は，魚肉タンパク質の線維素溶解促進作用に加え n-3PUFA による血液凝固抑制作用の組み合わせによって引き起こされるとしている[20]。

4.5　魚肉タンパク質を原料にした機能性物質の創生

　タンパク質をプロテアーゼで加水分解して得られるペプチドは，前項までに述べたように血圧低下作用などの機能が付加され，健康の維持・増進に寄与する成分として利用されている。また，物性が改変される例として，加水分解によって元のタンパク質よりも水溶性が増大し，呈味性や保水性の改善に有効であったり，高濃度溶液にしても粘性が低いままで，様々な食品素材に混合

が容易になるなど応用範囲が広がる場合がある。

　従来，牛や豚など畜産物から抽出していたコラーゲンやエラスチンなどの機能性素材を水産物から製造する試みがなされている。水産加工で発生する多量の魚皮，骨，頭，内臓などの廃棄物からコラーゲンやエラスチンが抽出され，その機能性や高度利用法が検討されている[21,22]。また，魚皮[23]，魚肉[24]を酵素分解し得られたペプチドに抗酸化活性が確認されている。なかにはα-トコフェロールや合成抗酸化剤のBHT，BTCと相乗効果を示し，単独でそれらよりも強い抗酸化活性を示すペプチドも発見されている。しかし，これらペプチドの抗酸化活性は，食材として魚皮や魚肉を摂取したときに体内で発揮されることはなく，またペプチドとして摂取しても消化過程で失活する可能性は否めない。天然物由来機能性素材として食品の酸化防止剤をはじめ保存性向上などへの応用が期待される。

4.6　魚肉濃縮タンパク質

　魚肉タンパク質濃縮物（Fish Protein Concentrate：FPC）は，漁獲された魚類を化学的，生物的あるいは物理的に処理を行い，タンパク質を濃縮した製品で，食糧として製造された魚粉である[25]。第二次世界大戦終戦後にFAO（国連食糧農業機構）が発展途上国における食糧不足，特に動物性タンパク質の不足を解消するための方策としてFPCの製造を提唱し，北米，北欧で製造されるようになった。保存性に優れ，無味，無臭の粉末を製造するため，脂肪含量の少ない白身魚を原料に有機溶媒による脱脂，水洗，乾燥，粉砕といった手間のかかる工程がとられた。その後も製造工程に様々な改良が加えられたが，旨味，水溶性，保水性に乏しいがゆえに汎く活用されることもなく量産には至らなかった[26]。

　1970年代になると我が国でFPCの水溶性，保水性，ゲル形成能を改良し，各種食品に混合できる液化タンパク質の開発，水戻しすれば畜肉の代用品となる加工適性を付与した新しいタイプのFPC（Meat-textured FPC：マリンビーフ）の開発が行われた[27]。すでに40余年も前のことである。しかし，時代背景や海外での事業展開の困難さが影響し，商業レベルでは成功していない[28]。今日においては水産物の有効利用は言うまでもなく，牧畜に依存しなくとも動物性タンパク質の供給が高い加工性，保存性のもと可能となるわけで，本技術によって解決可能な課題は多い。まさに登場が早すぎた技術と言える。しかし，知見は十分に集積され，世情も食糧事情も変化している現在でこそ活かされるべき技術ではあるまいか。

4.7　魚肉タンパク質の糖修飾

　魚肉タンパク質に糖修飾を行い機能を改変し，様々な食品素材に変換する試みが行われている。糖修飾によって溶解性と乳化能の改変が可能であること，デキストラン修飾によって筋原線維タンパク質の加熱凝集が著しく抑制できることが報告されている。多種多様な魚種，成分の季節変動，漁獲量の変動などに影響されることなく，新機能を有する食品素材として水産物を余すことなく活用できる注目すべき技術である[29,30]。

4.8 不凍タンパク質

極地付近の表層や浅海に生息する魚類の血液（血漿）に特徴的に含まれるタンパク質で，海水氷点近い低温下での体液の凍結を防いでいる。分子量は 2,600〜33,000，一次配列は Thr が糖修飾されたトリペプチド（Ala-Ala-Thr）$_n$ の繰り返しである[31]。食品の凍結変性抑制，品質保持などへの応用が期待されたがコスト面から実用化には至っていない。また，タンパク質の一次構造は異なるが，植物由来の不凍タンパク質が発見され，実用化されつつある。

4.9 その他

魚肉の健康機能性は EPA や DHA といった n-3PUFA，これまで述べたタンパク質以外にも数多く見出されている。特に魚類は陸上生物に比べて，遊離アミノ酸，アミノ酸関連物質やペプチドなど生理活性を持った成分が多く含まれる。

タウリンには血清コレステロール低下作用[32]や肝機能改善作用[33]が，L-ヒスチジンには摂食調節作用を介した肥満予防作用が報告されている[34]。アンセリンは，脊椎動物の筋肉や脳に存在し，持久力や瞬発力を必要とする動物の筋肉に多く存在する。水産物ではサケやマグロといった回遊魚に多く，抗酸化能や pH 緩衝能に関与することが知られ，ヒトの疲労改善や運動能力の維持，尿酸値低下に有効であることが確認されている[35,36]。

5 おわりに

日本人のタンパク質摂取量については，魚介類由来が総摂取量の約5分の1，動物性タンパク質摂取量の4割となっており，OECD 加盟各国中においては韓国と並び突出して高い[37]。しかし，若年層を中心に魚介類摂取は年々減少傾向にあることは否めない。魚介類は，良質の動物性タンパク質源である一方，本稿で述べたように健康の維持・増進にも有用である。いわゆる健康食品やサプリメントが万能であるかのように錯覚してしまう昨今であるが，魚介類を中心に据えた旧来からの食生活様式を再認識したい。

文　献

1) J. Dyerberg *et al.*, *Am. J. Clin. Nutr.*, **28**, 958 (1975)
2) R. Hosomi *et al.*, *J. Food Sci.*, **76**, H116 (2011)
3) 鴻巣章二，須山三千三編，水産食品学，p.17，恒星社厚生閣 (1987)
4) 文部科学省，日本食品標準成分表 2015 年版（七訂）(2015)
5) 科学技術庁，資源調査会報告書 (1982)

6) R. Hosomi *et al.*, *J. Med. Food*, **15**, 299 (2012)
7) R. Hosomi *et al.*, *J. Food Sci. Technol.*, **50**, 266 (2013)
8) Y. Nagata *et al.*, *J. Nutr. Sci. Vitaminol.* (*Tokyo*), **27**, 583 (1981)
9) R. Hosomi *et al.*, *J. Agric. Food Chem.*, **57**, 9256 (2009)
10) 芦田勝朗, 食品工業, **36**, 27 (1993)
11) R. Hosomi *et al.*, *J. Food Sci.*, **80**, H2346 (2015)
12) 杉山圭吉ほか, 日本栄養・食糧学会誌, **44**, 13 (1991)
13) 村上哲男ほか, 日本栄養・食糧学会誌, **49**, 23 (1996)
14) Y. Kohama *et al.*, *Biochem. Biophys. Res. Commun.*, **155**, 332 (1988)
15) 河村幸雄, 化学と生物, **27**, 766 (1989)
16) 河村幸雄, 食品工業, **33**, 20 (1990)
17) 受田浩之, 日本農芸化学会誌, **66**, 25 (1992)
18) 榎本俊樹, 日本食品科学工学会誌, **50**, 379 (2003)
19) 太田智樹, 日本農芸化学会誌, **72**, 840 (1998)
20) M. Murata *et al.*, *Ann. Nutr. Metab.*, **48**, 348 (2004)
21) 竹中敦司ほか, 日本食品科学工学会誌, **50**, 67 (2003)
22) 高井光男, 日本農芸化学会誌, **72**, 843 (1998)
23) E. Mendis *et al.*, *J. Agric. Food Chem.*, **53**, 581 (2005)
24) S. Y. Kim *et al.*, *J. Nutr. Biochem.*, **18**, 31 (2007)
25) 鴻巣章二, 須山三千三編, 水産食品学, p.331, 恒星社厚生閣 (1987)
26) S. Nevin ed., Fish Protein Concentrate, p.10, MIT Press (1978)
27) 鈴木たね子ほか, 日本水産学会誌, **44**, 781 (1978)
28) 鈴木たね子, 日本水産学会誌, **74**, 732 (2008)
29) 佐伯宏樹, 化学と生物, **42**, 776 (2004)
30) 佐伯宏樹, 高分子, **55**, 502 (2006)
31) P. L. Davies *et al.*, *FASEB J.*, **4**, 2460 (1990)
32) Y. Y. Chang *et al.*, *J. Agric. Food Chem.*, **59**, 450 (2011)
33) T. Miyazaki *et al.*, *Amino Acids*, **46**, 101 (2014)
34) 坂田利家, 日本水産学会誌, **66**, 125 (2000)
35) 高橋義宣ほか, 日本食品科学工学会誌, **55**, 42 (2008)
36) 棟田裕一ほか, アミノ酸研究, **4**, 75 (2010)
37) 平成24年水産白書 水産庁 (編), 農林統計協会 (2012)

第3章 海　藻

宮下和夫[*]

1　海藻とは

　海藻は分類上藻類に属する。藻類の多くは水中に生息し，真正細菌（バクテリア）から真核生物の単細胞生物，さらに多細胞生物といった，進化的に異なるグループから構成されている[1]。海藻とは多細胞で大型の海産藻類のことをいい，藻体の色の違いで緑藻，紅藻，褐藻に大別される。それぞれ，光合成に必須となる葉緑体獲得の進化の道筋が異なり，分子系統学的な観点からは，いずれも別のグループに属している。葉緑体獲得は，まず，シアノバクテリアであるラン藻の真核生物への細胞共生から始まり，ラン藻を同化することで葉緑体を獲得した真核生物（一次植物）は，その後緑色植物や紅色植物に進化した。この緑色植物からは緑藻が，さらに陸上植物が生まれた。一方，紅藻は紅色植物に属し，緑藻と陸上植物の光合成色素がクロロフィルaとbであるのに対し，紅藻はクロロフィルaとフィコビリンによって光合成を行っている。また，褐藻の起源は緑藻や紅藻とは異なり，緑色植物や紅色植物などの原始的な一次植物が従属栄養性の真核生物に細胞共生をし，最終的に葉緑体として定着した，いわゆる二次共生によって生まれたグループである。褐藻は光合成色素としてクロロフィルaとcをもつほか，フコキサンチンも含み，光合成を活発に行うことで大型の藻体を有するものが多い。なお，多くの藻類は二次共生生物（二次植物）に属しており，緑色植物の二次共生により，ミドリムシなどのユーグレナ植物やクロララクニオン植物などが，紅色植物の二次共生により，褐藻のほか，珪藻，渦鞭毛植物，クリプト植物，ハプト植物などが生まれた。

2　日本食の中での海藻

　日本列島で古代から海藻を食していたことは容易に想像できる。実際に，各地の遺跡から，古代人が海藻を食べていた痕跡が発見されている[2]。例えば，島根県鰐淵村・猪目洞窟では縄文式，弥生式，土師器各時代の遺物が重層となって出土し，その中には貝殻や魚骨に混ざってアラメやホンダワラ類とみられる海藻類が見出された。また，高知県宿毛（藻）市の竜河洞遺跡からも多数の貝殻類に混ざって土器片にヒジキとみられる海藻が付着していた。さらに，青森県・亀ヶ岡の泥炭遺跡からは，縄文式土器中にワカメのような海藻の束が発見された。海藻を食べる文化の

[*] Kazuo Miyashita　北海道大学　大学院水産科学研究院　海洋応用生命科学部門
　　生物資源化学講座　教授

起源は諸説あるが，東南アジアで船を住居とし，漁撈により生計を立てていた民族（海人族）から伝わったと考えるのが一般的であろう[2]。航海術に長けていた海人族は，東南アジアから，華南・華中，沖縄へと北上し，朝鮮半島や四国へ，さらに日本列島の他地域へと向かった。日本列島にたどりついた海人族こそが日本で最初に海藻を食材として利用した人たちである。当初の海藻食の目的は塩分補給源であったと考えられ，海人族は海藻に何度も海水をかけて乾燥させ（藻塩），付加価値を向上させて交易品として活用した。その後，アマノリ（ノリ）やワカメなどの南方にはない美味しい海藻などを知ることで，日本列島での海藻の利用はますます広がっていった。また，テングサからの寒天の製造なども弥生時代には伝わり，日本での海藻食文化が花開くこととなる。

　その後日本列島が大和朝廷により統一されると，海人族（安曇氏，住吉氏，宗像氏など）は朝廷の中で漁猟，採藻，製塩に従事する職業人としての地位（海部）を与えられ，各地の海上での仕事に従事した。海人族が伝えた海藻の食文化は日本各地に根付き，日本食を語る上でなくてはならない食材となっていく。国々の風土記には海藻神話ともいうべき物語が見られ，延喜式には神饌としての海藻の重要性がしるされている。神饌とは神前に供える食べ物のことであるが，もともとは支配階級の食事内容といってもよい。神饌には他の水産物とともに海藻が必ず供えられていた。各沿岸地域では，自給自足の食材として様々な海藻を利用し，その一部は税（調）としても用いられた。江戸時代以降交易が盛んになり，交通基盤も整備されるようになると，商品価値のあるコンブ，ノリ，寒天製造用のテングサなどの海藻の流通・消費は拡大したが，その他の海藻の利用はそれほど広がることはなかった。それでも，大正後期から昭和10年頃までの食生活調査によれば，各家庭で，褐藻15種，紅藻24種，緑藻6種の海藻を食べていたことがわかっている[3]。一方，現在食卓に上がる主な海藻の種類はそれほど多くなく，ノリ，コンブ，ワカメ，ヒジキ，モズク程度である。含まれる栄養成分から判断すると，海藻は健康維持の上で非常に優れた食材といえる。日本各地の沿岸では美味しい海藻が多くあるにもかかわらず，そのほとんどが利用されていない。日本の国土は狭いが，沿岸面積の広さは世界でも上位に位置しており，生物資源が豊かな沿岸地域も多い。海藻はそうした生物資源を支える上で重要であるが，食材として利用すればさらに大きな価値を生み出すこともできる。

3　海藻の食物繊維とミネラル

　海藻に多く含まれる栄養成分は食物繊維とミネラルである。海藻の種類によって成分量は異なるが，食物繊維含量は乾物重量に換算して，少ないものでも30％前後，多い海藻では60％以上にもなる。また，多くの海藻は20％前後のミネラルも含んでいる（図1）[4]。小松菜，ホウレンソウ，葉だいこん，パセリといった葉物野菜も海藻と同じように食物繊維とミネラルが多いが，海藻を上回るものではない（図1）。こうした成分特性により，海藻は低カロリー食品として利用できる。

第3章 海　藻

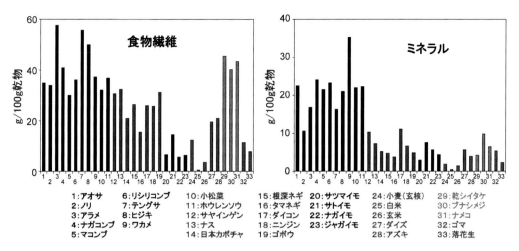

図1　各種食品原料中の食物繊維とミネラル含量（g/100g乾物）[4]

　海藻は乾燥重量あたり少ないもので40%，多いものでは70%を超える炭水化物を含む[4]。その大部分は細胞間に貯蔵されている粘質性の多糖類で，褐藻類にはアルギン酸とフコイダンが，紅藻類には寒天，カラギーナン，ポルフィランが含まれている。なお海藻には粘質多糖類のほか，セルロース（海藻すべて），マンナン・キシラン（緑藻と紅藻）といった細胞壁多糖類やラミナラン（褐藻），デンプン（紅藻），アミロース（緑藻）といった貯蔵多糖類も含まれている。これらの多糖類のうち，アルギン酸，フコイダン，寒天，カラギーナン，ポルフィランといった粘質性多糖類やセルロースとラミナランは，いずれも腸管から吸収されにくく，食物繊維として働く。海藻食物繊維の栄養機能は種類によっても異なるが，基本的には食物繊維一般に見られる物理・化学的作用により，主に腸管において様々な有効性を示す。海藻食物繊維の機能の詳細がすべて明らかになったわけではないが，①腸管で多くの水を結合し，便容積を増加させる効果，②高い粘性に基づく栄養素の吸収抑制作用，③陽イオン・陰イオンなどと結合し，重金属などの有害物質の排出，ナトリウムの排出，カリウムの吸収を促進する効果，④腸内細菌の栄養素として機能することによるプレバイオティクス作用などが知られている。こうした作用により，種々の腸疾患の予防・改善，脂質・糖代謝の改善が期待でき，結果的には心臓病，糖尿病，肥満などに有効と考えられている。

　海藻の食物繊維の特徴として，水溶性の粘質多糖類の多いことが挙げられる。海藻食物繊維では，特に，アルギン酸に関する研究が多く，コレステロール値の改善作用，イオン交換による血圧上昇抑制作用，重金属排出作用などが知られている[5]。また，褐藻に含まれるフコイダンの生理作用への関心も高い[6]。フコイダンは硫酸化多糖からなる高分子化合物で，フコースを主な構成糖にもち，そのほかにマンノース，ガラクトース，グルクロン酸なども含む。なお，褐藻の種類によって含まれるフコイダンが異なるのはもちろん，同じ褐藻種であっても，種々の構造のフコイダンが含まれている。フコイダンの生理作用としては，抗腫瘍効果，抗アレルギー作用，抗

血液凝固作用などが報告されている。特に抗腫瘍効果については，細胞実験，動物実験，ヒト試験などによる多くの検討例があり，腫瘍の増殖抑制に一定の効果があるものと考えられる。しかし，フコイダンは高分子のため，経口投与した場合，そのままの状態では体内に吸収されにくく，作用機構についての詳細は不明な点が多い。

海水中のミネラルではナトリウムが圧倒的に多く（80％以上），その他マグネシウム（約10％），カルシウムとカリウム（約3％）も含むが，海藻のミネラル成分として最も多いのはカリウムで，ついでナトリウム，カルシウム，マグネシウムと続く[4]。例えば，主な海藻中のミネラル含量をみてみると，ノリではカリウム：63％，ナトリウム：12％，カルシウム：3％，マグネシウム：7％，マコンブでは，カリウム：59％，ナトリウム：27％，カルシウム：7％，マグネシウム：5％，また，ヒジキでは，カリウム：55％，ナトリウム：18％，カルシウム：8％，マグネシウム：8％などとなっており，海藻は海水中のカリウムとカルシウムを優先的に濃縮しているといえる。生体組織の機能維持にミネラルは必須であるが，過剰に摂取すると障害を引き起こすこともある。特に問題となっているのがナトリウム過多（塩分過多）による高血圧リスクである。日本人の塩分（塩化ナトリウム）摂取量はこのところ減少傾向にあるとはいえ，平成25年度国民健康・栄養調査によれば，その平均摂取量は男性で10.9 g，女性で9.2 gであり，WHOの推奨する1日5 g未満には程遠い状況となっている。一方，海藻に多く含まれるカリウムは，浸透圧の調節，酸−塩基平衡，心臓機能や筋肉機能の調節に関与しているほか，ナトリウムと拮抗することでナトリウムの過剰摂取に起因する高血圧や脳卒中を予防することができる。

4　海藻のタンパク質と脂質

海藻中のタンパク質含量は乾燥重量あたり10％前後のものから40％を超えるものまで幅広い。特にタンパク質含量の多いのがアマノリ（ノリ），イワノリ，カワノリなどで40％前後のタンパク質を含む。また，マツモも30％程度のタンパク質を含んでいる。卵，乳，肉のタンパク質のアミノ酸組成はバランスが良くとれており，アミノ酸スコア（タンパク質の判定に用いる指標：100点満点で評価）もほとんどが100となっている。ただ，これらの食材は，脂質も多く高カロリーである。一方，海藻と同じように食物繊維やミネラルが多く，総カロリーも低い野菜類のアミノ酸スコアは50点台と低い。また，穀類は玄米で68，小麦粉（薄力）で44などとなっている。これに対して，海藻では，ノリ：91，コンブ：82，ワカメ：100と，肉，卵，乳以外で比較的アミノ酸スコアの高い大豆（86）に匹敵する値となっている。海藻には旨み成分であるグルタミン酸やアスパラギン酸，甘味をもつグリシン，アラニン，プロリンなども多く含まれており，日本食の味作りに重要な役割を果たしている。

五訂増補日本食品標準成分表[4]によれば，海藻中の脂質は多くとも乾燥重量あたり4％程度となっている。しかし，海外での研究も含めると，20％を超える脂質含量も報告されている[7]。また，採取時期によっても脂質含量が大きく変動することがわかっている。何よりも脂質含量に影

第3章 海　藻

響を与えているのが抽出法であろう。海藻の細胞壁は堅く，また，脂質は他の成分と結合するなどして抽出が難しくなっている。こうしたことから，抽出法の違いによって同じ海藻種であっても総脂質含量の異なることがある。脂質を構成する主な成分としてはまず脂肪酸が挙げられる。海藻の場合，脂肪酸の多くはグリセロ糖脂質として存在している。グリセロ糖脂質は葉緑体チラコイド膜の主成分であり，光合成を行う上で重要な役割を果たしている。グリセロ糖脂質中の脂肪酸の多くは高度不飽和脂肪酸であり，褐藻では，α-リノレン酸（18：3n-3），ステアリドン酸（18：4n-3），エイコサペンタエン酸（20：5n-3，EPA），アラキドン酸（20：4n-6）を，紅藻ではEPAを，また，緑藻ではα-リノレン酸やステアリドン酸を多く含む。α-リノレン酸，ステアリドン酸，EPAなどはオメガ3脂肪酸，リノール酸（18：2n-6）やアラキドン酸はオメガ6脂肪酸と定義され，いずれのグループも生体機能維持に必須である。ただ，オメガ6脂肪酸とオメガ3脂肪酸はそれぞれ異なる生理作用を示すことが多く，どちらか一方の割合が高いと他方の脂肪酸の要求量が高まる。また，ドコサヘキサエン酸（22：5n-3，DHA）やアラキドン酸は乳幼児の脳や網膜の発達に必須であるほか，高齢者の脳機能維持にも重要な役割を果たすと考えられており，脂質の総摂取量が過剰でも，オメガ6およびオメガ3脂肪酸の摂取量は不足していることがある。一般的に，主要なオメガ6およびオメガ3脂肪酸のうち，リノール酸とα-リノレン酸は食用油から，アラキドン酸は畜肉などから，また，EPAとDHAは水産物から得ることができるとされるが，海藻のように，オメガ3脂肪酸のEPAとオメガ6脂肪酸のアラキドン酸の両方を多く含む生物は稀である。

　海藻脂質には，脂肪酸以外にステロール類や脂溶性色素も多く含まれる。そのため，海藻脂質全体に占める脂肪酸の割合は50％程度である。褐藻の主たるステロールはフコステロールであり，植物ステロールと同様にコレステロールの吸収抑制作用を示す。紅藻ではコレステロールが，また，緑藻ではフコステロールあるいはイソフコステロールが主なステロールとして報告されている。色素ではクロロフィルのほかにカロテノイドが含まれている。含まれるカロテノイドの組成は褐藻，紅藻，緑藻で異なり，褐藻ではフコキサンチンが，緑藻ではβ-カロテン，α-カロテン，ルテイン，ネオキサンチン，ビオラキサンチンが，紅藻ではβ-カロテン，ゼアキサンチン，フコキサンチン，フコキサンチノール，ルテインが見出されている。フコキサンチンは不等毛植物部門に属する褐藻や珪藻の光合成の補助色素として知られており，同部門は藻類の中で最大級の植物門であるだけでなく，陸上植物に匹敵する多様性と生態的意義を持つグループでもある。フコキサンチンはこのグループの光合成反応に欠くことのできない補助色素であるため，生物生産量の最も多いカロテノイドとされている[8]。一方，紅藻や緑藻の場合，光合成の際に中心となる補助色素はカロテノイドではなく，フィコビリンやクロロフィルであるため，紅藻や緑藻中のカロテノイド含量は褐藻中のフコキサンチン含量と比較して微量である。なお，フィコビリンは，フィコエリトリンやフィコシアニンといった色素タンパク質と共有結合をして存在しており，紅藻の赤色は主としてフィコビリンに起因している。

　褐藻中のフコキサンチン含量は，種類，採取時期，生育地などで大きく異なる。北海道函館沿

岸域で採取された褐藻類について分析した例では，アカモクとウガノモクで高いフコキサンチン含量（それぞれ，3.7±1.6，2.4±0.9 mg/g 乾燥重量）が報告されている[9]。これらの値は，紅藻や緑藻中の総カロテノイド含量に比べてはるかに高く，また，ほとんどの場合，野菜や果物中の総カロテノイド含量と比べてもこれを上回る。フコキサンチンは生理作用が良く解明された成分で，抗肥満作用や血糖値改善作用を示すことが知られている[10,11]。

フコキサンチンを摂取した場合，その活性本体はフコキサンチノールやアマロウシアキサンチンAなどのフコキサンチン代謝物である。動物実験の結果などから，フコキサンチン代謝物が最も多く蓄積するのは内臓白色脂肪組織（WAT）で，内臓WATに蓄積したフコキサンチン代謝物は，細胞のエネルギー代謝に関わる生体因子を活性化することで，過剰に蓄積した脂肪を分解し，分解エネルギーを体熱として発散させることが知られている。フコキサンチン代謝物によって活性化される特筆すべき生体因子は脱共役タンパク質1（UCP1）である。というのも，UCP1は，本来熱産生器官として知られる褐色脂肪組織（BAT）のみに見出され，内臓WATでの発現はないと考えられていたためである[10,11]。フコキサンチンによる内臓WAT中でのUCP1の発現は，主として$\beta3$アドレナリン受容体とPPARγコアクチベーター1（PGC-1）などの発現亢進作用を介したものであり，これにより，フコキサンチンは，一部の内臓WATのBAT化を誘導することで，内臓WATへの過度の脂肪蓄積を抑制していると考えられている。また，フコキサンチンはBAT中のUCP1発現亢進も促し，BATとWATの両脂肪組織でのエネルギー代謝を活発にすることで過度に蓄積した脂肪を消費させる。なお，フコキサンチンの抗肥満作用の有効濃度は動物種によって異なる。例えば，肥満病態マウスに対しては，体重1kgあたり1日60 mgのフコキサンチンを投与しないと効果が見られないが，白人の肥満女性では，体重1kgあたり1日0.024 mgのフコキサンチンの摂取で有意な脂肪減少作用が認められている[10,11]。

フコキサンチンは血糖値の改善作用も示すが，これは，内臓WATに蓄積したフコキサンチン代謝物による内臓WATの炎症状態の改善と，血中のフコキサンチン代謝物，フコキサンチノールによる筋肉細胞における糖代謝亢進作用に起因する。内臓WATに過剰に脂肪が蓄積すると，周辺の炎症細胞の浸潤が促進され，これにより内臓WATも炎症状態となり，インスリン抵抗性を誘発するTNF-αやIL-6などのサイトカインの過剰分泌が起こる。一方，内臓WATに蓄積したフコキサンチン代謝物により，これらのサイトカインの分泌は抑制され，インスリン抵抗性が改善する。また，フコキサンチノールは，血液を介して骨格筋に作用し，糖代謝組織の中心分子であるGLUT4の発現と細胞膜移行を促進する。この作用には，インスリンレセプター，AMP活性化プロテインキナーゼ（AMPK），セリン・スレオニンプロテインキナーゼであるAktおよびPGC-1の発現増大が関係しており，こうした分子レベルでの制御により，GLUT4の発現や膜移行が亢進していると考えられている[10,11]。

5 海藻の食素材としての活用

　海藻は日本食には欠かせない食材としてこれまで利用されてきた。乾燥品，塩蔵品，寒天などの従来からある海藻利用法は今後も日本食の中に活かしていくべきであろう。一方で，あまりに海藻が伝統的食材として馴染みすぎたために，新たな海藻の利用法についての取り組みがなおざりにされてきたことも否めない。海藻には多くの有用な栄養成分が含まれており，健康増進・病気予防・病態改善を目指した海藻活用にも目を向けるべきである。例えば，海藻，特に渇藻脂質は，フコキサンチン，フコステロール，オメガ3脂肪酸を含み，抗肥満，血糖値改善，脂質代謝改善作用が期待できる。フコキサンチンとオメガ3脂肪酸については，吸収機構，バイオアベイラビリティー，作用の分子機構などがよく解明されており，必要に応じてサプリメント形態などで供給することで，特定の疾病・病態リスクの改善に有効である（図2）。

　また，海藻は，加工食品素材としても優れている。加工食品市場は世界的に拡大しており，2009年に340兆円規模であったものが2020年には680兆円となると見込まれている（加工食品の輸出戦略：平成25年度農林水産省資料）。日本の食生活でも加工食品や外食への依存度が高くなってきている。したがって，加工食品原料などに利用する食材の栄養効果が国民の健康に深く関わってくるが，この観点で海藻は，魅力的な素材といえる。加工食品原料としての海藻の特徴としては，まず，低カロリーで，食物繊維の多い点，味でいえば，マイルドな塩味とグルタミン酸による旨みのある点が挙げられる。海藻の塩味は，塩化ナトリウムによるだけではなく，カリウム塩や旨み成分も含めた総合的なものであり，ナトリウムによる高血圧などのリスクの少ない塩味といえる。塩味は美味しい食の基本であり，特に日本食には塩味が欠かせない。日本食のような微妙な味で勝負する場合には，代替甘味料などと同じ方法で低ナトリウム塩味素材を開発することには無理がある。美味しい塩味を感じさせ，かつ，ナトリウム含量が比較的低い海藻のような天然素材を活用することで新たな加工食品の開発も期待できる（図2）。

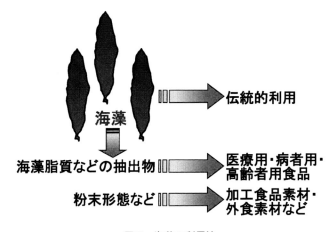

図2　海藻の利用法

文　　　献

1) 井上勲, 藻類ハンドブック, p.4, エヌ・ティー・エス (2012)
2) 宮下章, 海藻, p.1, 法政大学出版局 (1974)
3) 今田節子, 海藻の食文化, p.12, 成山堂書店 (2003)
4) 文部科学省・科学技術学術審議会・資源調査分科会, 五訂増補日本食品標準成分表, 国立印刷局 (2005)
5) 辻啓介, 食物繊維の科学, p.60, 朝倉書店 (1997)
6) 山田信夫, 海藻フコイダンの科学, 成山堂書店 (2006)
7) K. Miyashita *et al.*, *J. Funct. Foods*, **5**, 1507 (2013)
8) 宮下和夫, マリンバイオテクノロジーの新潮流, p.109, シーエムシー出版 (2011)
9) M. Terasaki *et al.*, *J. Phycol.*, **45**, 974 (2009)
10) 宮下和夫ほか, FFIジャーナル, **220**, 101 (2015)
11) 西川翔ほか, 食品因子による栄養機能制御, p.57, 健帛社 (2015)

第4章 貝・エビ・カニ

長阪玲子＊

1 はじめに

　貝，エビ，カニはどれも日本食と深い関連のある食材である．また，お祝いの席で目にすることが多く，縁起のいい食材としても知られている．

　貝においては日本各地に点在する「貝塚」が存在し，また縄文時代早期のものも発見されていることから古代時代から貝が食されていることが分かる．また，平安時代からは「貝合わせ」という遊びがあり，ハマグリを始めとする二枚貝が使われていた．また，対になる貝は必ず同じものであるということから，夫婦和合の象徴とされており，大名家や公家などの嫁入り道具の一つとして美しい貝桶などが作られたという．また，巻貝の一つであるアワビは，鳥羽志摩地方を代表する海女による潜水アワビ漁でも有名であり，鳥羽のアワビは神宮へのお供物とされており，古くから『めでたい食べ物』として扱われている．また，鳥羽では妊婦がアワビを食べることで目の綺麗な赤ちゃんが生まれるという言い伝えもある．栄養価の高さから貴重なタンパク源の一つだったと考えられる．このように，貝は日本食の素材として親しまれてきた．

　エビは長いひげ，曲がった腰の様子が老人を連想させることから長寿を祈るものとして，正月飾りやお節料理に用いられている．また，赤い色や，複眼が突出しているように見えることから，「目出たい」とされ，縁起の良い食材であると言われている．また，「エビでタイを釣る」などといったことわざにも登場するなど，エビは古くから日本人に親しまれていると言える．我が国のエビ消費は食生活の変化や外食産業の発達などを背景に増加を辿っている．また，我が国のエビ輸入量は平成26年で167千トンであり，水産物輸入量全体の6.6％となっている．また，年間1人当たりのエビの家計消費は438g（平成26年）であり，生鮮魚介類の4.7％程度と魚介類の中でも消費量は多い[1]．クルマエビやイセエビなどが有名であるが，その他にもバナメイエビやブラックタイガーとして知られるウシエビなど我々の食卓で良く目にするものもある．一般には歩行するエビを「海老」と記載し，泳ぐエビを「蝦」と記載されているが，どちらもキチン質の殻に覆われ，発達した腹部と長い触角を持つ．種類は多く，2,500種以上に及ぶ．また，一見エビ類とよく似ており，エビと呼ばれる甲殻類も多く存在する．アミ類やオキアミ類はエビ類とは異なるが，佃煮や飼料，まき餌などに使用されている．

　カニもエビと同様多くの日本人に好まれる食材の一つであり，「サルカニ合戦」で知られるよ

＊　Reiko Nagasaka　東京海洋大学　学術研究院　食品生産科学部門　助教／
　　スポーツフードアドバイザー

うに昔から伝わる民話にも多く登場する食材である。日本で市場に出ているカニには色々な種類があるが，ズワイガニ，ケガニなど高級食材として知られているものが多い。これらは深海に棲むカニであり，市場に出回るようになったのは漁業の技術の発展に伴うものだとも言われる。また，高級食材として知られるタラバガニはズワイガニなどのような短尾類ではなく，曲尾類というヤドカリの仲間であるが，世間では同様に好まれている食材の一つである。カニは冷凍技術の向上や輸入量の増加に伴い，一般家庭にも普及してきている。味の素「嗜好調査」2000[2]によると，好きな魚介類の1位に選ばれており，2位のエビと共に日本食には欠かせない食材となっている。また，マルハニチロ調べ（2014）[3]ではお取り寄せ通販をしたい魚介類の1位（29.6％）になるなど，日本でのカニの評価が高いことを表している。

これら3つの食材は日本食に深くかかわっているものであり，それぞれの素材の機能性についても多く研究がなされている。

2 貝の栄養とその機能

貝類はハマグリやホタテのような二枚貝とサザエやアワビのような巻き貝に分けられる。これらは支持組織として不溶性タンパク質であるコラーゲンを主に利用している。コラーゲンはヒトの全タンパク質の25％を占め，各種臓器の結合組織の構成成分として知られている。コラーゲン摂取による効果としては，これまでに骨密度改善や，皮膚の水分保持力向上，免疫賦活作用や変形性関節症などがあると言われている。カルシウムとビタミンDが骨の健康に重要な栄養素であることは知られているが，ラットにおいてコラーゲン加水分解物が骨芽細胞の増殖を亢進させたことより，骨粗鬆症における治療効果があることが示唆されている[4]。実際にコラーゲンペプチドも腸内でのカルシウム吸収を促進させ，骨形成を促進させることから，コラーゲンの摂取も骨形成および骨密度改善に有用であることが明らかにされている[5]。また，マウスにおいて，加齢性皮膚委縮症に対しコラーゲンの摂取が効果的であると示唆されている[6]。コラーゲンはサプリメントとして販売されており，女性を中心にその効果を期待して摂取されている。貝類の摂取もコラーゲン源の一つともなりうると考えられるが，その効能についてはさらなる研究が必要である。

女性への効果という観点から鑑みると，ホタテガイは葉酸が豊富な動物性食品として有名である。葉酸は赤血球や細胞の新生に必須であり，また胎児の正常な発育に不可欠であることから，妊娠・授乳中は特に必要とされている。胎児の神経管閉鎖障害とは，脳や脊髄などの神経管の形成異常であり，受胎後およそ28日程度で起こる先天異常である。臨床的には二分脊椎や無脳症，骨膜瘤などを発症すると言われている。その発症は葉酸摂取のみで予防できるわけではないが，神経管閉鎖障害の発生リスクと葉酸代謝関連酵素の遺伝子多型に関連が見られるという報告や，先天異常をもたらす転写因子の発現に葉酸摂取が関与するという報告もある[7〜11]。したがって，母体は脊椎管発生時期に十分な葉酸状態であることが望ましい。葉酸は体内での蓄積が少ないので，

第 4 章　貝・エビ・カニ

妊娠の 1 カ月以上前から妊娠 3 カ月は特に毎日の摂取が必要であるとされる。また，妊娠中だけでなく子供においても葉酸の欠乏は DNA メチル化調節異常を導き，体重増加に影響すると言われている[12]ことから，長期的な健康に影響を及ぼす可能性もある。ホタテガイには 100 g 中 87 μg の葉酸を含む（表 1）[13]。葉酸を含む食品として知られている鶏レバーは 100 g あたり 1,300 μg，ホウレンソウは 100 g あたり 210 μg の葉酸を含んでいる。ホタテガイもレバーや野菜など他の葉酸源と共に葉酸源の一つとして摂取が望まれる。

また，妊娠中の需要増大と月経血による損失によって女性の必要量が多いことで知られる鉄分であるが，貝類にも鉄が多く含まれている（表 2）[13]。タニシは水田や用水路などで見られ，昔は多くの地域で食していたと言われている。近年農薬の影響や水田の減少などにより生息域が狭まってきており，タニシを食する文化も減っている。しかし，鉄分が多いとされる豚レバーでは 13.0 mg/100 g[13]であることからも，遜色ない含有量である。Toxqui ら[14]の研究では，鉄欠乏状態は骨代謝に負の影響があることが明らかになっている。一方，鉄は酸化促進因子ともなり，過剰摂取は酸化ストレスと炎症の増加により心筋症や肝臓がんなどのリスクを高めると言われている[15,16]。また，近年の健康志向により，スポーツ愛好者が増えており，週 1 回以上何かしらの運動をしている人は 60％にも上る（図 1，スポーツライフ・データ，笹川スポーツ財団[17]）。これ

表 1　葉酸の多い食品の抜粋一覧

食品名	含有量（μg/ 可食部 100 g）
鶏肝臓	1,300
牛肝臓	1,000
豚肝臓	810
モロヘイヤ	250
ホウレンソウ	210
ホタテガイ	87

（日本食品標準成分表 2015 版（七訂）[13]より抜粋）
＊他にも含有量が多い食品はあるが，今回は記載していない。

表 2　鉄分の多い食品の抜粋一覧

食品名	含有量（mg/ 可食部 100 g）
タニシ	19.4
豚肝臓	13.0
鶏肝臓	9.0
卵黄	6.0
シジミ	5.3
アカガイ	5.0
ホッキガイ	4.4
アサリ	3.8

（日本食品標準成分表 2015 版（七訂）[13]より抜粋）
＊他にも含有量が多い食品はあるが，今回は記載していない。

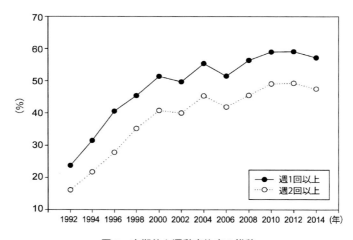

図1　定期的な運動実施率の推移
（笹川スポーツ財団「スポーツライフ・データ」[17]より）

までに運動によって運動性貧血が起こることが示唆されていることから[18,19]女性だけでなく，スポーツ愛好者らにも積極的な鉄の摂取が望まれる。

また，貝類で良く知られている栄養素としては，カキに多く含まれる亜鉛が挙げられる（13.2 mg/100 g）。1日の食事摂取量は成人男性で8 mgであることから[20]，カキが亜鉛源として優れていることが分かる。亜鉛は赤身の肉類や，日本食の主食であるコメにも含まれているが（1.4 mg/100 g 精白米），近年の米摂取量の低下と併せて亜鉛の摂取不足も考えられている[21]。亜鉛は小腸から30％程度吸収されると推定されている[22]。亜鉛は亜鉛トランスポーターによって輸送され，メタロチオネインによって貯蔵されることが知られている[23]。亜鉛は多くの酵素に関わっており，遺伝，タンパク質合成などに関与している。亜鉛の生理機能としては様々なものがあるが，亜鉛欠乏の症状として有名なものに，味覚障害が挙げられる[24]。この他，皮膚炎や性腺発育障害，低アルブミン血症，成長遅延，免疫機能障害などがある[25]。味覚障害の患者は全国で推定39万人（2001年）とも言われている[26]が，これは食生活の変化も一因であると言われている。亜鉛摂取により味覚障害が改善されることから，亜鉛も積極的に摂取したい栄養素の一つである。

また，市場で良く目にする貝類由来の成分として遊離アミノ酸であるオルニチンが挙げられる。「肝臓にいい」という名目でオルニチンのサプリメントなどが市場に出回っているが，オルニチンがほとんどの脊椎動物に見られる代謝回路の一つである尿素回路（オルニチン回路）に関連しているためと考えられる。尿素回路は肝臓においてアンモニアから尿素を生成する回路であるが，実際に行われた対照臨床研究で，オルニチン摂取が血中アンモニア濃度を減少させることが明らかになっている[27]。また，オルニチンの経口投与が動物のストレス反応を低下させ，睡眠の質を改善させることが示唆されている[28〜30]。さらに成長ホルモンの分泌を促すという報告もある[31,32]。オルニチンは脂質代謝を調節することによって，肉体疲労を軽減し，ヒトにおけるアン

第4章 貝・エビ・カニ

モニアの排出を促進するとも報告されている[33]。シジミのオルニチン含有量は生息域の塩分濃度によって異なるとされているが[34]，100 g あたり 5.2±1.0 mg 含有していると報告されている[35]。また，保存方法によってオルニチン含量が変化するという報告もある[36]ことから，貝類のオルニチンおよびオルニチンのヒトへの効果についてはさらなる研究が期待される。

　また，タウリンも市場に多いサプリメントとして知られる。タウリンは特に魚介類に多く含まれていることが知られている。カキは 100 g あたり 1,178 mg，ホッキガイは 982 mg，アサリは 211 mg，シジミには 32 mg 含まれている[37〜39]。タウリンの生理活性作用はこれまでに様々なものが研究され，コレステロール低下作用や抗酸化作用，生活習慣病予防効果などが言われている。近年ではそのメカニズムが明らかになりつつあり，タウリンと β-サイクロデキストリンの補給がエタノール性傷害のラットにおいて脂質代謝と肝細胞損傷を改善し回復させること[40]や，ラットの脳における糖尿病の合併症である神経障害をタウリンが抗酸化防御シグナル伝達経路の活性化によって改善するという報告[41]がある。また，脂肪組織においてタウリンがマクロファージの浸潤や炎症性サイトカインの産生を低下させ，インスリン感受性を改善する[42]ことから肥満に関連する疾病を予防すると言われている。さらにタウリンがコレステロール排出にかかわる核内受容体 LXR の直接的なリガンドであることが明らかになり，コレステロールの蓄積を抑制すると示唆されている[43]。実際にタウリンが多く含まれる貝類の摂取がヒトにおける生活習慣病発症に及ぼす影響についてはさらなる研究が待たれる。タウリンは和食中心の食事では 500〜1,000 mg 摂取できると言われているが，西洋型食事では 200 mg と言われていることから[44]，日本食で使用される魚介類にタウリンが多いことが分かる。食生活の変化に伴い，魚介類摂取量と共にタウリン摂取量も減少し，生活習慣病罹患患者が増加していることを鑑みると，日本食および魚介類摂取の重要性が再認識され，生活習慣病が少しでも予防されることを期待する。

　一方，貝類の体成分は季節変動があり，主としてグリコーゲンに代表される炭水化物量が変動する。貝類ではグリコーゲンを多く含んでいる時期がいわゆる「旬」と言われている。貝類にはグリコーゲンが多く含まれることが知られており，料理にグリコーゲンを加えると味にコクが出ることから，親水性コロイドの呈味効果として知られている。糖質の一つであるグリコーゲンであるが，ヒトのエネルギー源としての利用を考えても，グリコーゲン含量は貝類で数％に過ぎないことから，糖質制限下でもエネルギー源には値しないことが分かる。また，松江らの研究[45]でグリコーゲンにエキス成分としてだけではなく，抗腫瘍活性や化学発がん抑制作用があることが示唆されていることから，エキス成分としてだけでなく，新たな生理活性作用も見出される可能性がある。

　このように貝類といっても多種存在し，一概にどの貝に健康機能性があるという明言はできないが，古くから日本食に親しまれてきたものであることから，今後も様々な貝類が食卓に上ることを期待する。

3　エビ・カニの栄養とその機能

　エビやカニは前述したように我々日本人が好む食材の一つであり，水産業における貴重な商品である。縁起のいい食材の一つと言われる理由である甲殻類の赤い色であるが，主としてアスタキサンチンと呼ばれるカロテノイドによるものである。アスタキサンチンは水産物に広く分布し，生のエビ，カニの殻の色はタンパク質や脂肪酸と結合した複合アスタキサンチンという形で存在する。複合アスタキサンチンは赤色を示さないが，エビやカニを加熱すると複合アスタキサンチンが変性し，アスタキサンチンが遊離することでアスタキサンチンの赤色を発色するようになる。アスタキサンチンの研究は生合成や代謝，分析法に留まらず，多くの生理的な機能性が見出されている。アスタキサンチンの持つ生理作用として代表的なものに抗酸化作用がある。中でも特徴的なものに一重項酸素の消去活性が挙げられる[46]。励起状態の一重項酸素は生体内の脂質や核酸などと反応し，過酸化物を生成する。アスタキサンチンの一重項酸素の消去活性はα-トコフェロールと比較しても高いという報告があり[46〜48]，生体内においても一重項酸素の消去活性が期待されている。UVA（紫外線-A）は一重項酸素が生じやすい[49]。ヒト線維芽細胞をUVAで処理をするとmtDNAの損傷が見られることから皮膚における光老化に一重項酸素が関与することが示唆されている[50]だけではなく，実際にマウスやヒトの皮膚においてUVAが損傷を与えることが明らかになっている[51〜53]。近年アスタキサンチンを使用した化粧品が販売されているのもこういった作用からだと考えられる。また一重項酸素はゲノムの酸化的損傷を引き起こし，全身性エリテマトーデスや腫瘍に見られる自己免疫疾患誘導の原因の一つと考えられている[54]。アスタキサンチンにはラジカル捕捉作用[55,56]や脂質過酸化抑制作用[57,58]なども見出されている。したがってアスタキサンチンの抗酸化作用を応用することで，肌老化や虚血性心疾患，酸化的損傷の防御が期待できる。

　また，アスタキサンチンはアテローム動脈硬化性心血管疾患などの要因で知られるコレステロールを低下させること[59]，HDL濃度を規定すると考えられているABCトランスポーターであるABCA1/G1のマクロファージにおける発現量を増加させることが報告されている[60]。また，糖尿病ラットの肝臓における糖尿病誘発酸化ストレスや炎症を抑える効果があること[61,62]や，実際にエビ由来のアスタキサンチンが糖尿病ラットにおいて腎障害を防ぐ効果があること[63]などが明らかになっている。このようにアスタキサンチンには抗酸化作用だけでなく，生活習慣病に対する生理活性作用など種々の作用が見られることから，アスタキサンチン源としてエビ・カニなどの摂取は人類にとって有用であると考えられる。

　また，エビ・カニは畜肉や魚肉にはないエキス成分が含まれており，独特の風味が好まれている。イセエビやクルマエビは白身の魚肉の100倍近いグリシンを含むと言われている[64,65]。グリシンは生体内で合成される非必須アミノ酸の一種であり，うま味成分だけではなく，グリシン受容体を介して抑制性の神経伝達物質として機能している[66]。また，グリシンは前述した虚血再還流や移植などで生じる炎症を抑えること[67]や，糖負荷ラットにおいて，グリシンの摂取によって

第4章 貝・エビ・カニ

血漿中の遊離脂肪酸や脂肪細胞サイズ，血圧の低下が見られた[68]という報告がある。また，ヒトにおいてもグリシンの経口摂取によって生活習慣病患者の酸化ストレスが軽減し，血圧を改善することなどが明らかになっている[69]。またグリシンが睡眠の質を上げることが示唆されており[70]，さらなる研究によってヒトへの効果が明らかになると考えられる。

また，エビ・カニには貝の項で挙げたタウリンも多く含まれていることが明らかになっている。例を挙げると100gあたりズワイガニで450mg，クルマエビで199mgである[71]。タウリンには前述のように種々の生理活性作用があることから，貝に加え，エビ・カニ類もタウリン源として有用である。

エビの甲殻やカニの甲羅や脚にはキチンが含まれている。矢野[72]によるとキチン含量は乾燥重量あたりケガニ18.4％，シバエビ32.4％，タラバガニ10.4％となっており，種によって成分含量は異なる。キチンを脱アセチル化して得られたキトサンには種々の用途があることが明らかになっている。抽出法に関しても環境負荷の少ない生物学的抽出などが研究されており，抗菌剤などとして使われるバイオポリマーや人工皮膚などにも用いられている[73]。キトサンおよびその誘導体はアレルギーや毒性が少なく，抗菌性，生分解性や生体適合性があることから，医薬品や食品，化粧品，農業や廃棄物処理などに利用されている[74]。また，人に対する作用も様々なものが研究されている。具体的には，抗酸化作用[75]，抗アレルギー作用[76]，アルツハイマー病予防効果，抗肥満作用やマトリックスメタロプロテアーゼ阻害作用などが挙げられる[77~79]。また，コレステロール低下作用や，トリアシルグリセロール低下作用などがあることは古くから研究されており[80~83]生活習慣病予防効果があると報告されている。現在それらのメカニズムの解明がなされつつあるが，さらなる研究により，エビ・カニの持つキチン・キトサンの重要性が再確認されると考えられる。

現在オキアミは養殖や水族館などで餌に使用されているが，食用として利用されることは少なくなった。かつて日本人は甲殻類としてエビやカニだけでなく，オキアミも佃煮や酢の物として摂取していたと言われる。オキアミはツノナシオキアミやナンキョクオキアミなどが知られておりエビに類似しているが，エビの仲間ではない。オキアミにはオメガ3脂肪酸やアスタキサンチンが多く含まれていることが知られている。アスタキサンチンの機能としては前述した通りである。オメガ3脂肪酸とは，EPAやDHAといったオメガ3位に炭素の二重結合を持つ脂肪酸である。オキアミ中に含まれている脂質はクリルオイルと呼ばれ，現在注目されている。これはオメガ3脂肪酸が多く含まれているだけではなく，リン脂質結合型のオメガ3脂肪酸であり，魚油などに含まれるオメガ3脂肪酸とは構造が異なっている。オメガ3脂肪酸の多くは，トリグリセリドに結合しているが，クリルオイル中のオメガ3脂肪酸はリン脂質に結合しているものが多いことが明らかになっている[84]。リン脂質結合型オメガ3脂肪酸はトリグリセリド結合型オメガ3脂肪酸よりDHAやEPAなどの組織への取り込みが高いことが示唆されている[85,86]。近年我々の研究で，オメガ3脂肪酸の摂取により心疾患を防ぐ作用があること，またオメガ3脂肪酸の要求量は人種によって異なることを明らかにした[87,88]。日本人は元々魚やオキアミによるオメガ3

脂肪酸摂取量が高かったこともあり，オメガ3脂肪酸の要求量は高いと考えられるため，今後も積極的なオメガ3脂肪酸の摂取が望まれる。

　このように，日本人に好まれる食材であるエビ・カニについても種々の機能性があることから，今後も積極的な摂取が望まれる。

文　　献

1) 平成 26 年水産白書
2) 味の素「嗜好調査」2000
3) マルハニチロ「魚食文化に関する調査」2014
4) H. K. Kim *et al.*, *Molecules*, **18**, 15474 (2013)
5) L. M. Ohr, *Food Technol.*, **69**, 65 (2015)
6) S. Shibuya *et al.*, *Biosci. Biotechnol. Biochem.*, **78**, 1212 (2014)
7) A. E. Czeizel & I. Dudas, *N. Engl. J. Med.*, **327**, 1832 (1992)
8) N. Wald & J. Sneddon, *Lancet*, **338**, 131 (1991)
9) J. G. V. Waes *et al.*, *Birth Defects Res. A Clin. Mol. Teratol.*, **82**, 494 (2008)
10) S. Lakhwani *et al.*, *Dev. Biol.*, **344**, 869 (2010)
11) J. Lumley *et al.*, *Cochrane Database Syst. Rev.*, **13**, CD001056 (2011)
12) K. V. Braun *et al.*, *J. Nutr.*, **145**, 2123 (2015)
13) 文部科学省科学技術・学術審議会資源調査分科会報告，日本食品標準成分表 2015 年版（七訂），全国官報販売協同組合（2015）
14) L. Toxqui *et al.*, *Eur. J. Nutr.*, **53**, 441 (2014)
15) C. F. Cheng *et al.*, *BioMed Res. Int.*, **2013**, 740573 (2013)
16) C. Ko *et al.*, *Liver Int.*, **27**, 1394 (2007)
17) スポーツライフ・データ，笹川スポーツ財団
18) L. M. Weight, *Sports Med.*, **16**, 1 (1993)
19) Z. M. Qian *et al.*, *J. Nutr. Biochem.*, **13**, 47 (2002)
20) 厚生労働省「日本人の食事摂取基準」(2015 年版)
21) H. Ishida *et al.*, *J. Nutr. Sci. Vitaminol.*, **31**, 585 (1985)
22) M. T. Bear & J. C. King, *Am. J. Clin. Nutr.*, **39**, 556 (1984)
23) N. W. Solomons, *Ann. Nutr. Metab.*, **62**, 8 (2013)
24) 池田稔，生井明浩，*Biomed. Res. Trace Elem.*, **18**, 10 (2007)
25) A. S. Prasad, *J. Trace Elem. Med. Biol.*, **26**, 66 (2012)
26) H. Uchisawa *et al.*, *Biosci. Biotechnol. Biochem.*, **68**, 1228 (2004)
26) 田﨑雅和，日本歯科医師会雑誌，**63**, 372 (2010)
27) P. Kowalski & M. Bieniecki, *J. Pharm. Biomed. Anal.*, **41**, 1061 (2006)
28) K. Kurata *et al.*, *Neurosci. Lett.*, **506**, 287 (2012)

第4章　貝・エビ・カニ

29) M. Miyake *et al., Nutr. J.,* **13**, 53 (2014)
30) M. Horiuchi *et al., Nutr. Res.,* **33**, 557 (2013)
31) S. Demura *et al., Eur. J Clin. Nutr.,* **64**, 1166 (2010)
32) M. Jeevanandam *et al., J. Nutr.,* **126**, 2141 (1996)
33) T. Sugino *et al., Nutr. Res.,* **28**, 738 (2008)
34) H. Koyama *et al., Comp. Biochem. Physiol. B Biochem. Mol. Biol.,* **181**, 59 (2015)
35) H. C. Wu & C. Y. Shiau, *J. Food Drug Anal.,* **10**, 170 (2002)
36) H. Uchisawa *et al., Biosci. Biotechnol. Biochem.,* **68**, 1228 (2004)
37) 永田幸一，水産の研究，**9**, 56 (1990)
38) 辻啓介ほか，含硫アミノ酸，**7**, 249 (1984)
39) 岩佐悟ほか，茨城県工業技術センター研究報告，**41** (2012)
40) K. S. Shim *et al., Nutr. Res.,* **27**, 241 (2007)
41) C. A. Agca *et al., Food Chem. Toxicol.,* **71**, 116 (2014)
42) S. Lin *et al., Mol. Nutr. Food Res.,* **57**, 2155 (2013)
43) M. H. Hoang *et al., Mol. Nutr. Food Res.,* **56**, 900 (2012)
44) P. P. Stapleton *et al., Clin. Nutr.,* **16**, 103 (1997)
45) 松江一ほか，食品工業，**49**, 36 (2006)
46) W. Miki, *Pure Appl. Chem.,* **63**, 141 (1991)
47) K. Fukuzawa *et al., Lipids,* **33**, 751 (1998)
48) J. Mori *et al., Mol. Cryst. Liq. Cryst.,* **580**, 304 (2013)
49) J. Regensburger *et al., Phys. Chem. Chem. Phys.,* **15**, 17672 (2013)
50) M. Berneburg *et al., J. Biol. Chem.,* **274**, 15345 (1999)
51) H. Yasui & H. Sakurai, *Biochem. Biophys. Res. Commun.,* **269**, 131 (2000)
52) J. Krutmann, *J. Dermatol. Sci.,* **23**, S22 (2000)
53) R. Lavker & K. Kaidbey, *J. Invest. Dermatol.,* **108**, 17 (1997)
54) F. Khan *et al., Biotechnol. Appl. Biochem.,* **46**, 97 (2007)
55) Y. M. Naguib, *J. Agric. Food Chem.,* **48**, 1150 (2000)
56) B. P. Lim *et al., Biochim. Biophys. Acta,* **1126**, 178 (1992)
57) T. Iwamoto *et al., J. Atherosclero. Thromb.,* **7**, 216 (2000)
58) J. Karppi *et al., Int. J. Vitam. Nutr. Res.,* **77**, 3 (2007)
59) M. Ikeuchi *et al., Biosci. Biotechnol. Biochem.,* **71**, 893 (2007)
60) M. Iizuka *et al., J. Nutr. Sci. Vitaminol.,* **58**, 96 (2012)
61) C. H. Park *et al., J. Med. Food,* **18**, 337 (2015)
62) K. C. Chan *et al., J. Food Sci.,* **77**, 76 (2012)
63) A. Sila *et al., Eur. J. Nutr.,* **54**, 301 (2015)
64) 清水亘，藤田真夫，日水誌，**20**, 720 (1954)
65) 浅川昭彦ほか，日食工誌，**28**, 594 (1981)
66) S. Rajendra *et al., Pharmacol. Ther.,* **173**, 121 (1997)
67) Z. Zhong *et al., Curr. Opin. Clin. Nutr. Metab. Care,* **6**, 229 (2003)
68) M. El Hafidi *et al., Am. J. Physiol. Regul. Integr. Comp. Physiol.,* **287**, R1387 (2004)

69) M. Díaz-Flores *et al.*, *Can. J. Physiol. Pharmacol.*, **91**, 855 (2013)
70) M. Bannai & N. Kawai, *J. Pharmacol. Sci.*, **118**, 145 (2012)
71) 小沢昭夫ほか, 日本栄養・食糧学会誌, **37**, 561 (1984)
72) 矢野勲, 化学と生物, **15**, 328 (1977)
73) S. Kaur & G. S. Dhillon, *Crit. Rev. Biotechnol.*, **35**, 44 (2015)
74) R. A. A. Muzzarelli, *Carbohyd. Polym.*, **76**, 167 (2009)
75) M. Anraku *et al.*, *Food Chem. Toxicol.*, **47**, 104 (2009)
76) N. Kanjanathaworn *et al.*, *Carbohydr. Polym.*, **97**, 52 (2013)
77) D. H. Ngo *et al.*, *Food Hydrocolloids*, **51**, 200 (2015)
78) M. Dash *et al.*, *Prog. Polym. Sci.*, **36**, 981 (2011)
79) K. V. H. Prashanth & R. N. Tharanathan, *Trends Food Sci. Technol.*, **18**, 117 (2007)
80) Y. I. Cho *et al.*, *J. Agric. Food Chem.*, **46**, 3839 (1998)
81) Y. Fukada *et al.*, *Lipids*, **26**, 395 (1991)
82) I. Ikeda *et al.*, *J. Agr. Food Chem.*, **41**, 431 (1993)
83) M. Sugano *et al.*, *Am. J. Clin. Nutr.*, **33**, 787 (1980)
84) B. Winther *et al.*, *Lipids*, **46**, 25 (2011)
85) B. Batetta *et al.*, *J. Nutr.*, **139**, 1495 (2009)
86) D. Lemaitre-Delaunay *et al.*, *J. Lipid Res.*, **40**, 1867 (1999)
87) R. Nagasaka *et al.*, *Lipids*, **49**, 1057 (2014)
88) C.-W. Xiao *et al.*, *PLoS One*, **11**, e0147648 (2016)

第5章 米

久保田真敏[*1]，門脇基二[*2]

1 はじめに

米は日本人の食文化の中心をなす食品であり，最も重要なエネルギー源として日本人の健康に寄与してきた。しかしその消費量は食の欧米化に伴い，国民1人当たり114.9 kg/年（昭和35年）から56.9 kg/年（平成25年）へとほぼ右肩下がりに低下し，昭和35年と比較するとその消費量は半減している[1]。このような状況にも関わらず，食品群別の摂取量でみると嗜好性飲料類を除き最も多く摂取している食品は米であり，タンパク質摂取量でも肉類や魚介類に次ぐ3番目に位置している（図1）[2]。このように摂取量の面からでも，日本人の健康に対する寄与の大きさが窺われる米の生理学的な機能性に関する研究は，高アミロース米の食後血糖値上昇抑制作用[3]や食事誘導性モデルマウスにおける脂質代謝改善作用[4]，糠層に含まれる機能性成分であるγ-オリザノール[5]などさまざまなものが報告されているが，タンパク質の生理学的な機能性に関する報告は大豆タンパク質と比較すると驚くほど限られている。そこで本章ではこの米のタンパク

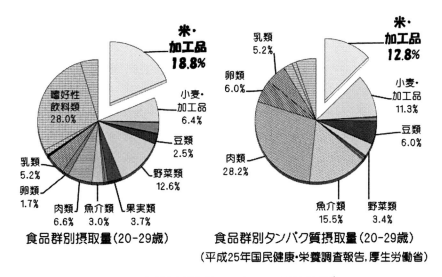

図1 食品群別摂取量およびタンパク質摂取量[2]

---

*1 Masatoshi Kubota 新潟大学 研究推進機構 超域学術院 助教
*2 Motoni Kadowaki 新潟大学 研究推進機構 超域学術院；自然科学系（農学部） 教授

質，特に我々が普段摂取している精白米に含まれる米胚乳タンパク質（REP）の生理学的機能性について紹介する。

2 米胚乳タンパク質とは

　精白米の主要な栄養成分は炭水化物であり（約77％），タンパク質はこれに次ぐ主要な栄養成分（6％）となっている[6]。精白米中のタンパク質のほとんどは種子発芽時の窒素供給源として利用される貯蔵タンパク質であり，プロテインボディ（PB）と呼ばれる構造体に蓄積することが知られている。米のタンパク質は溶媒への溶解度から複数のグループに分けられており，最も主要な貯蔵タンパク質は希酸・アルカリ可溶性のグルテリンである。このグルテリンは電気泳動により主要な3つのバンド，プログルテリン（57 kDa），酸性サブユニット（37-39 kDa），塩基性サブユニット（22-23 kDa）に分けられる[7]。グルテリンに次ぐ主要な貯蔵タンパク質はアルコール可溶性のプロラミンであり，グルテリンと同じく電気泳動により3つの主要なバンド（16, 13, 10 kDa）に分離される（図2）[8]。これら主要な貯蔵タンパク質は蓄積するPBの種類が異なっており，消化性についてもグルテリンは易消化性，プロラミンは難消化性と大きく異なっていると考えられている[8,9]。Eggumら[10]はREPの真の消化率が，炊飯処理を行うことで99.7％から88.6％へおよそ10％減少することを報告した。また，Kubotaら[11]はラット消化管内容物および糞中に残存するREPを特異抗体を用いて検出したところ，炊飯処理により23 kDaグルテリンの消化性は変化がみられなかったものの，13 kDaプロラミンの消化性が大きく低下することを示した。以上の報告から加工処理により，プロラミンの消化性が大きく変化することが明らかとなった。

　現在までにREPの精製方法は2種類報告されており，特に消化性が大きく異なっていることが報告されている。Morita&Kiriyama[12]は耐熱性アミラーゼによりデンプンを分解した後にタンパク質を回収する方法（SD-REP）を提案し，その真の消化率が炊飯米とほぼ同程度の約87％

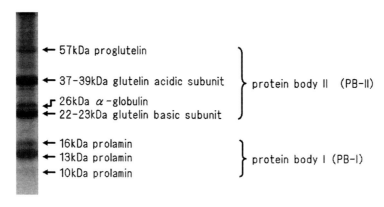

図2　米胚乳タンパク質の電気泳動画像

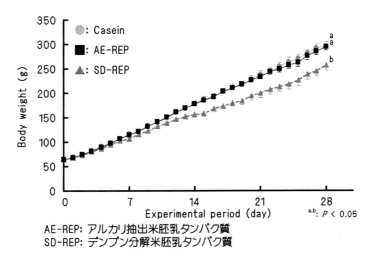

図3 米胚乳タンパク質の精製法の違いがラットの成長に与える影響[15]

であることを報告した。また Kumagai ら[13] は，アルカリ抽出によりタンパク質を溶出させ回収する方法（AE-REP）を提案した。この AE-REP の消化性，特にプロラミンの消化性は SD-REP と比較して，大きく向上していることが in vitro および in vivo のレベルで示され[13,14]，さらにこの消化性の向上がラットの成長にも影響することが報告された（図3）[15]。以上のように REP は精製方法の違いによって，消化性の違いに由来する生体利用率が異なる可能性があり，機能性を検討する際はどちらのタンパク質精製物を利用するか注意する必要がある。

3 脂質代謝改善作用

脂質異常症は動脈硬化の原因となり，心筋梗塞や脳卒中などのリスクを増大させる疾病である。この脂質異常症を予防する食事因子としてタンパク質も注目されており，摂取タンパク質の種類の違いが与える影響について長年研究が重ねられてきた。その中で大豆タンパク質を始めとした植物性タンパク質は，動物性タンパク質と比較して脂質代謝改善作用を有していることが示され[16]，REP でも同様に脂質代謝改善作用が報告されつつある。Morita ら[17] は高カゼイン食（タンパク質含量40%）と比較して，18日間の高 SD-REP 食および高 AE-REP 食の摂取は成長期ラットの血清総コレステロールを有意に低下させ，肝臓中総コレステロールおよび中性脂肪を有意に低下させることを報告した。さらに，SD-REP は糞中ステロイド排泄の有意な上昇がみられたものの，AE-REP では変動がみられないということも報告しており，脂質代謝改善作用の作用メカニズムが両者の REP で異なっている可能性を示した。一方，Yang ら[18] は成熟期ラットを用いた検討を行い，2週間の AE-REP 食（タンパク質含量20%）摂取がカゼイン食と比較して，Morita らの報告と同様に，血漿総コレステロールの有意な低下，肝臓中総コレステロール

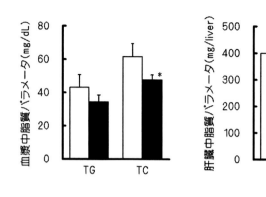

図4 米胚乳タンパク質摂取が成熟期ラットの脂質パラメータに与える影響[18]

および中性脂肪の有意な低下がみられたことを報告しており（図4），成長のステージが異なってもREPの脂質代謝改善作用は維持される可能性が示された。またこれらの報告では，REPの脂質代謝改善作用は先行研究が数多くなされている大豆タンパク質に匹敵するものであることも示された。

Tongら[19]は，グルテリン，プロラミンに次ぐ主要な貯蔵タンパク質であるα-グロブリンの脂質代謝改善作用について報告した。コレステロール負荷食を摂取させたラットに4週間，100 mg/kg body weightとなるようにα-グロブリンを毎日投与すると，糞中中性ステロイド排泄が増加し，血清総コレステロールが有意に低下することを報告した。なお，このコレステロール低下作用は大豆タンパク質の有効成分であるβ-コングリシニンに匹敵していた。さらに，α-グロブリンの投与はApoE欠損マウスにおいて，病変領域の増加を有意に抑制しアテローム性動脈硬化症の進展に対して有効であることを報告した。以上の報告から，REPは大豆タンパク質と同様に脂質代謝改善作用を有しており，その作用は主にα-グロブリン画分に由来する可能性が示された。

4 糖尿病および糖尿病性腎症進行遅延作用

糖尿病は世界規模で患者数が増加している疾患であり，日本においてもその対策が重要視されている疾病である。この糖尿病は慢性的に高血糖状態が維持される疾病であり，さまざまな合併症を引き起こすことが知られている。網膜症，腎症，神経障害は3大合併症と呼ばれ，その中でも特に糖尿病性腎症は新規透析導入患者の原因疾患第1位となっており[20]，現在の医療費高騰の原因の一つとなっている。次にここでは，このような糖尿病や糖尿病性腎症に対するREPの有効性について紹介する。

小腸のL細胞から分泌されるGlucagon-like peptide-1（GLP-1）はインスリン分泌を誘導す

第5章 米

る機能を有しており,上昇した食後血糖値の低下に寄与している。このような機能を有していることからGLP-1は新たな糖尿病治療の対象として,近年急速に注目を集めている。Ishikawaら[21]はペプシンにより加水分解したREP加水分解物(REPH)の投与が,GLP-1分泌機能を有する培養細胞であるGLUTag細胞からのGLP-1の分泌を有意に誘導することを示した。またGLP-1は血中のdipeptidyl peptidase-Ⅳ(DPP-Ⅳ)の作用により分解され不活化されるが,このDPP-Ⅳ活性がREPHの投与により減少することが示された。このようなGLP-1の分泌促進および分解抑制作用を介して,REPHはラット血中の総GLP-1濃度および活性型GLP-1の割合を上昇させ,最終的に食後血糖値の上昇を緩やかにすることが糖負荷試験により示された。以上の報告より,REPHはGLP-1分泌亢進作用を介して,血糖値調節改善作用がある可能性が示され,糖尿病の進行に対して有益な効果を有している可能性が示されている。

先に述べたようにREPHは糖尿病に対して有益な効果を有している可能性が示され,その合併症に対しても有益な効果を有していることが期待された。Kubotaら[22]は,日本人を始めとしたアジア人種に多くみられる著しい肥満を呈さない糖尿病に適したモデルとして利用されているGoto-Kakizaki(GK)ラットを用いて,AE-REPが糖尿病性腎症に与える影響について検討を行った。10週間GKラットに高スクロース飼料(スクロース含量30%)を摂取させたところ,AE-REP摂取によりカゼインと比較して明確な血糖値改善作用は確認できなかったものの,糖尿病性腎症の早期診断マーカーとして利用されている尿中アルブミン排泄が有意に抑制され,糖尿病性腎症でみられる代表的な組織委病変の一つである腎糸球体のメサンギウムマトリックスの増加が有意に抑制されることが示された。以上の報告より,AE-REP摂取は糖尿病性腎症の進行を遅延させる機能を有している可能性が示された。

これらの報告から,その作用メカニズムや有効成分については未解明ではあるが,REPは糖尿病や糖尿病性腎症の進行を抑制する機能を有している可能性が示された(図5)。

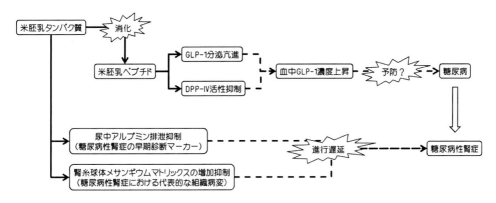

図5 米胚乳タンパク質・ペプチドの摂取が糖尿病および糖尿病性腎症に与える影響[21,22]

5 その他の生理学的機能性

ここまでREPの脂質代謝改善作用および糖尿病,糖尿病性腎症の進行遅延作用について紹介してきたが,上記以外の機能性についても報告されつつある。Yangら[23]は成長期のラットにAE-REP食を3週間摂取させることで,カゼイン食と比較して,肝臓においてタンパク質の酸化の指標であるカルボニル化タンパク質や脂質過酸化のマーカーであるマロンジアルデヒド量が有意に減少することを報告した。さらにその抗酸化作用には,AE-REP摂取による肝臓での還元型グルタチオン量の有意な増加やsuperoxide dismutase活性の上昇,一部のグルタチオン代謝関連酵素活性の上昇が関与している可能性が報告された。

6 おわりに

本章では最新の知見を含めREPの生理学的機能性について紹介してきたが,その数はまだ十分とはいえず,その活性成分の同定を含む作用メカニズムを詳細に議論した報告はまだほとんど存在していない。今後は日本を含むアジアだけでなく,世界中でREPの生理学的機能性に関する研究が進み,より詳細な機構解明が進むことを期待する。

文　献

1) 農林水産省大臣官房食料安全保障課,平成25年度食料需給表,品目別累年表　穀類　米 (2015)
2) 厚生労働省,平成25年国民健康・栄養調査報告 (2015), http://www.mhlw.go.jp/bunya/kenkou/eiyou/dl/h25-houkoku.pdf
3) A. M. Zenel & M. L. Stewart, *Nutrients*, **7**, 5362 (2015)
4) A. Y. Lee et al., *J. Nutr. Biochem.*, **24**, 1991 (2013)
5) K. A. Szcześniak et al., *J. Anim. Physiol. Anim. Nutr.*, doi：10.1111/jpn.12428 (2015)
6) 文部科学省,日本食品標準成分表2010 (2010)
7) H. Yamagata et al., *Plant Physiol.*, **70**, 1094 (1982)
8) M. Ogawa et al., *Plant Cell Physiol.*, **28**, 1517 (1987)
9) K. Tanaka et al., *Agric. Biol. Chem.*, **44**, 1633 (1980)
10) B. O. Eggum et al., *Nutr. Rep. Int.*, **16**, 649 (1977)
11) M. Kubota et al., *J. Nutr. Sci. Vitaminol.*, **60**, 300 (2014)
12) T. Morita & S. Kiriyama, *J. Food Sci.*, **58**, 1393 (1993)
13) T. Kumagai et al., *J. Nutr. Sci. Vitaminol.*, **52**, 467 (2006)
14) M. Kubota et al., *Biosci. Biotechnol. Biochem.*, **74**, 614 (2010)

第5章 米

15) T. Kumagai *et al.*, *J. Nutr. Sci. Vitaminol.*, **55**, 170 (2009)
16) R. De Schrijver, *J. Nutr.*, **120**, 1624 (1990)
17) T. Morita *et al.*, *J. Sci. Food Agric.*, **71**, 415 (1996)
18) L. Yang *et al.*, *Biosci. Biotechnol. Biochem.*, **71**, 694 (2007)
19) L. T. Tong *et al.*, *Food Chem.*, **132**, 194 (2012)
20) 日本透析医学会, 図説　わが国の慢性透析療法の現況, 2014年末の慢性透析患者に関する基礎集計 (2015), http://docs.jsdt.or.jp/overview/pdf2015/p011.pdf
21) Y. Ishikawa *et al.*, *Food Funct.*, **6**, 2525 (2015)
22) M. Kubota *et al.*, *Br. J. Nutr.*, **110**, 1211 (2013)
23) L. Yang *et al.*, *Life Sci.*, **91**, 389 (2012)

第6章 大　豆

村本光二*

1　はじめに

　日本人が自立性を維持して生活できる健康寿命は，男女を平均すると73才といわれ，平均寿命よりも10年くらい短い。健康寿命を短くする主因は，"寝たきり"や認知症であり，脳卒中や脳血管性認知症，骨粗鬆症による骨折が発端となることが多い。これらは，たとえ遺伝素因があっても，食生活の改善による生活習慣病発症の遅延により抑えることを期待されている[1]。日本食素材として昔から利用されてきた大豆は，主要な栄養素をバランス良く含むだけでなく，多様な成分には，高血圧や脂質異常症を抑え，脳卒中や心筋梗塞の予防に役立つほか，骨粗鬆症やがんの予防にも効果があることが分かってきた。しかし，世界で年間2億7,600万トン（2013年FAO統計）生産されている大豆のおもな用途は加工（搾油）用であり，わが国においても年間約300万トン消費する中，食品用には約100万トンが使われているに過ぎない（図1）。大豆が

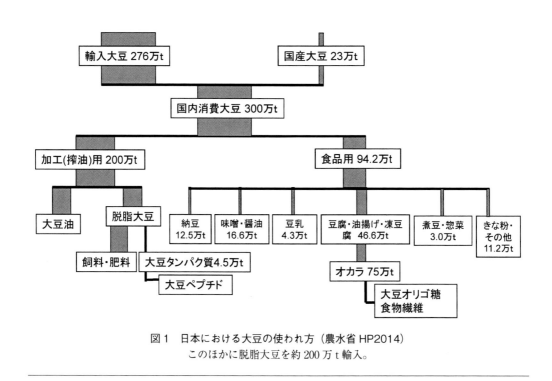

図1　日本における大豆の使われ方（農水省HP2014）
このほかに脱脂大豆を約200万t輸入。

＊　Koji Muramoto　東北大学　大学院生命科学研究科　教授

第6章 大豆

日本食の素材としてさらに活用されることを期待し，本稿では，健康の維持と増進に役立つ大豆の栄養性と機能性の一端を紹介したい。

2 大豆の栄養性

　大豆には，タンパク質が約35%含まれ，脂質の含有量は約20%（0.5%リン脂質）である。脂質の大部分を占めるトリアシルグリセロールはおもに不飽和脂肪酸で構成され，おおよその内訳は，リノール酸50%，オレイン酸20%，α-リノレン酸10%である。リノール酸はn-6系，リノレン酸はn-3系の必須脂肪酸であり，肝臓におけるβ酸化を亢進させ，脂質生合成を抑制する作用をもち，さらにプロスタグランジンやロイコトリエンなどのエイコサノイド類の材料としても重要である。両脂肪酸の比率（約5～6）は，厚生労働省が定めた「日本人の食事摂取基準」に適合している。なお，コレステロールは大豆には含まれていない。

　大豆成分の残りの大半が糖質であり，可溶性糖質（ショ糖，スタキオース，ラフィノースなど）が全体の約15%，不溶性糖質（食物繊維）が約15%を占める。スタキオースやラフィノースなどのオリゴ糖は，ヒトの消化酵素では分解されずに大腸にとどき，ビフィズス菌などの有用菌の増殖を促すプレバイオティクスとして働く。ペクチンやヘミセルロースからなる可溶性食物繊維は，腸内細菌によって資化されて有機酸となり，その結果，腸管のpHが低下してカルシウムの吸収性が高まる。一方，セルロースやリグニンなどの不溶性食物繊維は，腸管内の脂質やコレステロールと結合し，これらの腸管吸収を阻害して排出を促す。

　大豆を豆腐や納豆に加工すれば，消化率は80～90%に向上する。脱脂大豆から調製した濃縮大豆タンパク質の消化率は90%，さらに分離大豆タンパク質では95%以上と高く，牛乳や畜肉，魚肉，卵の消化率と変わらない。必須アミノ酸の必要量をどれだけ充足しているかの指標となるアミノ酸スコアについても，大豆は牛乳や卵と同等の100である。成人男子での窒素出納実験で求めた濃縮大豆タンパク質の窒素平衡維持量は，95 mg/kgであり，これは卵タンパク質の92 mg/kgとほぼ同じで，濃縮大豆タンパク質を唯一のタンパク質源として行った長期の出納試験でも，高い栄養性が確認されている[2]。日本人の1日の平均タンパク質摂取量79.6 gのうち大豆由来のものが5.6 gと見積もられている。

　このほか，大豆はビタミンEやビタミンB群，カリウム・亜鉛・マグネシウム・鉄などのミネラル源としても優れている。

3 特定保健用食品と大豆

　大豆では，優れた栄養性のみならず，健康への寄与が疫学研究で明らかにされている。すなわち，日常的に大豆食品を摂取する人々では，乳がん，大腸がん，前立腺がん，心臓病，骨粗鬆症，更年期障害の発生が少ないというものである[3]。

表1 大豆に含まれる成分と生体調節機能

成分	機能
タンパク質, ペプチド	コレステロール低下*, 脂質代謝調節, LDL受容体誘導, 血圧降下, 食欲抑制, 抗酸化作用, 糖尿病予防
プロテアーゼインヒビター, レクチン	抗がん活性, がん転移抑制
サポニン, フィチン酸	抗酸化作用, 抗がん活性
イソフラボン	性ホルモン様作用, 発がんリスク低減, 脂質代謝調節, 骨粗鬆症の抑制*, 糖尿病予防
リン脂質	コレステロール・トリグリセリド低下
ステロール	コレステロール低下*
リノール酸	コレステロール代謝改善, エイコサノイド類源
α-リノレン酸	トリグリセリド低下, エイコサノイド類源, 抗肥満
トコフェロール	抗酸化作用
オリゴ糖	ビフィズス菌増殖作用*, 消化管機能調節
食物繊維	整腸作用, 大腸がん抑制

＊ 特定保健用食品として認可されている機能性

　大豆は生理活性成分を多く含み，タンパク質とその消化物であるペプチド，食物繊維とオリゴ糖，イソフラボンは，特定保健用食品の有効成分である（表1）[4]。大豆タンパク質は血清コレステロールや中性脂肪を低下させるが，とくに後者においてはβ-コングリシニンが主要な働きをしている。これは，β-コングリシニンが中性脂肪の糞便への排出を促し，肝臓での脂質のβ酸化を促進し，脂肪酸合成酵素の働きを抑制することによると考えられる。タンパク質の消化で生成するペプチドにも，血圧上昇抑制や抗酸化作用，消化管ホルモンの分泌刺激などの多様な生理活性がある[5]。また，消化抵抗性の疎水性ペプチドには，小腸で胆汁酸と結合して再吸収を阻害する作用がみられる。腹部肥満の閉経後の女性を対象にした試験では，大豆タンパク質の摂取によりインスリン耐性と血中脂質の改善効果がみられ，メタボリックシンドロームを抑制した[6]。

4 大豆イソフラボン

　イソフラボンは女性ホルモンであるエストロゲン様の作用をもち，更年期障害や骨粗鬆症の軽減と予防のほか，抗がん作用や心臓病予防への寄与が報告されている。子葉部に0.2〜0.3％，胚軸に約2％含まれるイソフラボンには，配糖体のダイジン，ゲニスチン，グリシチンがあり，糖部分を除いたアグリコンは腸管からの吸収性が高く，それぞれダイゼイン，ゲニステイン，グリシテインと呼ばれる。大豆イソフラボンはエストロゲンレセプター(ER)-αにエストラジオール-17βの1/1,000〜1/10,000程度，ER-βには1/10〜1/100程度の結合活性をもち，アゴニストとアンタゴニストとしての選択的エストロゲン受容体モジュレーターとしての働きがあると考えられる。ダイゼインから腸内細菌叢によって生成するエクオールは，ER-βに対してダイゼインの80倍の親和性をもち，抗酸化活性も強い（図2）。その産生能は人種や生活習慣によって異なり，

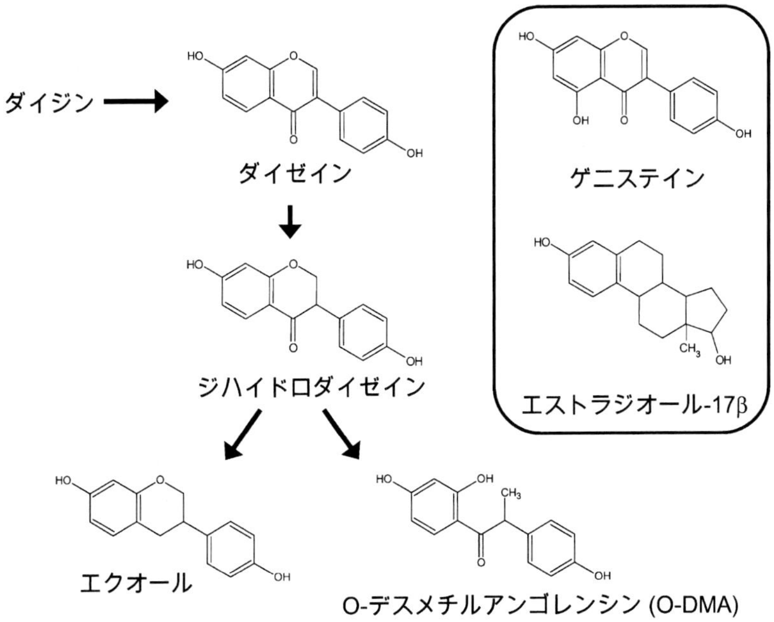

第6章 大 豆

図2 ダイゼインの代謝

産生者の割合は30〜50％であるといわれている。エクオールのがん細胞増殖抑制作用については，濃度が高ければ（50〜350μM）抑制に働くが，低濃度では逆の作用がみられたという報告もあり，さらに検討が必要である[7]。プロテインチロシンキナーゼの阻害活性をもち大豆の主要な抗腫瘍活性成分とされるゲニステインでも，体内濃度によって，その効果に違いがみられており，摂取量だけでなく生体利用性を考慮した効果の評価が求められる[8]。

イソフラボンのヒトにおける生体利用性には，腸内細菌叢や年齢，健康状態によって個人差がみられ，血液と尿中のレベル変動から，2時間で約10％が小腸から吸収され，4〜6時間で約90％が大腸から吸収されると推定された[9]。腸内細菌によりダイゼインから変換されるエクオールは，8時間以上経ってから血液を循環する。

厚生労働省の「多目的コホート研究（JPHC研究）」で40〜50歳の男女4万人について11年間にわたる追跡調査の結果，女性では大豆を週に5日以上摂取するグループでは，0〜2日摂取するグループと比較して脳梗塞の発症リスクが0.64倍，心筋梗塞は0.55倍であった。さらに大豆タンパク質とイソフラボンは協働して脂質代謝に作用していると考えられる。大豆の摂取量が多いアジア地域では，乳がんや前立腺がんによる死亡率が低いことが報告されており，JPHC研究でも，大豆およびイソフラボンで乳がん，前立腺がん，肺がん発症のリスク低減作用の可能性が報告されている。イソフラボンの生体利用性は，大人よりも思春期前で高いことが知られ，子供のときから食べ続けることにより大豆の効果をよりよく享受できる。

5　長寿食とポリアミン

　日本食や地中海食が健康長寿食といわれる根拠の一つとして，細胞の増殖や分化に必要不可欠なポリアミンの寄与があげられる。ポリアミンは穀類や豆類，野菜，魚介類に多く含まれ，これらの食材は日本食や地中海食に多く使われるものである。代表的なポリアミンは，スペルミジンやスペルミンであり，アルギニンからオルニチン，プトレシン（PUT），スペルミジン（SPD），スペルミン（SPM）の順に体内で合成される（図3）。血中ポリアミン濃度変化は，加齢よりも個人差の方が大きく，これは食品からの摂取や腸内細菌によるポリアミン合成能の差による。ヒト血液中のSPDとSPMの濃度は，通常，8～14 nmol/mLおよび5～8 nmol/mLであるが，健康な100歳前後の長寿者のポリアミン濃度は高いので，このことが寿命との関係が指摘される所以でもある。事実，ポリアミンを多く含む食餌をマウスに与えると老化の進行が抑制され，寿命が延長した[10]。これは，血中濃度が高まったスペルミンの抗酸化や抗炎症の作用，オートファジー機構の活性化などによると推測されている。チーズや果実を多く食べる欧米人に比べて，日本人のポリアミン摂取量には大きな差はみられないが，納豆を継続的に食べると血中ポリアミン濃度が1.4倍に増加した一方，ポリアミンを含んではいてもオレンジジュースでは増加がみられなかったことから，食材によっても生体利用性に差が生じるようである（表2）。ポリアミンには，ほかにインスリン抵抗性などの内分泌機能への影響や，血栓形成の抑制や血栓溶解の促進が報告されている。このように多くの機能性が示されているポリアミンであるが，過剰な摂取は細胞毒性や神経・腎臓の疾患を引き起こす可能性も指摘されており，さらなる検討が待たれる[11]。

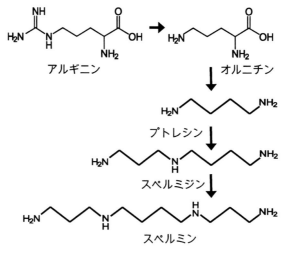

図3　ポリアミンの生成

表2 大豆のポリアミン含有量（mg/kg）

	プトレシン	スペルミジン	スペルミン
大豆	4～57	88～389	7～114
大豆粉	1～8	4～41	1～9
納豆	0～43	22～478	2～80

6 大豆に含まれるフィトケミカル

　大豆サポニンは構造によってグループA，B，E，およびDDMPに分けられ，抗ウイルス，抗がん，抗酸化などの多様な活性を示す。AおよびDDMPグループが大豆の真正サポニンであり，BとEグループは抽出過程で生成するものである。サポニンは胚軸に最も多く含まれるが，品種によって含有量が異なり，乾燥重量あたり0.6～6.2％である。血清中のコレステロール低下作用をもつ植物ステロールの含有量は0.1～0.3％である。有色大豆，とくに黒大豆の薬効は昔からいわれている。種皮の色素はシアニジン-3-グルコシドなどのアントシアニンであり，抗酸化性や抗肥満効果が示されている。

　リン脂質であるレシチンは，分子内に親水性部と疎水性部をもつので界面活性剤として働く。大豆レシチンは乳化・分散剤としての用途のほか，保水や起泡・消泡に利用されている。慢性肝疾患における肝機能の改善や，脂肪肝や高脂血症に効果が知られ，レシチンと大豆タンパク質の複合体を酵素消化して調製した分解物高分子画分には血中コレステロール低下作用があり，特定保健用食品として認可されている。植物ステロールはコレステロールと類似した構造をもち，同等の胆汁酸ミセルへの親和性や溶解性をもつが，小腸吸収細胞で吸収され難いので，結果としてコレステロールの吸収を阻害する。

　これらの生体調節機能をもつ低分子成分（機能性非栄養成分）は，フィトケミカルと呼ばれ，それらの組成や含有量は，大豆の品種や生育環境によって変化し，生体利用性も化学構造や加工方法，体内での代謝によって大きく異なる[12]。疫学調査などで大豆をはじめとする豆類の摂取による生活習慣病の予防効果が認められているが，多様な栄養素や食品機能因子が複合的に作用していると考えられ，評価を難しくしている。

7 抗栄養素の多面的な活性

　豆類には，過剰に摂取すると機能障害を引き起こす生理活性物質も含まれ，これらは抗栄養素と呼ばれることがある。たとえばフィチン酸（イノシトール6リン酸）は，0.2～0.6％含まれ，金属イオンやタンパク質と複合体を形成しているが，多量に摂取すれば，腸管でカルシウムや鉄，マグネシウムなどのイオンと強く結合して，これらの吸収性を低下させる。一方，フィチン酸単独では，抗酸化性や抗がん活性をもつことでも知られる。

　大豆は，鶏卵や乳製品に比べて食物アレルギーを引き起こすことは少ないが，16種類以上の

アレルゲンタンパク質が知られ，このうち主要なのは3種類（Bd30K，αサブユニット，Bd28K）である。そのため大豆は，消費者庁の特定原材料等の任意表示リストに挙げられている。

また，各種の消化酵素を阻害するインヒビターや，細胞表面の糖鎖と特異的に結合するレクチンが含まれる。これらの生理活性タンパク質は，植物が害虫や動物から身を護る防御タンパク質であると理解されている。KunitzインヒビターとBowman-Birkインヒビターはそれぞれ，膵臓から分泌されるタンパク質分解酵素のトリプシンとキモトリプシンを阻害する。動物実験では，これらのインヒビターの投与により膵臓肥大が観察されたが，がん細胞の転移や増殖を抑制する活性も報告されている。抗腫瘍活性や抗炎症作用をもつものとしては，ほかに43アミノ酸残基からなるルナシンが知られている。ルナシンは長鎖と短鎖からなる2Sアルブミンの短鎖に相当し，アスパラギン酸が9残基連続したC末端部と，細胞表面のインテグリンに結合するArg-Gly-Asp（RGD）モチーフが活性発現に重要な働きをしていると考えられている。

レクチンには，いんげんまめに含まれるレクチンのように消化器官に強く作用して消化不良や腹痛・下痢を生じさせ，ひいては成長不良を引き起こすものがある一方，大豆レクチンでは，そのような作用はみられずに，抗がん活性が報告されている。プロテアーゼインヒビターとレクチンは，いずれも大豆に1%近く含まれるが，加熱調理によって大部分が失活するといわれている。しかし，著者らが赤血球凝集試験で大豆加工食品のレクチン活性を調べたところ，強弱に差はあるものの活性が認められた。消化酵素に耐性をもつレクチンは，腸管上皮細胞や腸内微生物叢と相互作用していろいろな機能性を示すと考えている[13]。このように，大豆に含まれる抗栄養素には多面的な活性があることも大きな特徴である。

8 加工や調理によって変化する栄養・機能成分

大豆からは多種多様な食品がこれまでに生み出され，日本食に欠かすことのできないものとなっている。大豆に含まれる栄養成分や機能成分は，品種や生育環境によって変化するだけでなく，水分・温度・時間などの加工条件やその方法によっても変化がみられる。たとえば，加熱処理した大豆を発酵してつくる納豆では，納豆菌から分泌されるタンパク質分解酵素によってタンパク質から様々なペプチドが生成される[5]。これによって大豆の消化性が高まるだけでなく，生成したペプチドには抗酸化活性やアンジオテンシン変換酵素阻害活性等のいろいろな活性がみつけられている。さらに発酵過程では，血栓溶解酵素であるプラスミン様の酵素や，骨生成に重要なビタミンK_2（メナキノン-7），ポリアミンがあらたに生産され，これらにはそれぞれ，血栓症予防，骨粗しょう症や動脈硬化の予防，抗酸化ストレスなどの効果が期待されている（表2）。

多様な活性をもつイソフラボンには配糖体型とアグリコン型があり，腸管の中でビフィズス菌や乳酸菌によって配糖体はアグリコンに変換され体内に吸収される。大豆粉をオートクレーブにかけ，麹菌で発酵させると，β-グリコシダーゼによりイソフラボン配糖体がアグリコンに変換される。また，β-グリコシダーゼ活性の強さで選抜した乳酸菌で豆乳を発酵し，イソフラボン

第6章　大　豆

配糖体をアグリコンに変換，さらにエクオールも生産された[14]。

　脱脂大豆から調製したタンパク質は，濃縮大豆タンパク質・分離大豆タンパク質・組織状大豆タンパク質として，ハム・ソーセージ・ハンバーグのような食肉加工品，ちくわ・蒲鉾などの水産練製品，シュウマイ・餃子といった冷凍・総菜類，製菓・製パンの製造に使われ，離水防止や食感改良等，製品の品質向上維持に欠かすことのできない素材となっている。大豆タンパク質をエクストルージョンクッキングで組織化し，ミートアナログを製造する工程では，シスチン残基やリジン残基の側鎖が架橋を形成すると考えられている。低度から中程度の湿度で処理した場合，リジンの生体利用性の低下が認められているが，高湿度条件では消化性や栄養性には低下がみられなかった[15]。

9　育種や遺伝子改変による成分の変化

　従来から，大豆臭の原因酵素であるリポキシゲナーゼや，アレルゲンタンパク質の含有量が少ないか，あるいは欠失した大豆の育種が行われてきた。さらには機能成分の強化を目的とした品種の育成も試みられている。たとえば，イソフラボンの高含有量品種が育種選抜されているが，遺伝的要因とともに栽培環境により含有量は大きく影響を受ける。遺伝子改変大豆には，アレルゲンタンパク質を減少させたり，含硫アミノ酸やスレオニン，オレイン酸，カロテノイドなどの栄養素の増加を図ったものが開発されており，今後，この分野はさらに発展すると予測される。2011年には米国で作付された遺伝子組換え大豆は94%に達した。除草剤グリホサート耐性のラウンドアップレディー大豆には，非遺伝子組換え大豆とタンパク質組成に顕著な違いはみられず，イソフラボン，その他の2次代謝物の含有量にも不都合な変化はほとんど検出されていない[16]。

10　大豆食品の消費拡大にむけて

　大豆には主要栄養素がバランス良く含まれているだけでなく，ビタミン類やミネラルなどの微量栄養素，そして多種多様な生理活性をもつフィトケミカルが含まれる。まさしく「畑の肉」や「大地の黄金」と呼ぶにふさわしい。このように大豆は栄養価が高く，健康機能にも優れた食品素材でありながら利用法がなかなか拡大せず，消費量も伸びていない。これまでは，主に脂質やサポニンなどに由来する不快な臭いや味の低減を目指して研究が行われてきた。しかし反面，大豆食品の消費が伸びない理由の一つとして，豆腐のように，肉類や乳製品のような特有の味や風味が大豆食品には欠けていることがあげられる[17]。古来，上質な豆腐は冷奴か湯豆腐で賞味するのが最高といわれるが，江戸時代にはすでに，豆腐の多彩な料理法をまとめた料理書「豆腐百珍」が著されている。先人は，大豆の価値を認識し，食味や食感において食欲をそそるような大豆食品を作り出してきた。現代においてはさらに，これまでに蓄積された食品科学や調理科学の知識

を生かし，大豆のタンパク質や脂質の物性といった食品機能性をうまく利用した現代人の嗜好に合う食品の開発が求められる。すぐれた栄養性や機能性をもつ大豆が日本食の素材としてもっと活用されることを切に期待している。

文　　献

1) 家森幸男，大豆の栄養と機能性，p.1，シーエムシー出版（2014）
2) P. Singh *et al.*, *Comp. Rev. Food Sci. Food Saf.*, **7**, 14 (2008)
3) M. Messina, *J. Nutr.*, **140**, 2289S (2010)
4) 村本光二，大豆の機能と科学，p.72，朝倉書店（2012）
5) B. P. Singh *et al.*, *Peptides*, **54**, 171 (2014)
6) M. van Nielen *et al.*, *J. Nutr.*, **144**, 1423 (2014)
7) C. de la Parra *et al.*, *J. Biol. Chem.*, **290**, 6047 (2015)
8) M. Russo *et al.*, *Food Chem.*, **196**, 589 (2016)
9) A. A. Franke *et al.*, *Arch. Biochem. Biophys.*, **559**, 24 (2014)
10) 早田邦康，日本食品科学工学誌，**61**, 607 (2014)
11) P. Kalac, *Food Chem.*, **161**, 27 (2014)
12) J. Kang *et al.*, *J. Agric. Food Chem.*, **58**, 8119 (2010)
13) S. Yamamoto *et al.*, *Biosci. Biotech. Biochem.*, **77**, 1917 (2013)
14) R. D. Cagno *et al.*, *J. Agric. Food Chem.*, **58**, 10338 (2010)
15) R. S. MacDonald *et al.*, *J. Agric. Food Chem.*, **57**, 3550 (2009)
16) S. Natarajan *et al.*, *J. Agric. Food Chem.*, **61**, 11736 (2013)
17) 廣塚元彦，日本食品科学工学誌，**59**, 424 (2012)

第7章 小豆・インゲン豆

加藤　淳＊

1　はじめに

　小豆（*Vigna angularis*）はササゲ属の豆類で，ササゲや緑豆などと同じ属である。主として日本，中国，韓国などの東アジアの国々で栽培されており，わが国においては約90％が北海道で栽培されている[1]。小粒の普通小豆は，こし餡や粒餡などの製餡原料として使われることが多い。大粒の大納言品種は，甘納豆や小倉餡に使われる。国産の小豆は，和菓子の原料として欠くことのできない，重要な素材として加工利用されている。

　インゲン豆（*Phaseolus vulgaris*）およびベニバナインゲン（*Phaseolus coccineus*）はインゲン属に分類される豆類で，いずれも南米が原産地とされている。インゲン属の豆類は，種皮色が変化に富んでいるとともに，粒の大きさも大小様々である。世界中で数多くの種類が栽培されており，種々の調理法により食されている。わが国においては，インゲン豆（菜豆とも称される）に属する種類としては，金時類，手亡類，うずら類，虎豆類，大福類などがある。また，ベニバナインゲンに属する種類としては，白花豆や紫花豆などの花豆類がある。これらの大部分（90％以上）は北海道で栽培されており，つる性のインゲン豆（虎豆類や大福類）およびベニバナインゲン（花豆類）は高級菜豆とも呼ばれる。これらの用途としては，金時類や花豆類は主に煮豆として，手亡類や大福類は主として餡に加工利用される[1]。

2　一般成分

　小豆およびインゲン豆の成分組成は，大豆とは大きく異なっている。これら豆類では，炭水化物の含有量が58％前後と最も高く，その大部分はデンプンである。タンパク質は20％程度含まれているが，脂質は2％程度と大豆の1割ほどしか含まれていない。

　タンパク質を摂取するにあたっては，そのタンパク質を構成するアミノ酸のバランスが重要である。日本人が主食とする精白米には，必須アミノ酸のうちリシンが少ない。このため，精白米のアミノ酸スコアは61となっているが，小豆やインゲン豆にはリシンが豊富に含まれている。和食に見られるように，精白米と同時に豆類を組み合わせて食することで，タンパク質を効率よく摂取することができる。

　一方，ミネラルに関しては，カリウム（小豆・インゲン豆とも1,500 mg/100 g），カルシウム

＊　Jun Kato　（地独）北海道立総合研究機構　道南農業試験場　場長

(小豆：75 mg/100 g, インゲン豆：130 mg/100 g), マグネシウム (小豆：120 mg/100 g, インゲン豆：150 mg/100 g), 鉄 (小豆：5.4 mg/100 g, インゲン豆：6.0 mg/100 g), 亜鉛 (小豆：2.3 mg/100 g, インゲン豆：2.5 mg/100 g) などが多く含まれている[2]。

これら豆類にはビタミンB群が豊富に含まれており、体内では酵素の働きを助ける補酵素の成分としてさまざまな代謝に関与している。ビタミンB_1は糖質の代謝に関与しており、不足すると疲れやすくなり、全身の倦怠感や食欲不振、さらには感覚障害や脚気を引き起こす。小豆では 0.45 mg/100 g, インゲン豆では 0.50 mg/100 g と、精白米の4~5倍が含まれている。ビタミンB_2は脂質の代謝に関与するとともに、発育ビタミンとも呼ばれるように、不足すると成長遅延や口唇炎、角膜炎などを引き起こす。小豆では 0.16 mg/100 g, インゲン豆では 0.20 mg/100 g と、精白米の5~6倍が含まれている。

3 食物繊維

豆類には食物繊維が豊富に含まれており、ごぼうなどの野菜類よりもはるかに多い。食物繊維は水溶性食物繊維 (SDF) と不溶性食物繊維 (IDF) に大別され、両者を合わせて総食物繊維 (TDF) と呼ばれる。小豆やインゲン豆ではIDFが多く、TDFの8~9割を占めている。TDFの含有量は、小豆では 17.8 g/100 g, インゲン豆では 19.3 g/100 g となっている (図1)[2]。

これら豆類について、ゆでた後のTDF量を見ると、小豆では 11.8 g/100 g, インゲン豆では

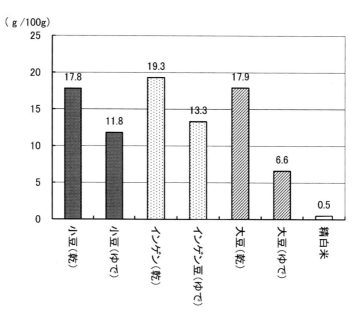

図1 豆類の食物繊維含量
日本食品標準成分表2015年版[2]より作図。

第 7 章 小豆・インゲン豆

13.3 g/100 g となっている。ゆでる前と比べると，減少しているようにも見えるが，ゆでた後では水分が 60％以上含まれているため，乾物当たりに換算し直すと，それぞれ 33.5 g/100 g および 37.3 g/100 g となり，乾燥豆（水分 16％前後）の TDF 量よりも多くなっている。このように，小豆やインゲン豆では加熱調理することにより TDF 量の増加が認められる。その要因の一つとして，餡粒子の形成に伴うレジスタントスターチ（難消化性デンプン）の生成が関与しているものと考えられる[3]。

調理後のインゲン豆のレジスタントスターチに関しては，重合度（DP）が 40〜60 の α-グルカン分子が主体であるが，オリゴ糖や DP400 以上の大きな分子も含んでおり，回腸カニューレ法で採取したヒト回腸消化物からは，摂取デンプンの 16.5％をレジスタントスターチとして回収したとの報告がある[4]。

食物繊維の目標摂取量は，成人男性で 1 日 20 g 以上，成人女性で 1 日 18 g 以上とされている[2]。しかし，食生活の変化とともにその摂取量は少なくなってきており，近年では 1 日 14 g 前後となっていることが報告されている[5]。生活習慣病予防の観点からも，小豆やインゲン豆のように食物繊維が豊富に含まれる豆類の摂取量の増加が望まれるところである。

4　抗酸化活性

豆類の種皮や胚軸にはポリフェノール成分が含まれており，特に小豆や種皮色が有色のインゲン豆にはポリフェノールが高濃度で含有される。なお，大豆においては，その胚軸にイソフラボンが多く含まれている。これら豆類では，高い抗酸化活性を示すものも数多く認められる。

小豆は豆類の中でも特にポリフェノール含有量が高く，その抗酸化活性も高いことが知られている[6,7]。輸入小豆よりも北海道産小豆で，また，北海道産の品種の比較では大納言よりも普通小豆で高い活性が認められている（図 2）[6]。

小豆に含まれるポリフェノール成分としては，カテキン，カテキングルコシド，ルチン，プロアントシアニジン，シアニジン重合体などが知られている。これらは水溶性の成分であるため，煮汁に多く溶出してくる。豆類はその種類によって，ポリフェノールの成分組成や含有量に違いがあり，品種や栽培環境によっても抗酸化活性は変動するものと考えられる。

なお，同一の小豆品種であっても，その抗酸化活性には栽培地や収穫年次によって大きな変動が認められ，気象条件の影響が示唆されている。すなわち，小豆の抗酸化活性には，登熟期間（開花してから成熟するまでの期間）における日照時間の影響が示唆されており，両者の間には高い正の相関関係が認められている（図 3）[6]。また，同一株内では遅くに開花し結実した子実ほど，ポリフェノール含有量や抗酸化活性は高い傾向にある。

一方，インゲン豆（金時類）の抽出物は，リノール酸モデル系の抗酸化試験において α-トコフェロールと同等以上の効果を示し，クエン酸と強い相乗効果を示すことが報告されている[8]。また，これらを同時添加することにより，菓子類の POV（過酸化物価）上昇を抑制することが

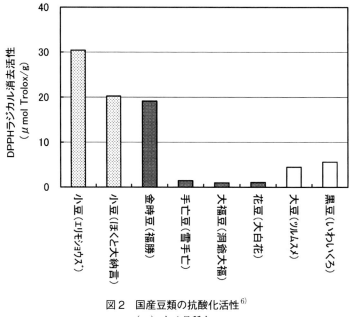

図2　国産豆類の抗酸化活性[6)]
（　）内は品種名。

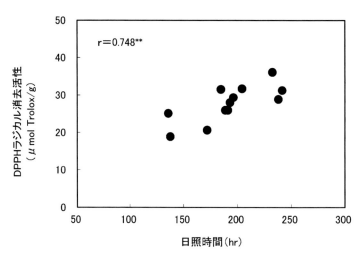

図3　小豆登熟期間の日照時間と抗酸化活性の関係[6)]
日照時間：8月中旬～9月中旬の積算日照時間。

示されている。

　種皮が赤色のインゲン豆からは，シアニジン 3-O-β-D-グルコシドとペラルゴニジン 3-O-β-D-グルコシドが，種皮が黒色インゲン豆からはデルフィニジン 3-O-β-D-グルコシドが単離され，強い抗酸化活性が認められている[9)]。また，シアニジン 3-O-β-D-グルコシドとシアニジンは生体組織において強い抗酸化物質として作用し，活性酸素ラジカルで誘導される細胞膜の脂質過酸化を阻止する上で，重要な役割を担っていることが示唆されている[10)]。

第7章 小豆・インゲン豆

5 小豆の生理機能

小豆のレジスタントスターチが血中コレステロールに及ぼす影響について，ラットを用いた食餌試験において，血中総コレステロール，VLDL（極低密度リポタンパク）+IDL（中間的密度リポタンパク）+LDL（低密度リポタンパク）コレステロール，およびHDL（高密度リポタンパク）コレステロールを低下させることが報告されている[11]。

小豆から単離された抗菌性ペプチド（Angularin）に関しては，*Mycosphaerella arachidicola*や*Botrytis cinerea*などの様々な菌に対して抗菌作用が認められている[12]。また，ウサギの網目状細胞懸濁系で転写阻害活性を示し，HIV-1 逆転写活性は Angularin の添加により阻害されることが報告されている。

小豆ポリフェノールには，マウスの肝臓における過酸化脂質の生成抑制や血清GOT活性の上昇抑制などが認められ，生体の酸化防止効果や肝臓保護作用のあることが示唆されている[13]。また，小豆の主要なモノマー型ポリフェノールは，カテキン-7β-グルコシドであると報告されており，ポリフェノールを主体とする小豆のエタノール抽出物には，マウスの血糖値上昇抑制効果[14]やラットの血清コレステロール上昇抑制効果[15]が認められている。

高脂肪食餌と同時に，煮汁より調整された小豆ポリフェノール飲料を与えた雌マウスでは，卵巣周囲の脂肪量の増加が抑制され，糞中への脂肪排泄により体重増加が抑制されると報告されている[16]。さらに，小豆ポリフェノール飲料を摂取したヒトにおいても，血清中性脂肪が基準値を上回っていた被験者群において，その低下傾向が認められている（図4）[17]。

小豆の熱水抽出物には抗腫瘍活性も認められ，その作用機構としては，熱水抽出物の40％エ

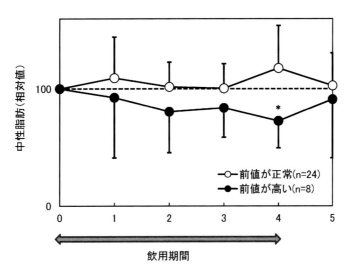

図4 小豆飲料が血清中性脂肪に及ぼす影響[17]
飲用前値を100とした相対値，*$p<0.05$ vs 飲用前値。

タノール抽出画分が，ヒト胃がん細胞（KATO III cells）の形態学的変化や増殖抑制作用，およびアポトーシスを誘導することが示されている[18]。

小豆の水抽出物には肝障害に対する改善効果が認められ，アセトアミノフェンにより肝障害を誘発したラットのGOTおよびGPT活性が，抽出物投与量に依存して減少することが認められた[19]。小豆や緑豆からの抽出物は，基準薬であるシリマリン（ハーブの一種のキク科オオヒレアザミ種子抽出物）よりも，肝障害の病態変化に対する大きな改善効果がみられると報告されている。

小豆エタノール抽出物をマウスに投与することにより，IL-6シグナル伝達に対する阻害効果が認められ，慢性関節リウマチを含むコラーゲン誘導関節炎に対する治療に有効である可能性が示唆された[20]。

一方，ポリフェノールを含有する小豆種皮は，糖尿病ラットや間質性腎線維症ラットにおいて，浸潤マクロファージおよび単球走化性タンパク質-1（MCP-1）の発現増加を抑制することにより，糸球体の線維症進行を抑制することが示されている[21,22]。また，小豆に含まれるプロアントシアニジンなどのポリフェノールは，高血糖および高血圧モデル動物における腎臓の酸化ストレスとマクロファージの浸潤の増加を抑制することが報告されている[23,24]。

小豆抽出物は，一酸化窒素（NO）の生産，内皮性一酸化窒素合成酵素（eNOS）および誘導型一酸化窒素合成酵素（iNOS）の発現調節に関与しており，炎症，高血圧，糖尿病性腎症の改善につながる可能性が示唆されている[25,26]。さらに，小豆抽出物は，糖尿病ラットの肝臓におけるAMP活性化プロテインキナーゼ（AMPK）のリン酸化をアップレギュレートし，耐糖能異常を改善することができることが示唆されている[27]。

6 インゲン豆の生理機能

最近では，白インゲン豆から精製されたα-アミラーゼ阻害剤（ファセオラミン）を用いた，デンプンの消化抑制によるダイエット効果を目的としたサプリメントが商品化されている。インゲン豆から精製されたα-アミラーゼ阻害剤については，ラットの食餌に混合して投与すると，デンプンおよびタンパク質の消化・利用率の低下，腸と膵臓の重量の増加，肝臓と胸腺の重量減少，および成長率の低下が認められたことが報告されている[28]。小腸でのデンプン消化が極めて少なく，盲腸において固形消化物が多く認められたことから，α-アミラーゼ阻害剤を含む食餌を与えることにより，バクテリアによる発酵が盲腸の増生もしくは肥大を刺激したものと考えられている。

インゲン豆のレジスタントスターチが血中コレステロールに及ぼす影響については，小豆と同様にラットを用いた食餌試験において，血中総コレステロール，VLDL＋IDL＋LDLコレステロール，およびHDLコレステロールが有意に低下することが認められている[11]。その原因としては，肝臓におけるLDLレセプターmRNAレベルの上昇が挙げられている。

第7章　小豆・インゲン豆

　インゲン豆のフェノール性抽出物（PE）には，アフラトキシンB_1（AFB_1）により誘導される変異原性に対して阻害効果のあることが，サルモネラ菌を用いて示された[29]。これは，PEとAFB_1のコンプレックスが化学的に形成されることにより，抗変異原性を示すものと推定されている。

　インゲン豆の抗腫瘍活性に関しては，ラットにインゲン豆を与えることにより，大腸がんの発生率や腫瘍数を顕著に低下させることが報告されている[30]。その原因としては，体脂肪の減少あるいは大腸における酪酸塩濃度の上昇が推察されている。

　一方，インゲンレクチン（ファイトヘマグルチニン：PHA）に関しては，*in vitro*培養時にヒト好塩球に対してIgE産生を誘導するサイトカインであるL-4およびIL-13を大量に放出させるが，IgE低応答性のSD（Sprague-Dawley）ラットにPHAを投与した結果では，IgE誘導はみられないと報告されている[31]。また，プラズマ細胞腫のできたマウスに対してPHAを投与することにより，腫瘍重量の減少と小腸重量の増加が認められている[32]。さらに，PHAを投与することにより，マウスの腹腔腹水がんや皮下固形がんである非ホジキンリンパ腫の増殖を濃度依存的に抑制することが示されている[33]。これらの結果は，腸の増生促進効果を有するPHAを用いたがん治療における新たなアプローチの可能性を示唆するものである。

7　おわりに

　豆類には古くから種々の生理機能のあることが知られており，中国において小豆は漢方薬の一つとして用いられてきた。日本においても医学の発達していなかった時代には，小豆を食べることで病気からの回復を図るとともに，病気の予防を行っていた。

　豆類は調理・加工されることにより食される素材であることから，吸水・加熱によるレジスタントスターチの生成（餡粒子の形成）や，製餡過程におけるメラノイジンの生成（アミノカルボニル反応）など，調理・加工過程における成分変化も生理機能に影響を及ぼす重要な要因となる。

　今後さらに，小豆やインゲン豆が有する生理機能について明らかとなり，これらの素材を用いた日本食の美味しさと素晴らしさが世界に向けて発信されることが望まれる。

文　　献

1) 日本豆類協会編，新豆類百科，p.1-183，日本豆類協会（2015）
2) 医歯薬出版編，日本食品成分表2015年版（七訂）本表編，p.1-251，医歯薬出版（2016）
3) 大庭潔，地域農産物の品質・機能性成分総覧，p.343，サイエンスフォーラム（2000）
4) L. Noah *et al.*, *J. Nutr.*, **128**, 977（1998）

5) 厚生労働省，平成 26 年「国民健康・栄養調査」の結果（2015）
6) 加藤淳，相馬ちひろ，食品と技術，**389**, 16 (2003)
7) 加藤淳，地域特産物の生理機能・活用便覧，p.25, サイエンスフォーラム (2004)
8) 津田孝範ほか，日本食品科学工学会誌，**41**, 475 (1994)
9) T. Tsuda et al., *J. Agric. Food Chem.*, **42**, 248 (1994)
10) T. Tsuda et al., *J. Agric. Food Chem.*, **42**, 2407 (1994)
11) M. Fukushima et al., *Lipids*, **36**, 129 (2001)
12) S. J. Wu et al., *Phytomedicine*, **8**, 213 (2001)
13) 小嶋道之ほか，日本食品科学工学会誌，**53**, 386 (2006)
14) 小嶋道之ほか，日本食品科学工学会誌，**53**, 380 (2006)
15) 小嶋道之ほか，日本食品科学工学会誌，**54**, 50 (2007)
16) 小嶋道之ほか，日本食品科学工学会誌，**54**, 229 (2007)
17) 相馬ちひろほか，北海道立農業試験場集報，**91**, 23 (2007)
18) 伊藤智広ほか，日本食品科学工学会誌，**49**, 334 (2002)
19) X. Y. Ye et al., *J. Pept. Sci.*, **8**, 101 (2002)
20) H. M. Oh et al., *Rheumatology (Oxford)*, **53**, 56 (2014)
21) S. Sato et al., *J. Nutr. Biochem.*, **16**, 547 (2005)
22) S. Sato et al., *Nutrition*, **21**, 504 (2005)
23) S. Sato et al., *Clin. Exp. Pharmacol. Physiol.*, **35**, 43 (2008)
24) S. Sato et al., *Curr. Nutr. Food Sci.*, **5**, 217 (2009)
25) Y. Mukai & S. Sato, *Nutr. Metab. Cardiovasc. Dis.*, **19**, 491 (2009)
26) Y. Mukai & S. Sato, *J. Nutr. Biohem.*, **22**, 16 (2011)
27) S. Sato et al., *J. Sci. Food Agric.*, Aug., doi：10.1002/jsfa.7346 (2015)
28) A. Pusztai et al., *J. Nutr.*, **125**, 1554 (1995)
29) C. Martinez et al., *Food Addit. Contam.*, **19**, 62 (2002)
30) L. Hangen, & M. R. Bennink, *Nutr. Cancer*, **44**, 60 (2002)
31) H. Haasl et al., *Glycoconj. J.*, **18**, 273 (2001)
32) I. F. Pryme et al., *Cancer Lett.*, **103**, 151 (1996)
33) I. F. Pryme & S. Bardocz, *Eur. J. Gastroenterol. Hepatol.*, **13**, 1041 (2001)

第8章　ゴマリグナン類の機能性

勝崎裕隆*

1　ゴマについて

　日本食でよくお目にかかる食材としてゴマがある。しかし，ゴマは日本特有の物でもなく，アジアでもヨーロッパでも，アメリカでも食材として使用されている。また，ゴマの起源はアフリカのサバンナとされている。そして，シルクロードなどを通って伝わっていったため，世界中で食されているわけである。日本以外の国では種子のままや油だけ煎った使用法が多いが，日本では数多くの独特な食し方がなされている。

　歴史的に見て，日本では，ゴマは初め油として利用されていた。その後，独特の味と香りから，日本の中で独自に進化を遂げた。つまり，日本の伝統食を作っていく中でゴマがさまざまな形で使われるようになっていったと考えられる。精進料理や懐石料理にゴマはなくてはならないものである。今日では，ゴマ塩，ゴマみそ，ゴマ豆腐，ゴマ油を使った天ぷらやゴマ風味のラーメンなどいろいろな形で使われている。中国ではラー油として使用されるが，日本ではさらに進化しており市販のゴマドレッシングとして使用されている。

　このような食材として用いられるゴマであるが，植物としては1年生の草本である。昔は日本でも多く栽培されていたが，今，食しているゴマのほとんどは輸入品となっている。学名は *Sesamum indicum* が現在の栽培種で，その中でさらにいろいろな品種がある。

　ゴマの一般成分としては，半分が油である。約2割がタンパク質で，1.5割が糖質である。その他の特徴としてはカルシウムを多く含んでいる。ビタミンEに関しては，通常の食品はα-トコフェロールを多く含むところ，ゴマはγ-トコフェロールを多く含むという特徴を持っている。金属としてセレンを含むという特徴もある[1]。

　ゴマの利用面としては，種子としてあるいは油として利用される。商業的には，種子は色によって白ゴマ，黒ゴマ，金ゴマがあり，それぞれ洗いゴマ，むきゴマ，すりゴマとして，さらにはペーストなどもある。油もサラダ油や焙煎油などがある。

2　ゴマの機能性研究のはじまり

　ゴマは，中国の書物で体によいという記述がある。文献としては報告があるものの，実際このことが科学的に証明され始めたのは，この30年くらいの間である。しかし，科学的証明も，食

---

*　Hirotaka Katsuzaki　三重大学大学院　生物資源学研究科　生物圏生命科学専攻　准教授

品としてのゴマ油の安定性からはじまっている。

　ゴマ油といえば，一般的には悪くなりにくいといわれるが，これは，酸化されにくいということである。正確には，脂肪酸が酸化を受けるとヒドロペルオキシドが生成する。続いて，これらはさらに反応が進み，分解反応によって生じるアルデヒドやケトン，アルコールといった官能基をもつ低分子化合物へと変化していく。この過程で，人間が不快を感じる揮発性分なども生成している。一般の油は，この反応が速やかに起こるが，ゴマ油に関してはこの反応が起きにくい。ゴマ油が酸化されにくい理由として，セサモールとγ-トコフェロールとよばれる単純なフェノール化合物によるものと説明され，かなりの間，信じられていた。しかし，実際はその成分だけでは，酸化抑制の説明がつかないことがわかった。1980年代に福田らの研究により，これらの化合物以外にリグナンに属する一連の化合物が抗酸化性に寄与することが新たにわかってきた[2〜4]（図1）。また，少し遅れて，山田らにより，今ではゴマリグナンの代表格であるセサミン（図2）の微生物の脂肪酸代謝に関する機能性が報告され[5]，セサミンに関する研究も精力的に行われるようになった。しかし，この時点では，生体での機能ではなかった。しばらくしてから，生体への機能に関する研究が行われるようになった。

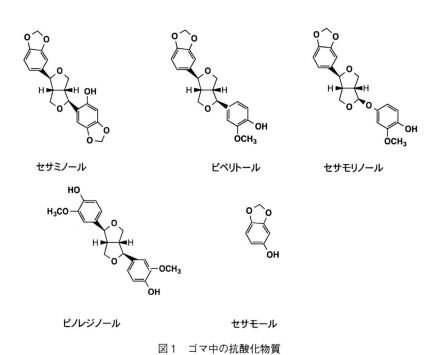

図1　ゴマ中の抗酸化物質

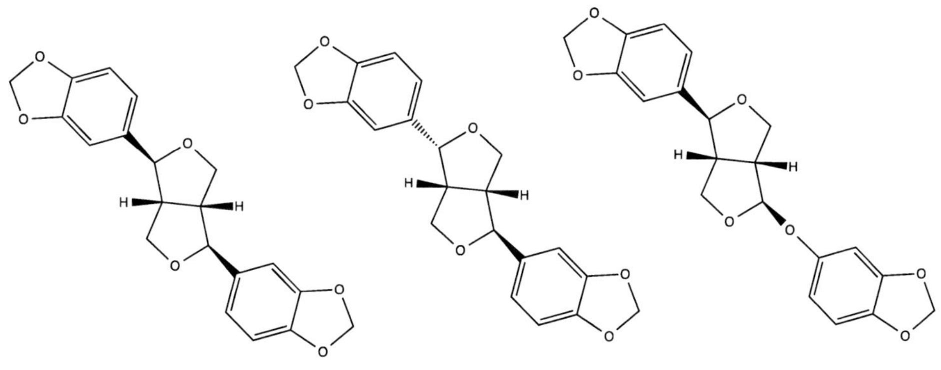

第8章　ゴマリグナン類の機能性

セサミン　　　　　　エピセサミン　　　　　セサモリン

図2　セサミンとセサモリン

3　ゴマリグナンとは

リグナンとはC6-C3のフェニルプロパン類の一種で，*p*-ヒドロキシフェニルプロパン単位の酸化的カップリングにより生成した低分子化合物群である。ポリフェノールと呼ばれる化合物群の一種でもある。リグナンは，アミノ酸であるチロシンやフェニルアラニンなどの生合成中間体であるシキミ酸から植物体内で生合成される。

ゴマにはセサミンとセサモリンというリグナンが多く含まれている[6]。また，生合成的にはセサミンやセサモリンの前駆体となるピノレジノールもゴマに微量に含まれている。このピノレジノールが1つだけメチレンジオキシ化されたものがピペリトール[7]（同名のものがモノテルペンにある）で，2つともメチレンジオキシ化されたものがセサミンである。セサモリンはその構造から考えて，セサミンから生合成されると推測されるが，まだ正確にはわかっていない[8]。

ゴマリグナンの特徴は構造から見てもわかるように，とんがり頭のようなメチレンジオキシ部分であり，典型的なリグニンに見られるフロフラン環を構造の中心にもっている。セサミンやセサモリンは配糖化されないが，他のゴマリグナンは配糖化されたものが見つかっている[9]。ゴマリグナンとその配糖化されたリグナンをゴマリグナン類と呼ぶ。

4　セサミンの生物機能

セサミンは，品種や産地にもよるがゴマ種子中に1～5％ほど含まれている。そのため，ゴマから大量に得ることができる。また，このセサミンの精製法が確立されているため，機能性に関する研究が飛躍的に進んだ。

セサミンはゴマ種子中では，セサミンといわれるものだけであるが，実際はこのセサミンには立体構造の異なるエピセサミンというものもある。ゴマ油の精製工程で，セサミンは立体構造の

変化，異性化がおきて，エピセサミンを生成する。したがって，ゴマ油中ではセサミンとエピセサミンの両方が含まれている。サプリメントとして使用されているものも，この２つが混在している場合がある。セサミンの効果といってもこの２つを区別していない場合がある。

　セサミンも先に記述した通り，はじめは微生物での脂質代謝への影響がきっかけであるが，その後，生体を意識した健康機能の研究が行われるようになってきた。現在でも，ヒトそのものを対象とした研究は少ないが，かなりの成果が上がってきており，今後，きちんとした科学的裏付けができるようになれば，いろいろな効果が期待できる。その効果の一部を紹介する。

4.1　多価不飽和脂肪酸バランスへの効果

　セサミン／エピセサミン混合物の効果として初期に見つかったものとして，脂肪酸の不飽和化酵素阻害活性がある[5]。これは，微生物の代謝系で見つかり，アラキドン酸の生産につながるとしてなされたものである。その後，このアラキドン酸合成などに関して，細胞実験や動物実験[10]が行われた。その結果，動物実験でも不飽和化の阻害が確認され，多価不飽和脂肪酸の生体内バランスを整えるのに影響を与えているようである[11]。

4.2　脂肪酸の合成と分解への効果

　セサミン／エピセサミン混合物の脂質代謝の効果として，井手，菅野らによる，ラット肝臓での脂肪酸のβ酸化（分解）の促進と合成の抑制の報告が挙げられる[12]。セサミンは脂肪酸酸化系酵素の活性と遺伝子発現を大きく上昇させる。また，セサミンはラットの肝臓で脂肪酸の合成を抑制しているという報告がある[13]。これらによって，血清脂質の濃度の低下作用を起こしていると考えられる。しかし，他の動物実験でそのような傾向はないという報告もあり[14]，実験動物により結果が異なるということのようである。また，アラキドン酸の体内動態に関しては，五十嵐らの報告もある[15]。

4.3　コレステロール低下作用

　セサミン／エピセサミン混合物による，血清や肝臓中のコレステロール濃度への影響が，種々の実験動物を用いて検討されてきた[16]。しかし，脂肪酸の濃度のときと同様に，多くの研究で，濃度が減少する結果もあるが，動物種によっては変化が見られない結果もある。また，ヒトに対する影響を検討した研究もある。その研究では，高コレステロール血漿の患者に対してコレステロール濃度を低下させたと報告している[17]。

4.4　アルコール代謝改善効果

　アルコール（エタノール）は酸化を受けて代謝される。酸化でまずアセトアルデヒドができ，続いてさらに酸化され，酢酸へと変化していく。二日酔いの元がアセトアルデヒドであり，速やかに酢酸へと変化されれば，二日酔いにならずにすむことになる。このエタノールを速やかに酢

第 8 章　ゴマリグナン類の機能性

酸まで代謝を早める効果がセサミン／エピセサミン混合物にはあると報告されている。このことはラットの実験で証明され[18]，ヒトでは，顔の温度の変化に着目したところ，温度上昇には影響がなかったが，飲酒 30 分後からの温度低下に効果があると報告されている[19]。

4.5　抗高血圧

ラットでの実験では，モデル条件で 0.1〜1％のセサミン／エピセサミン添加で降圧効果が報告されている[20]。ヒト実験では，軽度の高血圧患者に対して，1 日 60 mg のセサミン／エピセサミン混合物の 4 週間投与で収縮期，拡張期で血圧値を優位に低下させている[21]。

4.6　ビタミン増強調節作用

1992 年にラットの実験において，ゴマ抽出物がトコフェロール（ビタミン E）の濃度を上昇させることが山下らによって報告された。この後，この効果がセサミン／エピセサミン混合物によることが見出された[22]。このビタミン E の濃度の上昇はヒト実験においてもゴマ食やゴマ油食で確認されており，効果はラットだけでなくヒトでもおこると考えられている。

ビタミン E 以外のビタミンでは，ビタミン K[23]やビタミン C[24]の濃度もセサミンとエピセサミンの混合物によって上昇することが，池田らのラットによる動物実験によって報告されている。

5　ゴマ食や他のゴマリグナンの機能

ゴマ食に関する研究で，老化促進マウスによる動物実験がある。毛並みなどを指標に，老化度を点数化していくのであるが，この老化促進マウスにゴマを食べさせたところ，老化度の点数が低く，老化を遅らせたという報告がある。また，ゴマリグナンの一種である，セサミノールでも同様に老化を抑制することが示唆された[25]。

また，並木らによれば，セサミノールはほかにも血液さらさら効果があるという報告もある。ヒト毛細血管モデルでの血流の流れを向上している[26]。

さらに大澤らによれば，ゴマリグナンやそれらの代謝産物により，細胞モデル系で，神経細胞の変性を抑えたことから[27]，パーキンソン病のような神経変性疾患を予防する可能性が出てきた。今後，ヒトでもこのような効果が出ることが期待される。

セサミノール配糖体が大腸がん予防に効果があるというラットでの研究報告がある。発がん物質を投与する短期モデルでがんマーカーの発生率を優位に減少している。化学予防物質の一つであることが示唆された[28]。

6 ゴマリグナン類の抗酸化機能

ゴマ油が酸化されにくいことから，ゴマ油にはこの酸化を防ぐ物質が存在すると考えられ，ゴマ油や種子から抗酸化性を有するゴマリグナンが単離されてきた。

一方，生体内にはやはり油（脂質）が存在している。細胞膜は脂質からできている。この脂質が酸化をうけると，過酸化脂質を生成する。さらにこの過酸化脂質が分解するとアルデヒド類が生じ，タンパク質や核酸といった生体成分と反応する可能性がある。こうやってできた修飾タンパク質や修飾された核酸は，がんなど様々な疾患の元になったり，老化という現象を引き起こしたりする。

ゴマ油や種子から得られたゴマリグナンが食事によって体の中に入れば，生体内の脂質過酸化を防げるのではないかと考えられ，ゴマリグナンの生体内抗酸化機能の研究は行われるようになってきた。

食品では，油の酸化を抑える抗酸化機能は品質劣化等防止につながり，生体で脂質の過酸化を防ぐ抗酸化機能は，老化や様々な疾病を予防できる。

また，ゴマリグナンはゴマ種子中では配糖体として存在しているものが多い。特にセサミノール配糖体はゴマ種子中でセサミンやセサモリンに匹敵するぐらい多く存在している。この配糖体といったゴマリグナン類は食品中では抗酸化能を持たないが体内では抗酸化能を持つことができる[29]。

生体内抗酸化機能という面では，ゴマをラットに食べさせたときに，実際に生体内で生成する，過酸化脂質の代謝物の生成を抑えるというデータが報告されている[25]。

6.1 ゴマリグナンの抗酸化機能

ゴマから単離されたリグナンは，ピペリトール，セサモリノール，セサミノール，ピノレジノールである。また，このうち，セサミノールは食用油の製造工程で，セサモリンから生成することも判明した[30]。抗酸化物質としての発見は試験管内での反応で見つかってきた。これらのうち，セサミノールに関しては，ラットの動物実験でも抗酸化機能が証明されている[31]。

また，セサミンやセサモリンは試験管内では抗酸化性を示さないが，生体内で抗酸化性を示すという報告がある[32]。これは，セサミンは，ジカテコールタイプへ変換され，抗酸化性を示すと考えられている。さらに，ヒトでも抗酸化機能に関しては確かめられている[33]。一方セサミノールも生体内で変換され，構造内にカテコール体を生成し，抗酸化能が増強されているという報告もある[29]。

6.2 ゴマリグナン配糖体の抗酸化機能

1980年代後半以降，ゴマ脱脂粕をラットに食べさせたところ，抗酸化性を示すという結果が得られた[31]。脱脂粕中には脂溶性であるゴマリグナンは含まれておらず，脂溶性のゴマリグナン

第8章　ゴマリグナン類の機能性

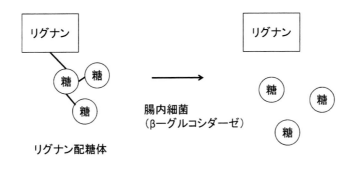

図3　リグナン配糖体から抗酸化機能発現

以外に活性を示す成分があると考えられた。そこで筆者らが，試験管内で抗酸化性を有し，単離構造決定したのがピノレジノールの配糖体であった[34]。しかし，これら配糖体だけでは，ゴマ粕の抗酸化性を説明できるものではなかった。そこで，ゴマ粕抽出物をβ-グルコシダーゼで処理すると，ピノレジノールやピペリトール，セサモリノール，セサミノールが生成した。また，セサミノールにブドウ糖が1つ結合したセサミノールモノグルコシドとブドウ糖が2つ結合したセサミノールジグルコシドも単離され，その構造が決定された[35]。ここで，β-グルコシダーゼ処理物にセサミノール配糖体が見つかったことから，2つより多いブドウ糖の結合した配糖体が存在すると推測できた。探索の結果，1993年頃，ゴマ粕からセサミノールトリグルコシドが見つけ出された[35]。このセサミノールトリグルコシドはゴマに含まれるセサミン，セサモリンに並ぶ主要成分の一つであることも判明した。また，このセサミノール配糖体の発見は，生体内で腸内細菌のβ-グルコシダーゼの作用により代謝をうけ，抗酸化性を示す可能性を示唆するものであり，抗酸化物質の前駆体の発見でもあった（図3）。これ以降，このようなゴマリグナン配糖体が見出されていった。今後，リグナン配糖体のヒトでの研究に期待するところである。

7　最後に

ゴマは体に良いといわれ，中国の書物にも登場するが，これは，あくまでもヒトが生きていく中で感じてきたことであり，科学的に証明され始めてきたのは，ここ30年くらいの間である。この健康機能を持つものとして，セサミンに代表されるゴマリグナンと呼ばれる成分が，寄与していることが分かってきた。ゴマリグナンはその配糖体を含めたゴマリグナン類の効果である。また，これらリグナン類は，体内で代謝されて効果が出るものである。ゴマ種子ではその効果は眠ったままで，体内で初めて効き始める神秘的な食品である。それが，日本の食事としておいしさとともに，なぜか体が良くなるということで定着してきたのである。科学的にはまだまだ未解明な部分があり，今後に期待されるところである。

日本食およびその素材の健康機能性開発

文　献

1) 文部科学省科学技術・学術政策局政策課資源室，日本食品標準成分表2015年版（七訂），p.xii（2016）
2) Y. Fukuda et al., *Agric. Biol. Chem.*, **49**, 301（1985）
3) T. Osawa et al., *Agric. Biol. Chem.*, **49**, 3351（1985）
4) Y. Fukuda et al., *J. Am. Oil Chem. Soc.*, **63**, 1027（1986）
5) S. Shimizu et al., *Lipids*, **26**, 512（1991）
6) P. Budowski, *J. Am. Oil Chem. Soc.*, **41**, 280（1964）
7) Y. Fukuda et al., *Agric. Biol. Chem.*, **50**, 857（1986）
8) E. Ono et al., *Proc. Natl. Acad. Sci. USA*, **103**, 10116（2006）
9) H. Katsuzaki et al., *ITE Lett.*, **4**, 794（2003）
10) Y. Fujiyama-Fujiwara et al., *J. Nutr. Sci. Vitaminol.*, **38**, 353（1992）
11) R. Umeda-Sawada et al., *Biosci. Biotech. Biochem.*, **59**, 2268（1995）
12) L. Ashakumary et al., *Metabolism*, **48**, 1303（1999）
13) T. Ide et al., *Biochim. Biophys. Acta*, **1534**, 1（2001）
14) M. Kushiro et al., *Br. J. Nutr.*, **91**, 377（2004）
15) R. Umeda-Sawada et al., *Lipids*, **36**, 483（2001）
16) N. Hirose et al., *J. Lipid Res.*, **32**, 629（1991）
17) F. Hirata et al., *Atherosclerosis*, **122**, 135（1996）
18) K. Akimoto et al., *Ann. Nutr. Metab.*, **37**, 218（1993）
19) 秋元健吾ほか，日本醸造協会誌，**89**, 787（1994）
20) Y. Matsumura et al., *Biol. Pharm. Bull.*, **18**, 1016（1995）
21) T. Miyawaki et al., *J. Nutr. Sci. Vitaminol.*（*Tokyo*），**55**, 87（2009）
22) K. Yamashita et al., *J. Nutr.*, **122**, 2440（1992）
23) F. Hanzawa et al., *J. Nutr.*, **143**, 1067（2013）
24) S. Ikeda et al., *J. Nutr. Sci. Vitaminol.*（*Tokyo*），**53**, 383（2007）
25) 山下かなへほか，栄食誌，**43**, 445（1990）
26) 並木和子，日本ヘモロジー学会誌，**9**, 23（2006）
27) 大澤俊彦，*Fuctinal Food*, **7**, 90（2013）
28) H. Sheng et al., *Cancer Lett.*, **246**, 63（2007）
29) M. Mochizuki et al., *J. Agric. Food Chem.*, **57**, 10429（2009）
30) Y. Fukuda et al., *Heterocycles*, **24**, 923（1986）
31) 大澤俊彦，食の科学，**218**, 26（1996）
32) M. Nakai et al., *J. Agric. Food Chem.*, **51**, 1666（2003）
33) M. Tada et al., *Anal. Sci.*, **29**, 89（2013）
34) H. Katsuzaki et al., *Biosci. Biotech. Biochem.*, **56**, 2087（1992）
35) H. Katsuzaki et al., *Phytochemistry*, **35**, 773（1994）

第9章　ダイコン

橋本　啓*

1　はじめに

ダイコン（*Raphanus sativus* L.）は，ヨーロッパやアフリカの一部でも消費されているが，日本や韓国など東アジアにおいて特に重要な野菜となっている。日本ではキャベツと並ぶ主要農産品の一つであり，年間約145万tが収穫される。大根おろしなどの生食や煮物，漬物など幅広く利用され食文化を担っている。本章では，ダイコンの成分とその機能性について概説する。

2　ダイコンの成分

ダイコンには，栄養成分として食物繊維やビタミンCが多く含まれているが，これらは根部に比べ，葉部やカイワレダイコンに特に多く含まれている。また，β-カロテンは，葉部やカイワレダイコンのみに含まれており根部には含まれていない[1]。

ダイコンの味（風味）を特徴づける成分として重要なものは，特有の辛味とにおいを形成しているイソチオシアナートである。イソチオシアナートは風味だけでなくヒトの健康に及ぼす効果が期待されている。また，糖や有機酸も味に影響を及ぼし得る成分である。

ダイコンは味ばかりでなく色でも我々を楽しませてくれる。ハツカダイコンなどに見られる赤色色素はアントシアニンである。アントシアニンは抗酸化成分として知られるが，ダイコンには他にも抗酸化成分としてフェノール酸の一種であるヒドロキシケイ皮酸が存在する。

3　イソチオシアナート

ダイコン特有の辛味成分はイソチオシアナートである。ダイコンではラファサチン（4-メチルチオ-3-ブテニルイソチオシアナート：MTBI，図1）が主要なイソチオシアナートである[2]。しかし，ダイコン中にはイソチオシアナートそのものが含まれているのではない。ダイコンの組織が，する，切るなどの操作により機械的に破壊された時，イソチオシアナートがその前駆体であるグルコシノレートから酵素ミロシナーゼにより変換され生じるのである（図1）。

---

* Kei Hashimoto　宇都宮大学　農学部　応用生命化学科　食品化学研究室　教授

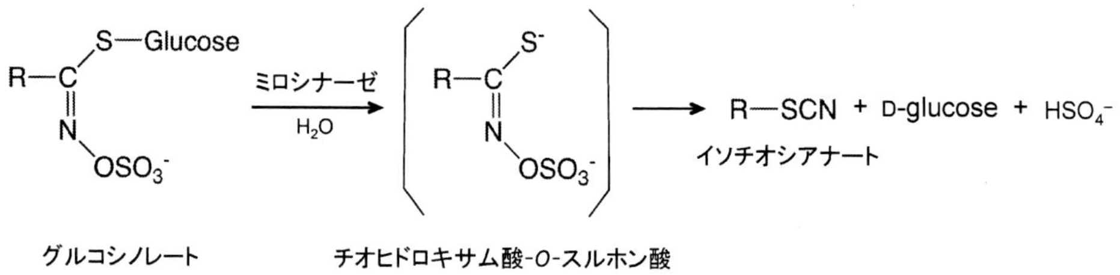

R基	グルコシノレート	対応するイソチオシアナート
4-メチルチオ-3-ブテニル	グルコラファサチン	ラファサチン
4-メチルスルフィニル-3-ブテニル	グルコラフェニン	スルフォラフェン

図1 グルコシノレートのミロシナーゼによる加水分解反応とイソチオシアナートの生成
（文献6, 15）を一部改変）
ミロシナーゼの作用により，グルコシノレートからイソチオシアナートが生成される。ここでは，R基としてダイコンに含まれるグルコシノレートの一例を示す。ミロシナーゼによる加水分解反応では反応生成物として他にチオシアナートやニトリルなども生じるが，ダイコンでは主にイソチオシアナートが生じる。

3.1 グルコシノレート

グルコシノレートはアブラナ科植物に広く存在する含硫化合物で，ミロシナーゼにより酵素的に分解され，イソチオシアナート，チオシアナート，ニトリルなどを生じる。それらの化合物のうちでグルコシノレートやイソチオシアナートには，抗がん，抗炎症，血管保護などの作用が期待されている。ダイコンは，グルコシノレートを多く含み，また，ミロシナーゼにより主にイソチオシアナートへと変換されることから，ファイトケミカルとしてのグルコシノレートの給源として重要な野菜となっている[3]。また，グルコシノレートやイソチオシアナートは，成熟したダイコンの根部よりもスプラウトから高濃度で得られ，グルコシノレートは根部の3.8倍，イソチオシアナートは8.2倍であった[4]。

これまでにグルコシノレートは200種以上が報告されており，さらに多くの種類のグルコシノレートの存在も示唆されている[5]。ダイコン，キャベツ，ブロッコリー，ワサビ，マスタードなどのアブラナ科野菜それぞれに特徴的なグルコシノレート組成となっている。ダイコンの主要グルコシノレートはグルコラファサチン（図1）であり，総グルコシノレートの少なくとも80％以上を占めている[3]。

3.2 ミロシナーゼ

ミロシナーゼはグルコシノレートのグルコース残基を脱離させる。生じたチオヒドロキサム酸-O-スルホン酸は不安定であり，直ちにロッセン転位を起こし非酵素的に硫酸イオンを脱離しイソチオシアナートを生成する[6]。ダイコンをすりおろすと，細胞が機械的に破壊されることによ

り酵素反応が開始され，このようにしてグルコラファサチン（グルコシノレート）からラファサチン（イソチオシアナート）が生成され，大根おろしの独特の辛味が生じる訳である。

　ダイコンミロシナーゼとして，分子量約62,900と69,200の2種類が報告されている[7]。ミロシナーゼにはA，B，C，TGGの4種のサブタイプが知られているが，ダイコンミロシナーゼはナタネの主要ミロシナーゼと同じB型であった。

　また，ミロシナーゼはアスコルビン酸により賦活化されるが，ダイコンミロシナーゼにおいては，アスコルビン酸がV_{max}とK_mを同程度上昇させる（不拮抗的な賦活化）ことが報告されている[8]。

3.3　グルコシノレートやミロシナーゼの分布

　ミロシナーゼのダイコンにおける分布はティッシュプリンティング法により解析されている[9]。その結果，青首ダイコンや聖護院ダイコンでは表皮にミロシナーゼが局在していた。一方，辛味ダイコンでは形成層やさらに内部に分布が認められた。また，ダイコン主要グルコシノレートであるグルコラファサチンは全体に分布していたが，外周近くは内部の2倍近くのグルコシノレートを含んでいた。

　このようにグルコシノレート－ミロシナーゼシステムが，外界に接している表皮やあるいは成長の著しい形成層において特に発達していることは，このシステムの生体防御における重要性を示唆するものと考えられている。

　品種間の比較では，広く流通している青首ダイコンに比べ在来種ではグルコラファサチン含量は数倍，ミロシナーゼ活性は数倍から10倍以上高かった。ラファサチン生成量はミロシナーゼ活性に強い相関が認められた。消費者の嗜好は，強い辛味のある品種ではなくよりマイルドなものに向いており，それに沿った育種の結果が反映されていると考察されている。

3.4　グルコシノレートとイソチオシアナートの機能性

　グルコシノレートの機能性に関する研究は少ないが，例えば，Barillariら[10]は，メチルチオ化合物であるグルコラファサチンが，メチルスルフィニル化合物であるグルコラフェニンと酸化還元対を形成することに着目し，還元能を持つグルコラファサチンの機能性を示唆している。

　イソチオシアナートの機能性としては，その抗菌性が古くから注目されているが，ダイコンの主要イソチオシアナートであるラファサチンは，カビ，酵母，グラム陽性細菌，グラム陰性細菌のいずれに対しても同様の抗菌性を示し，また，比較したどのイソチオシアナートよりも強い抗菌性を示した[11]。

　イソチオシアナートには抗菌作用ばかりではなく，解毒促進作用や抗がん作用が数多く報告されているが，ダイコンイソチオシアナートの活性の報告はまだ少ない。

　クロダイコン（*Raphanus sativus* L. *var. niger*）はメキシコ伝統医薬において胆石の治療に用いられている。そこで，クロダイコンジュースをマウスに摂取させると血清コレステロールの低

下と胆石の溶解が認められた[12]。グルコラファサチンやグルコラフェニンといったグルコシノレートや，そのイソチオシアナートであるラファサチンやスルフォラフェンがこれらの生理活性を有するものと推定されている。また，ダイコン抽出物は *in vitro* においてマウス大動脈平滑筋細胞の細胞周期を G1 期で停止させることで細胞増殖を抑制した。これはイソチオシアナートの作用によるものであると考えられている[13]。

Hanlon ら[14]は，ラファサチンによるヒト肝がん由来培養細胞株 Hep G2 の第 2 相解毒酵素の発現誘導を報告している。また，ラファサチンはヒト赤白血球細胞株 K562 の増殖を濃度依存的に抑制した[15]。

ダイコンのイソチオシアナートで近年その機能性が注目されているのはスルフォラフェンである。スルフォラフェンは，ブロッコリーのスルフォラファン——これはスルフォラフェンの 3 位の二重結合が単結合となっている化合物であり，がん予防を始め多くの研究成果が報告されている——と同等あるいはそれ以上の機能性が期待されている。スルフォラフェンは，ヒト結腸がん由来培養細胞株 LoVo, HCT-116, HT-29 のアポトーシスを誘導した[16,17]。また，スルフォラフェンは *Salmonella typhimurium* TA100 株をもちいたエームス試験においてスルフォラファンより 50％程度強い抗変異原性を示した[18]。

ダイコンイソチオシアナートと他のファイトケミカルとの相互作用に関する研究も進められている。イソチオシアナートであるラファサチンを，フラボンであるビテキシン-2-O-キシロシド，フラバン-3-オールである（－）-エピガロカテキン-3-ガレートといった構造の違う化合物と組み合わせ，ヒト結腸がん由来培養細胞株に対する影響を調べた研究では，相乗的な増殖抑制効果が報告されている[19]。

4 糖・有機酸

4.1 糖・有機酸がダイコンの味に及ぼす影響

野菜や果物においては，糖と有機酸の含量がその味に大きな影響を及ぼす。Hara ら[20]がダイコンの品種によるそれぞれの含量を比較している。

ダイコンにおける主要糖はグルコース，フルクトースであった。紅心ダイコン，聖護院ダイコンなどは，糖含量が高く，一方で日本において広く栽培されている耐病総太り（青首ダイコン）は検討された 7 品種の中で最も糖含量が低かった。また，主要有機酸は他の野菜類同様，マレイン酸，クエン酸，アスコルビン酸であった。栽培初期に有機酸含量の多い品種は，収穫期において糖含量が高い傾向が認められた。有機酸含量が糖含量を越える場合にその酸味が重要となってくることが果実において報告されている。しかしダイコンの有機酸含量は糖含量の 10 分の 1 以下であり，ダイコンにおける酸味の重要性は低いことが分かる。

4.2 ジアスターゼ

ダイコンが強いジアスターゼ活性を有することは19世紀から知られていたが，どのようなデンプン分解酵素であるのかは明らかになっていなかった。近年Haraら[21]はダイコンジアスターゼ活性がβ-アミラーゼによることを明らかにした。根部の肥大が盛んな時期にβ-アミラーゼ活性が最も高く，ダイコンの肥大への関与を示唆するものと考えられている。また，ダイコンの品種間で比較したところ，デンプン含量の多い品種ほどβ-アミラーゼの活性が高く，両者間には正の相関が認められた[22]。これらの研究結果は，β-アミラーゼ活性が高くデンプン含量の多い品種を選抜することで，調理段階においてβ-アミラーゼ活性を利用して甘味を増強することのできるダイコンの創出につながるものと期待される。

5 抗酸化成分

5.1 アントシアニン

ダイコンは赤，ピンク，紫などの美しい色調を持つ品種も多い。この色素はアントシアニン系の色素である。ハツカダイコン系のダイコンでは皮部が着色している。また中国系のダイコンである紅心ダイコンのように内部のみが赤くなる品種もある。食品に含まれるアントシアニンは色素として重要であるだけではなく，その抗酸化活性に関連した様々な生理活性が明らかになっており，食品の機能性成分として重要な位置を占めている。

ダイコンアントシアニンは主にペラルゴニジンをアグリコンとするアントシアニンである[4]（図2）。p-クマル酸，フェルラ酸，カフェ酸などが結合したアシル化アントシアニンとして存在している。

一部品種ではシアニジンをアグリコンとするアントシアニンを含む。*R. sativus* cv. *Sango* のスプラウトは100g新鮮重あたり270mgのアシル化シアニジンを含みアントシアニンの重要な給源となりうる[23]。

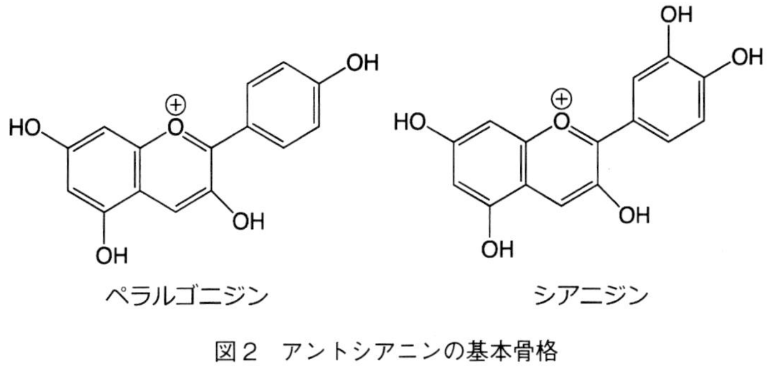

図2 アントシアニンの基本骨格

5.2 ヒドロキシケイ皮酸

ダイコン中にはヒドロキシケイ皮酸として主にシナピン酸誘導体が含まれる。シナピン酸は広く植物中に含まれるが，アブラナ科野菜に特徴的な成分でもある。ダイコン中には，methyl sinapate, 1, 2-disinapoyl-β-D-glucopyranoside, β-D-(3, 4-disinapoyl)fructofuranosyl-α-D-(6-sinapoyl)-glucopyranoside, 1-sinapoyl-β-D-glucopyranoside, β-D-(3-sinapoyl)fructofuranosyl-α-D-(6-sinapoyl)-glucopyranoside などのシナピン酸誘導体の存在が報告され，この成分も抗酸化作用を有することが強く示唆されている[24]。

6 葉，種子の成分

ダイコンは野菜としてあるいは薬味として食に取り入れられているだけではなく，伝統的な中医薬としても1400年以上前から利用されている。その利用は根部だけにとどまらず，葉部や種子にも広がる。根部は食欲増進や消化促進の効果があるとされる。これには前述のα-アミラーゼの関与が考えられている。葉や種子は喘息などの治療に用いられてきた。また，種子は韓国の伝統的な医療においても用いられ，抗がんや抗炎症作用があるとされる。これは，グルコシノレートやその分解産物であるイソチオシアナートの作用であると考えられている。Kim ら[25]は，種子に含まれる抗がん・抗炎症物質を検索し，多様な4-メチルチオブタニル誘導体に活性を見出している。例えば，シナポイルデスルフォグルコラフェニンには NO 産生抑制活性を介した神経保護作用や，がん細胞の増殖抑制活性による抗がん作用などが期待されている。

7 最後に

ダイコンは日本の食文化に深く根付いており，例えば春の七草にも加えられている。これは，古来よりダイコンには身体を整えるはたらきがあるものと考えられてきたことの一つの証左であるといえよう。実際，様々な機能性が見出され研究が進められていることを本章では概説した。アブラナ科野菜の機能性に関する研究はブロッコリーが取り上げられることが多いが，伝統的日本食が見直されるなか，重量野菜として敬遠されがちなダイコンの魅力を再発見するきっかけになれば幸いである。

文　献

1) 日本食品標準成分表 2015 年版（七訂）
2) 江崎秀男, 小野崎博通, 家政誌, **33**, 513 (1982)

第9章　ダイコン

3) Y. Gibum *et al.*, *J. Agric. Food Chem.*, **64**, 61 (2016)
4) P. R. Hanlon & D. M. Barnes, *J. Food Sci.*, **76**, C185 (2011)
5) D. B. Clarke, *Anal. Methods*, **2**, 310 (2010)
6) 宇田靖，橋本啓，食品機能性の科学，p.237，産業技術サービスセンター (2008)
7) M. Hara *et al.*, *Plant Cell Physiol.*, **41**, 1102 (2000)
8) M. Shikita *et al.*, *Biochem. J.*, **341**, 725 (1999)
9) Y. Nakamura *et al.*, *J. Agric. Food Chem.*, **56**, 2702 (2008)
10) J. Barillari *et al.*, *J. Agric. Food Chem.*, **53**, 9890 (2005)
11) 江崎秀男，小野崎博通，栄養と食糧，**35**, 207 (1982)
12) I. Guillermo *et al.*, *Phytother. Res.*, **28**, 167 (2014)
13) S. Suh *et al.*, *Int. Immnopharmacol.*, **6**, 854 (2006)
14) P. R. Hanlon *et al.*, *J. Agric. Food Chem.*, **55**, 6439 (2007)
15) A. Papi *et al.*, *J. Agric. Food Chem.*, **56**, 875 (2008)
16) C. Nastruzzi, *et al.*, *J. Agric. Food Chem.*, **48**, 3572 (2000)
17) J. Barillari *et al.*, *J. Agric. Food Chem.*, **56**, 7823 (2008)
18) Shishu & I. D. Kaur, *Food Chem.*, **112**, 977 (2009)
19) A. Papi *et al.*, *Food Chem.*, **138**, 1521 (2013)
20) M. Hara *et al.*, *Int. J. Food Sci. Technol.*, **46**, 2387 (2011)
21) M. Hara *et al.*, *Food Chem.*, **114**, 523 (2009)
22) M. Hara *et al.*, *Plant Food Human Nutr.*, **64**, 188 (2009)
23) R. Matera *et al.*, *Food Chem.*, **166**, 397 (2015)
24) Y. Takata *et al.*, *J. Agric. Food Chem.*, **51**, 8061 (2003)
25) K. H. Kim *et al.*, *J. Ethnopharmacol.*, **151**, 503 (2014)

第10章　ごぼう

井上淳詞*

1　はじめに

　ごぼう（英名 Burdock, 学名 *Arctium lappa* L.）は，キク科の二年草で，野生種は中国北部からヨーロッパにかけて広く分布する。日本では，国内収穫量約16万トン，中国や台湾からの輸入量は約4万トンで，そのほとんどが日本で消費されている。

　正月の御節料理の祝い肴三種には，数の子，田作りとともに，「たたきごぼう」が挙げられる。このように，ごぼうは伝統的に日本料理に欠かせない野菜である。日本各地で，きんぴらや煮しめ，ごぼう天，豚汁など，様々な形で郷土料理として伝わっており，ごぼうの独特の香りと食感が，古くから日本人に好まれてきた。また，ごぼうは民間薬としても，炎症や便秘など健康増進のための食べ物として各地で伝承されてきた[1]。

　ごぼうに関する最も古い記録としては，「新撰字鏡」（898～901）に記録されており，中国から伝わったごぼうが，まず種実を薬用として利用され，その後，根を食べる野菜として定着したものと考えられている。また，最近では，縄文時代の貝塚からもごぼうの種子が発見されている。現在でも，中国や欧米では，ごぼうの種子や葉が薬用として利用されているが，根を食べる食文化は日本以外には韓国の一部の地域しかなく，これまでほとんど機能性研究が行われてこなかった。ところが最近になって，ごぼうは抗酸化活性が非常に高いことがわかり，にわかにその機能性が注目され，新たな薬理効果が次々に報告されている。

2　食物繊維

　野菜は，我々にとって重要な食物繊維の供給源である。中でもごぼうは，水溶性食物繊維と不溶性食物繊維をバランスよく多量に含んでいる（図1）[2]。根菜類の貯蔵多糖類はデンプンの場合が多いが，ごぼうは水溶性食物繊維の一種であるイヌリンを含む。イヌリンは，フルクトースが β-2, 1 結合で直鎖状に結合し，末端にグルコースが1分子存在する構造で，ヒトの消化酵素による分解を受けない。そのため，小腸でビフィズス菌の栄養源となって有機酸へと変換され腸内環境を改善することが知られている。また，その他にも，ミネラル吸収促進による骨代謝改善や血中脂質改善に働くことが知られている。

　一方，ごぼうの不溶性食物繊維には，リグニンやヘミセルロースが含まれ，消化吸収されずに

---

*　Junji Inoue　㈱あじかん　研究開発センター　研究部　部長

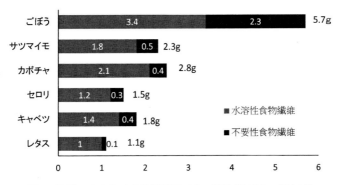

図1 野菜に含まれる食物繊維量（生／可食部100g当たり）

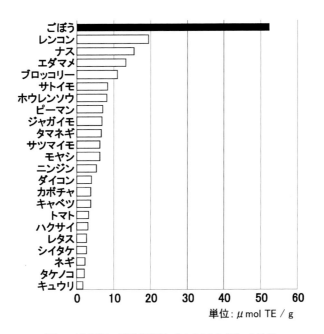

図2 野菜類の抗酸化活性（H-ORAC値）の比較

腸内を通過するため，便秘を改善して大腸疾病を予防する効果があると言われている。戦後，食の欧米化が進み，日本人の食物繊維摂取量は年々低下している。それに伴って，大腸疾病は増加してきており，食物繊維の多い食習慣の重要性が改めて見直されている。

3　ごぼうの機能性成分

　日本人が摂取する代表的な野菜のうち，上位23種の中で比較すると，ごぼうは，ポリフェノール含量と抗酸化活性（ORAC値）が最も高い（図2）[3]。また，腸内環境の改善に，ポリフェノー

ル類が関与することもわかってきており[4]，ごぼうの様々な健康増進効果について研究が進められてきた。

ごぼうに含まれる代表的な機能性成分を表1に示した。ごぼうのポリフェノールは，フェノールカルボン酸類とフラボノイド，リグナン類に分類される。カフェ酸誘導体は，ごぼうの他にも，コーヒー豆やサツマイモの葉茎等にも含まれており，抗肥満作用[5]，高血圧抑制[6]，メラニン生成抑制[7]などの効果が報告されている（図3）。

種子には，リグナンの一種であるアルクチゲニンやその配糖体のアルクチンが含まれており，抗がん作用や抗炎症作用の報告がある[8]。

ケルセチンやルチンなどのフラボノイドや，植物ステロールの一種であるβ-シトステロール，スチグマステロール，アミノ酸のアルギニン，ニコチアナミンも含まれている[9]。

4 ごぼうの素材開発とその利用

イヌリンとクロロゲン酸（カフェ酸誘導体）には，生活習慣病の一つである糖尿病に対して有効であるという報告はあるものの，ごぼうそのものについては研究対象としての歴史が浅いこともあり，臨床試験まで行った例は少ない。冨岡らは，炭水化物食とともにごぼうを摂取することで，食後血糖値の上昇が軽減されることを確認した[10]。このような機能性を，いかに利用して，用途を拡大していくかは今後の課題である。

表1 ごぼうに含まれる主な機能性成分と代表的な機能

ごぼうに含まれる主な機能性成分	主な含有部位と代表的な機能
食物繊維	根
・イヌリン	整腸作用，ビフィズス菌増殖作用
・フラクトオリゴ糖	ミネラル吸収促進，血中脂質改善
フェノールカルボン酸（カフェ酸誘導体）	根
・5-O-caffeoylquinic acid（chlorogenic acid）	抗肥満作用
・1,5-di-O-caffeoyl-4-O-maloylquinic acid	高血圧予防
・1,5-di-O-caffeoyl-3-O-succinoylquinic acid	美白作用
・3,5-di-O-caffeoylquinic acid	
フラボノイド	根・葉茎
・ケルセチン	抗酸化作用
・ルチン	
リグナン類	種子（牛蒡子）
・アルクチゲニン	抗腫瘍（すい臓がん），抗炎症作用
・アルクチン	抗インフルエンザ作用
その他	根
・植物ステロール（β-シトステロール，スチグマステロール）	血中コレステロール低下
・アルギニン	
・ニコチアナミン	高血圧予防（ACE阻害活性）

第10章　ごぼう

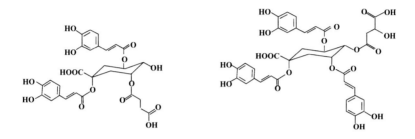

図3　ごぼうに含まれるカフェ酸誘導体の構造

　近年では，ごぼうを機能性素材として利用する例も増えている。中国や欧米では，ごぼうを乾燥させて，漢方やサプリメントとして利用している。我々の研究グループは，2011年に，ごぼうを焙煎した「ごぼう茶」を開発し，健康茶の一つとして製造販売している。また，ごぼうを発酵して，新たな機能性素材としての開発も進めている。研究事例の一部を紹介する。

4.1　焙煎ごぼう

　ごぼうを焙煎すると，抗酸化活性の指標の一つであるORAC値が増大する（図4）[11]。

　我々は，高脂肪食を与えたラットに，焙煎ごぼうを餌の5%添加し，腸内環境を調べた。その結果，焙煎ごぼう摂取群は，大腸炎の危険因子とされる二次胆汁酸が，対照群と比較して有意に低下した。また，腸管免疫の指標となるIgAと，腸内のバリア機能を有するムチンがごぼう摂取群で顕著に増加した[12]。

　便通に対する検証を紹介する。排便が週2回以下の便秘患者7名に，焙煎ごぼう粉末を5g添加した味噌汁を1日2回摂取してもらい，レントゲンマーカーと排便回数で，便秘改善作用について検証した。その結果，焙煎ごぼう摂取群では，レントゲンマーカー数および排便回数が改善傾向にあった[13]。しかし，便秘の原因は様々であり，個人差が大きいためさらなる検証が必要である。

　また，焙煎ごぼうには，血圧に関係するアンジオテンシン変換酵素や，色素沈着に関係するチロシナーゼを阻害する活性があり，特にポリフェノールを多く含有する皮層部で阻害活性が高い

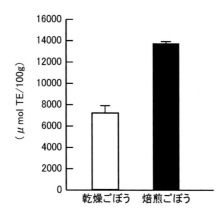

図4 ごぼうの焙煎による抗酸化活性（H-ORAC 値）の増大

表2 ラット腸内細菌叢に対するごぼうと発酵ごぼうの効果

腸内細菌の種類	コントロール	ごぼう	発酵ごぼう
	Occupation ratio of phylogenetic groups（%）		
ビフィドバクテリウム	0.63 ± 0.38^b	0.67 ± 0.34^b	5.94 ± 1.46^a
ラクトバチルス	15.2 ± 5.3	16.3 ± 3.7	25.9 ± 3.8
バクテロイデス	44.5 ± 3.4^a	22.4 ± 3.6^b	10.1 ± 3.3^b
プレボテラ	28.8 ± 0.6	12.4 ± 3.2	9.8 ± 1.7
クロストリジウム	28.8 ± 0.6	38.1 ± 4.5	27.5 ± 1.9
その他	8.1 ± 0.7	10.1 ± 4.1	20.8 ± 4.6

Mean±SE of eight rats per group. Means with different superscripts are significantly different by Scheffe's multiple-range test（$p<0.05$）.

ことが確認されている。

4.2 発酵ごぼう

　ごぼうを黒麹（*Aspergilles awamori*）で発酵することでも，抗酸化活性の高い素材を得ることができる。

　高脂肪食を与えたラットに，発酵ごぼうを5%摂取させ，3週間後に腸内細菌叢を調べたところ，ビフィズス菌と腸内の有機酸が有意に増加しており，糞中の二次胆汁酸と内臓脂肪が減少した（表2）[14]。

　また，糖尿病への効果を調べるために，カタラーゼ欠損のアカタラセミアマウスに，アロキサン（200 mg/kg 体重）で糖尿病を誘発させた実験では，発酵ごぼうを5%含むエサを摂取した群では，アロキサンによる血中の過酸化脂質を抑制し，インスリン濃度は維持されていた。また，膵臓β細胞のアポトーシスを抑制し，糖尿病を改善することが示唆された（図5, 表3）[15]。

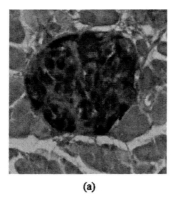 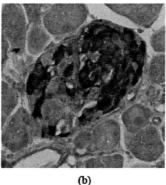

図5 黒麹発酵ごぼうによる膵臓β細胞のアポトーシス抑制効果
(a)発酵ごぼう摂取マウス，(b)コントロール

表3 アロキサン投与による膵臓β細胞のアポトーシス発生率

マウス	餌	アポトーシス（％）
ノーマル	コントロール	1.80 ± 0.52
ノーマル	5％発酵ごぼう	1.98 ± 0.31
アカタラセミア	コントロール	5.50 ± 1.23※
アカタラセミア	5％発酵ごぼう	1.22 ± 0.45

Values are expressed as mean±SE. ※ indicates $p<0.05$ compared to mice fed the 5% fermented burdock diet.

5 おわりに

堀川ごぼうや大浦ごぼうは，今でも高級食材として扱われている。それらは，皮層部を肥大させたもので，ごぼう独特の旨みが強い。ごぼうは，皮層部にポリフェノールを多く含んでおり，ごぼうの価値は皮にあると言える。以前は，皮を剥いて，灰汁抜きを行うのが一般的だったが，現在は，できるだけ皮を残して水さらししない調理法が推奨されている[16]。

サプリメントに限らず，近年は，ごぼうサラダ，ごぼう茶，ごぼうチップスなど，食品としての美味しさを兼ね合わせたごぼう製品が増えてきた。今後も，生活習慣病の予防に日々の食生活で容易に取り入れて，長く継続できるような食品開発を進め，ごぼうをより身近な野菜として普及させ，人々の健康に貢献できれば幸いである。

文　献

1) 冨岡典子, 日本家政学会誌, **52** (6), 511 (2001)
2) 郡司尚子, 郡山女子大学紀要, **44**, 115 (2008)
3) J. Takebayashi *et al., Biosci. Biotechnol. Biochem.*, **74**, 2137 (2010)
4) Y. Han *et al., J. Agric. Food Chem.*, **57**, 8587 (2009)
5) T. Murase *et al., Am. J. Physiol. Endocrinol. Metab.*, **300**, E122 (2011)
6) 石黒浩二ほか, 日本食品科学工学会誌, **54** (1), 45 (2007)
7) 下園英俊ほか, 日本食品科学工学会誌, **43** (3), 313 (1996)
8) 畑直樹ほか, 農業および園芸, **86** (1), 10 (2011)
9) S. Kawamura *et al., J. Food Res.*, **4** (2) (2015)
10) 冨岡典子, 宇陀ゴボウ食が健常者の血中脂質および血糖値へ及ぼす影響, 畿央大学紀要　第 7 号（2007）
11) 井上淳詞ほか, 日本調理科学会平成 21 年度大会研究発表要旨集, p.43（2009）
12) 井上淳詞ほか, 日本調理科学会平成 22 年度大会研究発表要旨集, p.30（2010）
13) S. Shimura, *Shimane J. Med. Sci.*, **29**, 1 (2012)
14) Y. Okazaki *et al., Biosci. Biotechnol. Biochem.*, **77**, 53 (2013)
15) K. Takemoto *et al., Food Nutr. Sci.*, **5**, 1554 (2014)
16) 佐藤久美ほか, 日本調理科学会誌, **44** (5), 323 (2011)

第11章　きのこ

江口文陽*

1　はじめに

　きのこには，食物繊維，ビタミンやミネラルなどの栄養素が豊富に含まれている。種類によっては薬となる成分を含んでいるものもあるため，古くから薬として利用されてきた。中国ではチョレイやブクリョウ，冬虫夏草，霊芝（マンネンタケ）やシロキクラゲなどのきのこが漢方薬や民間薬として珍重[1]されている。

　二千年以上前の中国の皇帝，秦の始皇帝が探し出した不老長寿の薬が，実は霊芝だったとも伝えられている。また，中国の書物に「シイタケは気を益し，飢えず，風邪を治し，血を破る」とシイタケがからだの調子を整えることが書き記されている。私たちになじみの深いシイタケが，実は薬として使われていた時代もある。

　もちろん，日本でも一部のきのこを薬としていた歴史がある。ヨーロッパにおいても紀元1世紀のギリシャの医師がきのこの効果について記していることから，多くの国できのこは健康のため利用されてきたようである[2]。

　現代においてもきのこは，薬や健康食品として幅広く利用されている。たとえば薬局に行って，「漢方」コーナーで薬の箱を見てみると，チョレイやブクリョウと書いてあるものがあるがそれがきのこの種類である。医学的にもきのこの成分が病気の予防や改善のための物質として認められている証拠と言える。そのほか，マンネンタケ，バボツ，シロキクラゲは古くから民間薬として利用されてきた。最近ではブラジル原産のヒメマツタケをはじめ，ハタケシメジ，ヤマブシタケ，マンネンタケなどのきのこが健康食品として流通されている[2]。

　さらに，きのこの中には，がんの治療薬として西洋医療でも認められ，医師が処方するものがある。カワラタケを原材料とするクレスチン，スエヒロタケを原材料とするシゾフィラン，シイタケを原材料とするレンチナンである[2]。

　きのこは日常生活の中で賢く利用すれば私たちの健康づくりに大きく貢献するのである。

2　からだに役立つきのこの成分を利用する

　ビタミンDは，野菜などではその含有量が少なくきのこに特異的に含有される成分と言っても良いだろう。ビタミンDはカルシウムの吸収に欠かせないビタミンであり，骨を丈夫にする

＊　Fumio Eguchi　東京農業大学　地域環境科学部　森林総合科学科　林産化学研究室　教授

働きがある。骨の丈夫さを表す骨密度は30歳半ばくらいから低下していく。骨密度が限界になると骨が折れやすく骨粗鬆症を発症する。年をとって骨がもろくなる骨粗鬆症の予防にも役立つ食品素材としてきのこは注目されている[2]。

　特に干しシイタケは，生シイタケの数倍から10倍ものビタミンDが含まれている。これは干すことにより，紫外線の影響でシイタケに含まれるエルゴステロールがビタミンDに変換するためである。天日乾燥がシイタケのビタミンD含有量を向上させることは良く知られている。実験的に生のシイタケに紫外線を照射すると，図1に示したように2時間で約1.5倍，6時間で約2倍に増多させることができる。1日に2枚程度の干しシイタケを食べれば，1日分のビタミンDがまかなえる計算になる。骨太で健康なからだを維持するためにシイタケをはじめとしたきのこを食事の中に取り入れることは重要である。

　また，日本人に不足気味といわれる食物繊維は，血液中の過剰な血漿コレステロールなどの数値を下げる効果がある。きのこのからだをつくっている多糖類などで構成される細胞壁は，良質な食物繊維である。一般的なニンジンやキャベツに食物繊維が多く含まれると認識されているが，同じ重さで比べるとシイタケはそれらの約2倍の食物繊維を含んでいる。食物繊維はからだに取り入れられると腸の働きに必要な細菌を増やしお腹の調子を良くして，栄養成分を体内に吸収しやすくするとともに余剰な脂質を便とともに体外に排泄させる機能性成分として役立っている。健康的なダイエットにピッタリの食品素材ということがおわかりいただけるだろう。からだの中のそうじ屋としての役割を持っているきのこをたくさん摂食することによって，たとえばニキビや肌荒れの原因にもなる便秘を予防することもできるであろう。

　さらに，きのこには食物繊維やビタミンなどの栄養だけでなく，薬となる成分を含んでいる。普段食べているシイタケには，エリタデニンが含有されている。コレステロール値や血圧を低下することが確認されている。しかしながら，エリタデニンは図2に示したようにシイタケの鮮度

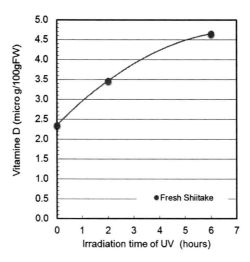

図1　紫外線照射によるビタミンDの増多

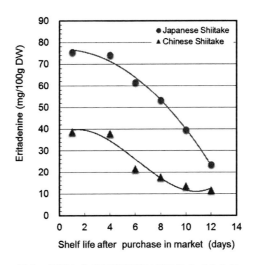

図2 収穫からの時間経過に伴う生シイタケの
エリタデニン含有量の変化

に深く関与しており，シイタケを収穫してから時間が経過すればシイタケ自身の自己消化（タンパク質等の分解）が始まる。この自己消化によりエリタデニンの含有量は顕著に低下する。図2には，輸入することにより販売までの時間がかかる中国産生シイタケ（船便輸送）と日本産生シイタケとで購入日を0としてその翌日にエリタデニン含有量を測定する実験を行った結果を示した。日本産に比べて中国産は著しくエリタデニンの含有量が少なかった。中国産の生シイタケが収穫されて日本の小売店で販売されるまでの時間を調査したところ分析対象の生シイタケは，8～10日間の時間を要していることがわかった。日本産の生シイタケは収穫の翌日に店頭にて販売されていた。図2のように日本産の生シイタケも10日間程度冷蔵保蔵すれば中国産の購入翌日の分析値と近似したエリタデニン含有量に減少することが読み取れると思う。すなわち，生シイタケの機能性成分であるエリタデニンを維持するためには，鮮度の高いものを料理素材として利用することが肝心である。鮮度の高いものを購入後直ちに調理しないで保蔵する場合は，冷蔵であれば2～3日以内，それ以上の保蔵の場合には鮮度の高いうちに調理する料理を想定して適当な大きさにカットして冷凍保蔵用袋に入れてエリタデニンの低下を防ぐことが必要である。

さらに，エノキタケに含まれるフラムトキシンには，強心作用がある。また，カワラタケを原料につくられたクレスチンをはじめ，レンチナン，シゾフィランがんを対象とした免疫賦活剤などとして医薬品登録され医療現場で使われていることは上述した通りである。

3 きのこの機能を引き出したアイデア商品

エノキタケは，1800年代より野生種を採取して食した経験が伝えられている。1980年代には機械生産技術の導入により，生産施設の規模拡大と専業化が行われ，2014年の生産量は

136,017 t であり，林野庁の主要特用林産物のきのこ種類別統計では国内で最も生産されている品目となっている。すなわち日本国民に最も利用される食経験のあるきのことしての地位を占めている。以来，エノキタケを主原料とする加工食品の摂食により，抗高血圧効果や血清脂質の改善効果，花粉症などのアレルギー緩和効果，またエノキタケ由来のキノコキトサンの持つ，脂質代謝異常症の改善効果などが報告されている。

また，新たな食品制度の「機能性表示食品」制度が 2015 年 4 月から始まったが，健康食品メーカーの㈱リコムが申請したエノキタケ抽出物を配合したサプリメント「蹴脂粒（しゅうしりゅう）」がきのこで日本初の機能性表示食品として受理（2015 年 4 月 17 日消費者庁）された。蹴脂粒に含まれているキトグルカン（エノキタケ抽出物）は，内臓脂肪の β3 アドレナリン受容体を刺激することにより，脂肪細胞に蓄えられている中性脂肪を分解し減少させる働きがある[3〜6]。このようにきのこ製品が，機能性食品として表示できることは，きのこ業界にとっての朗報と考える。

現在，きのこでも「機能性表示食品」制度の申請と受理を目指して研究が実施されている。

また，きのこの機能性を引き出して需要や販路拡大を図ろうとしているアイデア商品がきのこにあることを紹介する。その商品とは，「えのき氷」である。えのき氷のアイデアを商品化したのは，エノキタケの生産 1 位の JA 中野市である。年間生産量は約 50,000 t を超えている。しかしながら，その消費は季節変動（冬場の鍋物需要をピークに，夏場は生産調整が行われている）があり，通年での需要拡大が課題であった。このような背景から，料理の素材として通年利用による年間での安定生産を期待して開発された加工食品が"えのき氷"である。エノキタケなどのきのこの細胞壁は糖タンパク質複合成分が強固に結合した構造を持つことから，簡単な咀嚼程度では噛み砕かれず，形態を留めたまま便とともに体外に排泄される。胃や腸管を通過して体外に排出されたエノキタケ子実体の多糖類の成分は，摂食前の 30〜40％ その組成を留めていたことも分析結果として確認している。えのき氷は，体内に吸収されない成分をより効率的に利用させることを目的として製品開発した意図がある。図 3 のように，3 つの加工工程（破砕，加熱，冷凍）を経ることで成分の利用を高めるのである。すなわち，300 g の生エノキタケ子実体をみじん切りにしたものに 400 mL の水を加え，ミキサーにてペースト状にした。このペーストをとろ火で約 60 分加熱し，粗熱を取ったのち凍結させ，えのき氷を調製する。図 4 のように，きのこの細

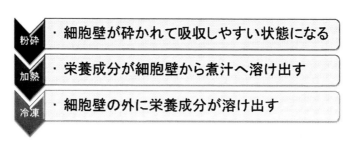

図3　エノキタケ加工食品"えのき氷"の加工法とその特徴

第11章 きのこ

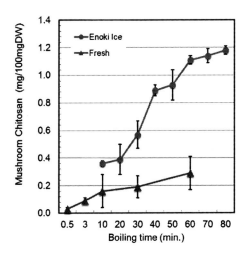

図4 生エノキタケとえのき氷製造工程の加熱時間が
キノコキトサン量に与える影響

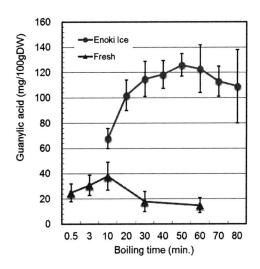

図5 生エノキタケとえのき氷製造工程の加熱時間が
グアニル酸量に与える影響

胞壁を構成する機能性の糖タンパク質複合体であるキノコキトサンは，コロイド滴定法分析によってその測定値が高くなっていることがわかる。また，図5のように，きのこの旨み成分であるグアニル酸の定量値も顕著に増加し，えのき氷を料理などに加えることで，きのこの細胞壁を構成する多糖類や粘性多糖などの効果から料理した時の汁物にとろみが増すことも確認されている。また，旨みの素となるグアニル酸が他の調理食材のグルタミン酸やイノシン酸などとうまく関与して料理の味を引き立てることなども官能試験などからわかった。

きのこの消費は，横ばい傾向にあるが機能性を消費者に発信するとともに，素材を新たなアイ

デアを持って加工することを考え，一次機能，二次機能，三次機能の科学的検証を実施すれば需要拡大のみならず健康増進のための素材[7]としてきのこが注目されるはずである。

4 えのき氷の多機能性

　生活習慣病に対するえのき氷の効果が前臨床試験や臨床試験から明確になった。高血圧症，脂質代謝異常症および糖尿病に関する検査項目が境界領域に該当するボランティアにえのき氷3個（生のエノキタケ50g相当）を毎日，何らかの料理に加えて摂食してもらった。

　境界領域に分類される血圧値の改善効果は，えのき氷の摂食によって統計的に有意な差として摂食群と非摂食群との間では確認されなかった。男性と女性とに区別して血圧値の変動傾向を収縮期血圧で精査したところ，女性の飲用者は，えのき氷の摂食期間の中期から血圧が低下していく傾向が見られた。また血液検査項目は，血清脂質（総コレステロール，LDL-コレステロール，中性脂肪）の低下がえのき氷の摂食群で確認された。摂食を3ヶ月以上続けることによって，血清脂質改善の効果は持続され，それ以上の時間を経て血圧値の改善効果が発現することが予想された。試験終了後も6ヶ月間自己管理のもとえのき氷を摂食した被験者は，血圧値が境界領域から正常領域へと改善することを確認した。すなわち，えのき氷は本態性高血圧症の血圧値上昇抑制に関しては，医薬品の作用機序のように働くのではなく，血清脂質等の改善を経て血圧を正常値へと改善するメカニズムであると考える。

　えのき氷の効果は，脂質異常症に関して食事指導が必要と考えられる疾患予備軍の被験者において摂食後1ヶ月目までは血液検査項目に統計的な有意差は確認されなかった。しかしながら，摂食者への聞き取り調査によって「便秘の改善」，「むくみの解消」，「冷え症の改善」などが報告された。血液生化学項目における摂食群への効果は2ヶ月目の検査から顕著に確認され，中性脂肪，総コレステロール，総脂質，LDL-コレステロールなどの値が低下した。一方，HDL-コレステロール値は上昇した。これらの結果からえのき氷の日常的な摂食は脂質代謝異常症や動脈硬化の予防に効果を発現するものであると考える。腹囲がメタボリックシンドローム基準を超えた被験者のCT検査を実施したところ，内臓脂肪減少に著効を示した。体組成データ（体重，腹囲，BMI，体脂肪率）を確認すると，顕著な変化は見られないことから，体組成データに変化が現れるのは，より長いえのき氷の摂食期間が必要であると考える。なお，食事アンケート結果から推定した摂取エネルギー量，脂質量などを解析した結果，各群の間に顕著な差は見られなかった。血液検査，CT，体組成，栄養調査，運動量などの調査および問診の結果から判断して，血清脂質改善の効果は，食事や運動に起因するものではなく，えのき氷摂食によることが明確となった。

　えのき氷の摂食による糖尿病改善効果に対する良好な結果を確認した。男女ともに血糖値（随時血糖値，空腹時血糖値，糖負荷後の血糖値），糖尿病関連項目（1.5AG，ヘモグロビンA1c，グリコアルブミン）等の検査値が摂食1ヶ月後から変動し始め，摂食2ヶ月目から統計的に有意な改善効果が確認された。

第11章　きのこ

血糖値の低下は，血清脂質の正常領域への改善作用と同様に生化学検査によって検証された。なお，えのき氷の血糖値の低下は，糖尿病疾患境界領域に属するヒトに良好に作用した。血液検査項目の解析や問診の結果，二次的害作用等はなく，えのき氷は安全性の高い血糖値上昇抑制効果を発現することが確認された。

5　健康維持のために摂食したいきのこの量とは

有効的な機能性効果を確認することができるヒトの1日あたりのきのこ摂食量はどのくらいかを検証した。一般的な生のきのこの状態であれば25～100g程度（体重60kg程度のヒト）を毎日摂食すればこれまでの臨床試験によって効果が確認されている。

生のきのこ100gは，量的にあまり多くはない。1日の3度の食事に上手にきのこを取り入れて健康と美容の増進を図ってはいかがだろうか。

また，きのこの機能性成分の多くは水可溶性の物質も多く調理時に水に溶け出してしまうのでジャブジャブ水洗いせず，気になる汚れは濡れタオルや指でとることで問題はない。一般的に流通されているきのこは，施設内で人工栽培されているので衛生環境も良好であるので洗う必要はない。

さらに健康増進を考慮して可溶性食物繊維やキノコキトサンなどの糖タンパク質複合体を上手に摂食するためには，加熱し過ぎないことが重要であり，煮たり炒めたりする時には，最後にきのこを加えることが良い。また，きのこ汁や鍋にきのこを入れて煮込んだ際には，残り汁で雑炊を作るなどして汁に溶け出した栄養機能成分まで摂食することが理想的である。煮込んだ汁に溶け出した多糖類には，ナチュラルキラー細胞やサプレッサーT細胞などの免疫賦活作用を発現して血中の百分率を正常範囲内で増多することなどもわかっている。

6　おわりに

スーパーなどでは多くの種類のきのこが販売されている。マツタケなどの野生種を除く人工栽培が確立されたきのこには旬など特にない。一年中毎日が旬である。健康や美容の増進を目的として，多くのきのこを通年にわたってうまく利用していただければ健康なからだづくりに役立つことは間違いない。きのこを囲み家族や友人同士が食卓で楽しく会話することはきのこの研究者としてもうれしい限りである。

文　　献

1) 檜垣宮都ほか，キノコを科学する，p.77-88，地人書館（2001）
2) 江口文陽，きのこを利用する，p.37-122，地人書館（2006）
3) 吉田徳ほか，応用薬理，**76**（5/6），85（2009）
4) 久保光志ほか，応用薬理，**76**（1/2），7（2009）
5) 山口昭博ほか，日本きのこ学会誌，**18**（4），145（2010）
6) 宮澤紀子ほか，日本きのこ学会誌，**21**（1），30（2013）
7) 関根加納子ほか，日本家政学会誌，**62**（1），3（2011）

第12章 ワサビ

奥西　勲*

1 はじめに

　ワサビ（*Wasabia japonica* Matsum.）はその学名が示すとおり，日本原産のアブラナ科植物ワサビ属の植物で，その特有の刺激的な辛味から主に薬味として用いられている。ワサビ属（*Wasabia*）は正式にはユートレマ属（*Eutrema*）のシノニムであり，正式な学名は *Eutrema japonicum*（Miq.）Kiudz. である。同じユートレマ属として中国大陸に自生しているユンナネンセ（*E. yunnanense*）は日本のワサビと形態がよく似ているが特有の刺激的な辛味がない。遺伝的な解析からは約500万年前に日本のワサビと分かれたと考えられ，日本のワサビはその後固有の特徴として刺激的な辛味を獲得したと考えられる[1]。

　古くから日本各地の山間部の渓流沿いに自生していたワサビは，その特徴的な辛味から薬味として利用されたり，薬草として古くから人々に利用されたりしてきた。ワサビに関する最も古い記述は，奈良県明日香村の苑池から出土した木簡に記された「委佐俾三升（わさびさんしょう）」の文字で，飛鳥時代のものとされている[2]。当地が薬草園であったことから，ワサビは古くから薬草として用いられてきたと考えられる。

　江戸時代の薬用食物の辞典である「本朝食鑑」には，「鬱を散らし，汗を発し，風（病因としての邪毒の浅いもの）を逐い，湿（病因としての五癖の一）を滲し，積（気の鬱積して痛を起こすこと）を消し，痞（五積の一に痞気あり。脾の積をいう）を消す。最もよい七疝の剤である。魚鳥の毒を解し，蕎麺の毒を殺す。」との記述が見られ，薬用植物の一つとして認知されていたことが伺える[3]。現代の薬用植物図鑑などには，食欲増進作用のほか，摩り下ろした根茎を布に薄くのばし，リウマチ，神経痛，扁桃炎の患部に塗布すると痛みを緩和させる効果があること，根茎の搾汁が魚馬肉の中毒予防に対して効果があることが記されている[4]。さらに刻んだ葉を袋に詰めて浴槽に入れると保湿性浴料となるとの記載もみられる[5]。

　しかしながら，これらの効果に関しては科学的な裏付けに乏しく，民間伝承の範疇を出なかった。近年において，ワサビに含まれる有効成分の解明や機能性探究が進められ，その機能性が広く認知されつつある。本章では代表的なワサビの機能性成分およびそれら成分の機能性研究について紹介したい。

---

　* Isao Okunishi　金印㈱　開発本部　名古屋研究所　課長

2 ワサビの主要な機能性成分

ワサビには多くの種類のイソチオシアネート類が含まれており，少なくとも21種類が確認されている[6,7]。その中でも，含有量が最も多いイソチオシアネートがアリルイソチオシアネート（allyl isothiocyanate：AITC）であり，ワサビの刺激的な辛味の中心成分である。

近年，注目を集めている機能性成分として6-メチルスルフィニルヘキシルイソチオシアネート（6-methylsulfinylhexyl isothiocyanate：6-MSITC）がある。刺激や香りがほとんどなく，官能的には収斂味に近い渋さを感じる成分である。6-MSITCの機能としては解毒代謝酵素誘導作用[8]や抗がん作用[9]，抗炎症作用[10]，抗糖尿病作用[11]，抗アレルギー・抗アトピー作用[12]が確認されている。最新の研究では，毛乳頭細胞活性作用や認知症改善作用[13]などもあることが新たに解明されてきている。

また，ワサビ葉成分の機能性についても解明がすすめられている。ワサビ葉に含まれるイソサポナリンなどのフラボノイド類には，コラーゲン産生促進作用[14]や毛乳頭細胞の活性化作用も見出されている。そのほかにも，抽出物に抗インフルエンザ作用[15]，抗肥満作用[16]，抗がん作用[17]などが報告されている。

さらに，ワサビに特徴的なグリーンノートを有するイソチオシアネートとして，6-メチルチオヘキシルイソチオシアネート（6-methylthiolhexyl isothiocyanate：6-MTITC）がある。加工ワサビをよりワサビの風味に近づけるために主に香料として使用されてきたが，機能性も有しており，抗菌・抗う蝕作用[18]，解毒・抗酸化作用[19]，抗がん作用[20]，抗アレルギー作用[10]などが報告されている。

3 ワサビの機能性

3.1 AITCの機能性

従来よりAITCの抗菌性は報告されており，一般消費者にもワサビの辛味に抗菌性があることが広く認識されている。分子量は99.16と小さく，沸点は152℃と比較的揮発性の高い成分であり，その抗菌力も気相接触で強く効果を発揮する。細菌，酵母，カビを植え付けたシャーレを密封した試験で，ヘッドスペース中の最小生育阻止濃度として，16～110 ng/mLと報告されている[21]。産業的には弁当や米びつ用の抗菌シートや自動車エアコン用の抗菌消臭剤などが販売されている。

刺激性が高いため，急性毒性もLD_{50}値が339 mg/kg（ラット）と報告されており[22]，接触により皮膚や粘膜に炎症を起こすことも報告されている[23]。また，変異原性や発がん性が疑われる報告もあることから[24]，機能性素材としての活用には注意が必要である。

3.2 6-MSITCの機能性

6-MSITCはワサビの根茎部分に主に含まれているが，その含有量は少なく200～500 $\mu g/g$である[25]。普段の食事で摂取するワサビは，2.5～5.0 g程度であり，含まれる6-MSITCは0.5～2.5 mg程度と推定される。

6-MSITCのLD_{50}値は天然抽出物と合成物で幅はあるが，338～451 mg/kg（ラット）であり，AITCと比べて刺激性が少なく安全性は高い。摂取2時間後には血中に6-MSITCの状態で検出され，24時間で摂取量の約50％は尿中に排泄される[26]。また，6-MSITCと類似体であるスルフォラファン（4-methylsulfinyl butylisothiocyanate：4-MSITC）を用いた動物試験では，摂取後15分で脳関門を通過して脳中に至ることが報告されている[27]。

このように6-MSITCは人体への吸収も速やかに進むことから機能性成分として有効であると考えられる。ここで注意が必要なこととして，一般に利用されるワサビ製品としては常温のチューブワサビまたはお刺身などに添付されている小袋タイプのものが多いが，それら加工ワサビには根茎部分が使用されていないか少量のみ使用されていることが多く6-MSITCはほとんど含まれていない[25]。そのため，6-MSITCを活用するにはワサビの根茎部分をすりおろして食べるか，ワサビ根茎部分を主に使用したワサビ製品やサプリメントを利用する必要がある。

3.2.1 抗酸化作用

好中球などの白血球から産生される活性酸素種（radical oxygen species：ROS）は，体内に侵入してくる微生物に対する防御の役割を担っているが，過剰なROSは遺伝子の損傷や炎症を引き起こし，体内の組織や器官を老化させる原因となる。体内には過剰なROSを消去するSOD（superoxide dismutase）などの仕組みを備えているが，加齢とともにその働きは衰えてくると言われている。そのため，ROSを抑制する能力を高めることは老化や疾病の予防に重要だと考えられている。

6-MSITCにはphorbol myristate acetate（PMA）で刺激した好中球から産生されるROSの発生を抑制する働きが報告されている[28]。6-MSITCの作用は，刺激により生成したROSを直接消去するのではなく，好中球のROS産生部位に作用して，ROSの産生自体を抑制することが示唆された。パパイヤの代表的なイソチオシアネートであるベンジルイソチオシアネート（benzyl isothiocyanate：BITC）を用いた研究からは，BITCが白血球膜上のNADPHオキシダーゼ複合体のシトクロムb558を修飾していることが示唆されており，6-MSITCも同部位に作用を及ぼしていると考えられる[29]。

3.2.2 抗炎症作用

炎症時にはシクロオキシナーゼ2（COX-2）を介してプロスタグランジンなどのケミカルメディエーターが過剰に産生され，COX-2の活性を阻害することで炎症が抑制されることが知られている。アスピリンやインドメタシン，イブプロフェンなどの抗炎症薬が用いられるが，COX-2と同時に生理機能維持に重要なCOX-1の活性も阻害してしまう。炎症に関与する主要なMAPK（mitogen-activated protein kinase）としてERK（extracellular signal-regulated kinase），p38

キナーゼ，JNK（C-jun N-terminal kinase）があるが，6-MSITC はこれらの MAPK を抑制することで，COX-2 などの発現を抑制し炎症を抑える[30]。6-MSITC の抗炎症作用は COX-2 に特異的であり，COX-1 の活性には影響を与えない。

3.2.3 解毒代謝酵素誘導作用

人体には体内に入った異物（薬，毒物）を分解あるいは排泄する仕組みがあり，この代謝経路は第1相から第3相に分類される。第1相ではシトクローム p450 などの酵素が異物に極性基などを導入して反応性を高め，第2相ではグルタチオン-S-トランスフェラーゼ（GST）などの転移酵素が異物を極性化合物と結合させ無毒化する。第3相ではさらに変換を受けて体外へ排泄される。6-MSITC は転写因子 Nrf2（NF-E2 related factor 2）/Keap1（Kelch-like ECH-associated protein 1）系に作用し，アンチオキシダント応答配列（antioxidant response element：ARE）からの転写発現を促すことで GST や NAD(P)H キノン還元酵素（NQO1）などの第2相酵素の発現量を高めることが知られており，その GST 誘導活性は20種類の野菜の中で最も高いことが報告されている[31]。

3.2.4 抗がん作用

1990年，米国国立がん研究所を中心として，がんの予防に効果がある（と期待される）食品群としてデザイナーフーズが提唱された。がん予防に効果がある野菜として約40種類が公開され，ブロッコリーなどのアブラナ科野菜もがん予防効果が期待できる野菜とされている。ワサビはアブラナ科野菜であり，6-MSITC にも抗がん作用が報告されている。急性や慢性炎症のほか，細胞増殖，がんなどにも関与している NFκB を 6-MSITC が抑えることで肺がん細胞のアポトーシスを誘導することが報告されている[9]。

3.2.5 抗糖尿病作用

糖尿病患者は予備軍も含めると 2,000 万人を超えるといわれている。糖尿病の中でも2型糖尿病はインスリン抵抗性を主要な危険因子としており，セリン/スレオニンキナーゼであるグリコーゲン合成酵素キナーゼ3β（glycogen synthase kinase-3β：GSK-3β）が活性化するとグリコーゲン合成酵素（glycogen synthase：GS）のリン酸化が引き起こされ，GS が不活化してグリコーゲンの合成が低下する。6-MSITC は GSK-3β を阻害することが知られており，GS の脱リン酸化を促進することでグリコーゲン合成を促進し，血糖値を低下させると考えられる[11]。

3.2.6 抗アレルギー/抗アトピー性皮膚炎作用

アレルギーには主に I 型から IV 型のタイプがあり，I 型アレルギーには花粉症などの即時型アレルギーが含まれる。体内に花粉などの異物が侵入した際に IgE に補足され，肥満細胞を活性化することでヒスタミンやロイコトリエンなどの化学伝達物質が放出される。これらの物質の作用によりくしゃみ，鼻水などのアレルギー反応が現れる。

ラット好塩基球様細胞 RBL-2H3 を特異的な IgE 抗体で細胞を刺激し，放出されたヒスタミンおよびロイコトリエンを ELISA 法により測定した。その結果，6-MSITC の添加によりヒスタミン，ロイコトリエンの放出量が有意に抑制された[10]。

第12章 ワサビ

また,動物試験にて6-MSITCの抗アトピー作用を検討した。HR-1ヘアレスマウスに特殊飼料(HR-AD用精製飼料)を給餌させ,乾燥肌・シワ様皮膚疾患を呈するモデル動物を作出した。ワサビ抽出物(6-MSITC 0.14%含有)を5%および10%含有させた特殊飼料を給餌させる群,普通飼料を給餌させるコントロール群を設け,それぞれの群における掻痒行動を観察した。その結果,ワサビ抽出物摂取群の掻痒行動数が有意に減少した。さらに,試験終了後に背部皮膚の免疫染色をしたところ,アトピー性皮膚炎の重症度を反映するTARC (thymus and activation-regulated chemokine) を始め,IL-4, IL-5, Exotoxin, IgE, MBP (major basic protein) などの炎症因子の低下が認められた[12]。

3.2.7 育毛作用

ヒト毛乳頭細胞を培養し,6-MSITCを含む培地(6-MSITC濃度0.08〜2.0μM)で1日培養後および3日培養後の細胞賦活作用をWST法にて測定した。また,培養1日後のVEGF (vascular endothelial growth factor) 遺伝子のmRNA発現量をリアルタイムPCRにて,培養3日後の血管内皮増殖因子VEGF産生量をELISAにて評価した。その結果,細胞賦活作用については培養1日目から有意な差が見られ,培養3日後にはポジティブコントロールであるアデノシン(100μM),ミノキシジル(30μM)よりも強い賦活作用を示した(図1)。さらに,VEGF mRNA発現量で0.4μM,および2.0μM 6-MSITCで有意に増加が見られた(図2)。VEGF産生量には有意差は得られなかったが増加傾向が見られた。これらのことから,ワサビ成分は毛髪環境の改善効果が期待でき,育毛用の素材として有望と考えられる。

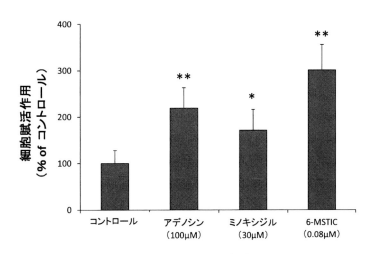

図1　毛乳頭細胞賦活作用
ヒト毛乳頭細胞に6-MSITCを添加して3日間培養後,WST法にて細胞賦活作用を評価した。6-MSITCはコントロールに対して有意な活性を示した。
(試験実施機関:㈱エーセル)
n=5,平均値±SD,　*$P<0.05$,　**$P<0.001$

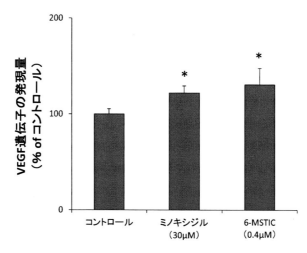

図2 VEGF 遺伝子の発現促進作用
ヒト毛乳頭細胞に 6-MSITC を添加して2時間培養後，total RNA を回収し，リアルタイム PCR 法にて血管内皮細胞増殖因子（VEGF）の遺伝子発現量を測定した。その結果，6-MSITC はコントロールに対して有意に遺伝子発現を促進した。
（試験実施機関：㈱エーセル）
n＝3，平均値±SD，$^{*}P<0.05$

3.2.8 認知症改善作用

厚生労働省の推計によると，高齢化社会を迎える日本の社会では2025年には700万人の患者を抱えることになることが予測されている。脳細胞の酸化ダメージが認知症の発症や進行に関与していると考えられており，神経細胞の保護が認知症対策として重要だと考えられる。

6-MSITC は Keap1/Nrf2 系の活性化を通して解毒，抗酸化遺伝子群を発現することが知られている。Keap1/Nrf2 の活性化は，HO-1 などの抗酸化酵素を高めるため，神経細胞の酸化ダメージを抑制することができる[32]。6-MSITC の類似体である 4-MSITC をマウスに投与した試験からは，摂取後15分後には脳内で 4-MSITC の蓄積が見られるという報告もあり[27]，6-MSITC でも同様に脳内にて抗酸化作用を発揮する可能性も示唆される。実際，F. Morroni らのグループがパーキンソン病のモデルマウスに 6-MSITC を投与した試験では，パーキンソン病の症状の改善効果が確認されている[13]。これらのことから，6-MSITC には脳の酸化ダメージを抑制し，認知症の発症を予防または症状を緩和する効果が期待できる。

3.3 ワサビ葉成分の機能性

今までワサビ葉は一部食用として利用されてきたが，ほとんどは廃棄されている。しかし，近年その機能性に着目した研究開発が進められている。ワサビ葉の機能性成分としてポリフェノールなどが含まれており，イソサポナリンやイソビテキシンなどの既知の成分に加え，いくつかの新しい成分も同定されている[33]。これら成分も徐々に研究が進み，いくつかの機能性が報告され

第12章　ワサビ

ている。今後，機能性成分の研究が進むことで，ワサビ葉の有効活用が期待される。

3.3.1 コラーゲン産生促進作用

イソサポナリン（isovitexin 4'-O-β-D-glucopyranoside）が繊維芽細胞のコラーゲン産生に及ぼす効果を検討した。イソサポナリンは繊維芽細胞のコラーゲン産生を増加させ，トランスフォーミング増殖因子βⅡ型受容体（TβR-Ⅱ），プロリル4-ヒドロキシラーゼ（P4H）の発現を増強させた。これらの結果から，イソサポナリンはTβR-ⅡとP4Hを増加させることによりコラーゲン合成を促進すると考えられる[14]。

3.3.2 抗肥満作用

ワサビ葉の熱水抽出物およびエタノール抽出物をマウスに摂取させると体重が減少するという報告がある。マウスにワサビ葉抽出物を摂取させた試験では体重減少や肝脂肪の減少，血中コレステロールの低下が見られたこと，脂肪を燃焼させる褐色脂肪細胞の増加傾向が見られたことなどが報告されている（図3）[16,34]。さらに3T3-L1前駆脂肪細胞を用いた試験では，ワサビ葉成分の5-hydroxy ferulic acid（5HFA）methyl ester, sinapic acid methyl ester, ferulic acid methyl ester, all-*trans*-lutein などに脂肪細胞への分化抑制作用があることが報告されている[35]。また，高コレステロール血症ラットにワサビ葉抽出物を摂取させることで，コレステロールの代謝を改善し，高コレステロール血症を改善するという報告もある[36]。

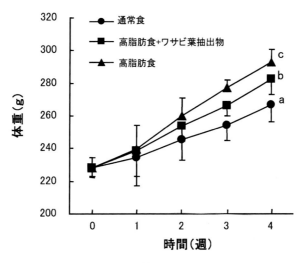

図3　抗肥満作用

Wister系ラット（オス，4週齢）を用い，通常食群，高脂肪食を与えた群，高脂肪食＋ワサビ葉抽出物含有食を与えた群で4週間飼育した。その結果，ワサビ葉抽出物含有食群では高脂肪食群に比べて有意な体重減少が見られた。

（試験実施機関：椙山女学園大学）

n＝10，平均値±SD，異なるアルファベットは有意差を示す。$P<0.05$

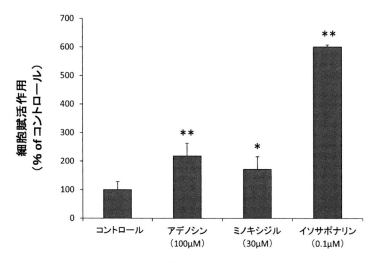

図4 毛乳頭細胞賦活作用
ヒト毛乳頭細胞にイソサポナリンを添加して3日間培養後,WST8法にて細胞賦活作用を評価した。その結果,イソサポナリンはコントロールに対して有意な細胞賦活作用を示した。
(試験実施機関:㈱エーセル)
n=5,平均値±SD,$^*P<0.05$,$^{**}P<0.001$

3.3.3 毛乳頭細胞活性化作用

ヒト毛乳頭細胞を培養し,イソサポナリンを含む培地(イソサポナリン濃度0.1~1,000 μM)で1日培養後および3日培養後の細胞賦活作用をWST法にて測定した。また,培養1日後のVEGF遺伝子のmRNA発現量をリアルタイムPCRにて測定し,培養3日後の血管内皮増殖因子VEGF産生量をELISAにて評価した。その結果,細胞賦活作用については培養1日目から有意な差が見られ,培養3日後にはポジティブコントロールであるアデノシン(100 μM),ミノキシジル(30 μM)よりも強い活性を示した(図4)。さらに,VEGF産生量には1,000 μMにて有意差が得られた。これらのことから,イソサポナリンには毛乳頭細胞の賦活作用が期待でき,育毛用の素材としての開発が期待される。

3.4 6-MTITCの機能性

6-MTITCは6-MSITCから酸素原子が1つとれた構造をしており,構造および分子量も似通っている。そのため類似の作用を発揮することが推察されるが,大きく異なる特徴として揮発性を有する点がある。6-MTITCでは食品だけでなく香りとしての用途でも利用することができる。実際,揮発性を活かした商品として,マスクやアロマ商品の香りとして利用され始めている。今後,機能性の解明が進むにつれ,さらに幅広い商品への利用が期待される。

3.4.1 解毒・抗酸化作用

ヒト肝がん細胞由来HepG2細胞を用いた試験で,6-MTITCはNrf2の核内移行を高めること

第12章　ワサビ

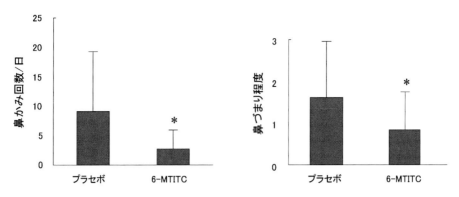

図5　花粉症改善作用

過去2年以上花粉症と判断された被験者40名（プラセボ20名）に，鼻汁の症状がひどいと感じた時に6-MTITC（もしくはプラセボ）を10秒間嗅がせ，1週間継続し，各症状を記録した。その結果，鼻かみ，鼻詰まりについて改善効果が見られた。

（試験実施機関：㈱ティーティーシー）

n＝20，平均値±SD，$^*P<0.05$

が報告されている。これにより，AREへのNrf2の結合が促進され，キノンオキシドレダクターゼ（NADP：quinone oxidoreductase, NQO1）などの解毒・抗酸化遺伝子群の発現が高まる[19]。余談ではあるが，香りをかぐことで機能性を発揮できれば，芳香剤として日常的に香りをかぐことで効果が期待でき，毎日飲んだり塗ったりする手間が不要な商品が開発可能となる。

3.4.2　抗アレルギー作用

ジニトロフェニル牛血清アルブミン（dinitrophenylated bovine serum albumin：DNP-BSA）で刺激されたRBL-2H3細胞に6-MTITCを作用させることで，細胞からのヒスタミンやロイコトリエンB4（LTB4）などのケミカルメディエーター放出を抑制した[10]。さらに，花粉症患者40名を用いて1週間6-MTITCの香りを嗅ぐ試験を二重盲検にて実施し，医師の診断および被験者の記録にて評価したところ，プラセボに対して6-MTITCの香りを嗅いだ群では有意に鼻水，鼻づまり症状の改善効果が得られた（図5）[37]。花粉症を発症すると抗原抗体反応によりケミカルメディエーターが放出され，鼻水鼻づまりなどの症状を引き起こす。香りとして吸引することで6-MTITCが鼻の粘膜の肥満細胞に直接作用するため，ケミカルメディエーターの放出抑制などがすみやかに起こると考えられる。

4　おわりに

ワサビは古来より薬草として利用されてきた薬効植物であるが，その刺激的な風味から薬味としての利用が中心となってきた。近年になり日本だけでなく世界的にワサビに注目が集まりつつあり，その機能性成分の研究も進められている。イソチオシアネート類以外にも有用なポリフェノール類を豊富に含む植物であり，まだまだ研究の余地は残されている。和食の広がりに合わせ

て「WASABI」として世界的に認知も高まってきているが，今後は，日本原産の植物でもあるワサビの機能性についてもっと発信していくことが必要である。

文　　献

1) K. Yamane et al., *Hortic. J.*, **85**, 46 (2016)
2) 中日新聞，11 判，p.26, 2001 年 4 月 17 日
3) 人見必大，東洋文庫 296 本朝食鑑 1, p.180，平凡社 (1976)
4) 岡田稔，新訂原色牧野和漢薬草大圖鑑，p.154，北隆館 (2002)
5) 伊沢凡人，会田民雄，カラー版薬草図鑑，p.277，家の光協会 (1999)
6) 伊奈和夫，香料，**136**, 45 (1982)
7) H. Etoh et al., *Agric. Biol. Chem.*, **54**, 1587 (1990)
8) Y. Morimitsu et al., *J. Biol. Chem.*, **277**, 3456 (2002)
9) Y. Fuke et al., *Nutr. Cancer*, **66**, 879 (2014)
10) T. Yamada-Kato et al., *J. Nutr. Sci. Vitaminol.*, **58**, 303 (2012)
11) J. Yoshida et al., *Biosci. Biotechnol. Biochem.*, **75**, 136 (2011)
12) M. Nagai et al., *J. Nutr. Sci. Vitaminol.*, **55**, 195 (2009)
13) F. Morroni et al., *Brain Res.*, **1589**, 93 (2014)
14) M. Nagai et al., *J. Nat. Med.*, **64**, 305 (2010)
15) K. Mochida et al., *J. Sci. Food Agric.*, **88**, 1704 (2008)
16) M. Yamasaki et al., *Nutr. Res. Pract.*, **7**, 267 (2013)
17) M. Okamoto et al., *J. Clin. Biochem. Nutr.*, **43**, 251 (2008)
18) 原田靖裕ほか，食品工業，**41**, 58 (1998)
19) T. Yano et al., *Cancer Lett.*, **155**, 115 (2000)
20) K. Yoshinori et al., *Mol. Nutr. Food Res.*, **57**, 854 (2013)
21) 一色賢司，徳岡敬子，食品と微生物，**10**, 1 (1993)
22) P. M. Jenner et al., *Food Cosmet. Toxicol.*, **2**, 327 (1982)
23) L. E. Gaul et al., *Arch. Dermatol.*, **90**, 158 (1964)
24) National Toxicology Program, *Natl. Toxicol. Program Tech. Rep. Ser.*, **234**, 1 (1982)
25) M. Murata et al., 日本食品化学工学会誌，**51**, 477 (2004)
26) 金印㈱，食品の機能性向上技術の開発，p.69，恒星社厚生閣 (2004)
27) A. Tarozzi et al., *Oxid. Med. Cell. Longev.*, **ID415078**, 10 (2013)
28) 奥西勲ほか，日本食品科学工学会中部支部大会発表 (2005)
29) N. Miyoshi et al., *Carcinogenesis*, **25**, 567 (2004)
30) T. Uto et al., *Adv. Pharmacol. Sci.*, **2012**, 614046 (2012)
31) Y. Morimitsu et al., *BioFactors*, **13**, 271 (2000)
32) T. Satoh et al., *Proc. Natl. Acad. Sci. USA*, **103**, 768 (2006)

33) T. Hosoya *et al.*, *Tetrahedron*, **61**, 7037 (2005)
34) 永井雅ほか,日本食品科学会学術総会発表 (2005)
35) 細谷孝博ほか,日本食品化学工学会中部支部大会発表 (2015)
36) Y. S. Lee *et al.*, *Evid. Based Complement. Alternat. Med.*, **7**, 459 (2008)
37) 永井雅ほか,日本花粉学会発表 (2006)

第13章　ショウガの生体機能

松田久司[*1]，吉川雅之[*2]

1　はじめに

　ショウガ（学名 *Zingiber officinale* Roscoe）は熱帯アジア原産で，日本をはじめインド，東南アジア，中国，アフリカ，南米など世界各地で広く栽培されている。インドでの栽培の歴史は古く，サンスクリット（梵語）でショウガを指す sigabera はラテン名 *Zingiber* の語源と言われている。日本には3世紀以前に渡来し，8世紀頃には栽培も行われていたと考えられ，平安時代初期に著わされた「和名抄」に久礼乃波士加味（クレノハジカミ）という名で収載されている。多肉質の根茎部は古くから香辛料として食用とされるほか，生薬としても広範に用いられる[1]。

　ショウガは特有の辛味と香りから日本料理をはじめ世界の料理にスパイスとして広く用いられ，酢漬け（芽ショウガ，葉ショウガ）や薬味（根ショウガ）などの生食用のみならず，漬物，調味料原料，菓子など加工食品として大量消費されている。現在日本で栽培されているショウガの品種は，根茎の大きさによって小ショウガ（茅根，谷中，金時種など），中ショウガ（黄，土垂，近江種など），大ショウガ（おたふく，土佐一など）に大別される。辛味が強く小型の金時種などが薬用優良品種と言われ，大型種は辛味が弱く主として食用に供されている。日本薬局方では，薬用とするショウガの根茎をショウキョウ（生姜または乾生姜）と呼び，コルク層を除き，そのまま又は縦割りして石灰をまぶすなどの乾燥処理を施して調製されている。ショウキョウ（生姜）は，かぜ薬，健胃消化薬，鎮吐薬，鎮痛薬とみなされる漢方処方などに配合され，一般用漢方製剤および医療用漢方製剤の約半数の処方に配剤されている。また，芳香辛味健胃薬として胃腸薬にも繁用されている。漢方医学では新鮮根茎を蒸した後に乾燥したものをカンキョウ（乾姜）と呼び，ショウキョウとは異なった薬物として方剤中に用いられている。一方，中国ではショウガ新鮮根茎を「生姜」と称し，鎮嘔，去痰，鎮咳，解毒，解熱および消化器系の機能亢進などの目的に用いられている。日本のショウキョウに相当するショウガ乾燥根茎は「乾姜」（または白姜，均姜，乾生姜などとも記載）と称し，鎮嗽，腹痛，胃痛および消化管内の停滞の改善などに配剤される。このように薬用ショウガの名称，薬効，用法が日本の漢方医学と中医学では異なっている[1]。中医学では「生姜」と「乾姜」を異なった薬物として区別して方剤中に用いているが，その根拠となる科学的証明はまだ十分ではない。

[*1]　Hisashi Matsuda　京都薬科大学　生薬学分野　教授
[*2]　Masayuki Yoshikawa　京都薬科大学　名誉教授

第13章　ショウガの生体機能

本章では，主に生薬としてのショウキョウに関する化学的研究および薬理学的報告をまとめて記載する。

2　含有成分と乾燥過程における成分変化

吉川らは，台湾産ショウキョウの含有成分として，bisabolane型セスキテルペンのα-zingiberene(1)，β-sesquiphellandrene(2)，β-bisabolene(3)，ar-curcumene(4)，ジテルペンのgalanolactone(5)，辛味成分の[6]-gingerol(6)，[8]-gingerol(7)，[10]-gingerol(8)，[6]-shogaol(9)，[8]-shogaol(10)，[6]-dehydrogingerdione(11)，[6]-gingerdione(12)，[6]-gingediol(13)，[6]-paradol(14)を単離・同定すると共に，ジアリルヘプタノイドの(3S,5S)-dihydroxy-1-(4'-hydroxy-3',5'-dimethoxyphenyl)-7-(4''-hydroxy-3''-methoxyphenyl)heptane(15)，スルホン化誘導体[6]-gingesulfonic acid(16)，糖脂質のgingerglycolipid A(17)，B(18)，C(19)などを単離し，それらの化学構造を明らかにした（図1）[2,3]。

ショウガ根茎の新鮮根茎に含まれるgingerol類は乾燥や加熱によってshogaol類に変化することは古くから良く知られており，吉川らによる報告においても，薬理作用に係わるセスキテルペンおよびジテルペンおよび辛味成分の高速液体クロマトグラフィー（HPLC）やガスクロマトグラフィー（GLC）を用いた定量分析によって，産地や品種および修治手法の異なる生姜類の品質の評価が行われている[4]。また，遠赤外線乾燥法などの種々の乾燥手法や条件における成分変動が解析され，ショウガ乾燥中の化学変化の過程が明らかにされている[4,5]。興味深いことに，静岡産金時種ショウキョウおよびヒネショウガ（新鮮根茎）中に主成分として含有されているgalanolactone(5)が，中国産，台湾産ショウキョウには全く含まれておらず，また，[6]-dehydrogingerdione(11)についてもベトナム産ショウキョウに認められるほか，中国産や台湾産ショウキョウには全く含まれていなかった（表1）。セスキテルペンの比率には著しい相違が認められ，加工調製過程におけるbisabolane型セスキテルペン（1〜4）の揮散消失および分解が推察されている。日本産ショウガ乾燥根茎ではgalanolactone(5)，[6]-gingerol(6)，[6]-dehydrogingerdione(11)が高含量であったが，shogaol類は微量認められるにすぎず，乾燥によってこれらの成分含量は1/2〜1/3となっていた。[6]-，[8]-shogaol(9, 10)含量は増加していたが，gingerol類の減少とshogaol類の増加とは量的に対応せず，gingerol類の一部が変化しているにすぎず，他の化学過程の存在が示唆されている。

また，堀らは，ショウキョウから単離報告されているスルホン化誘導体[6]-gingesulfonic acid(16)は，もとのショウガ新鮮根茎には含まれておらず，生薬の調製過程で硫黄燻蒸を施したために生成したartifactであると結論づけている[6]。食品では硫黄燻蒸が施されたものの残留SO_2量の最大許容値が決められているが，医薬品である生薬については食品に比べて規制が緩やかなものとなっている。[6]-gingesulfonic acidには強い胃粘膜保護作用が明らかになっているが，その安全性に関しては不明のままとなっている。

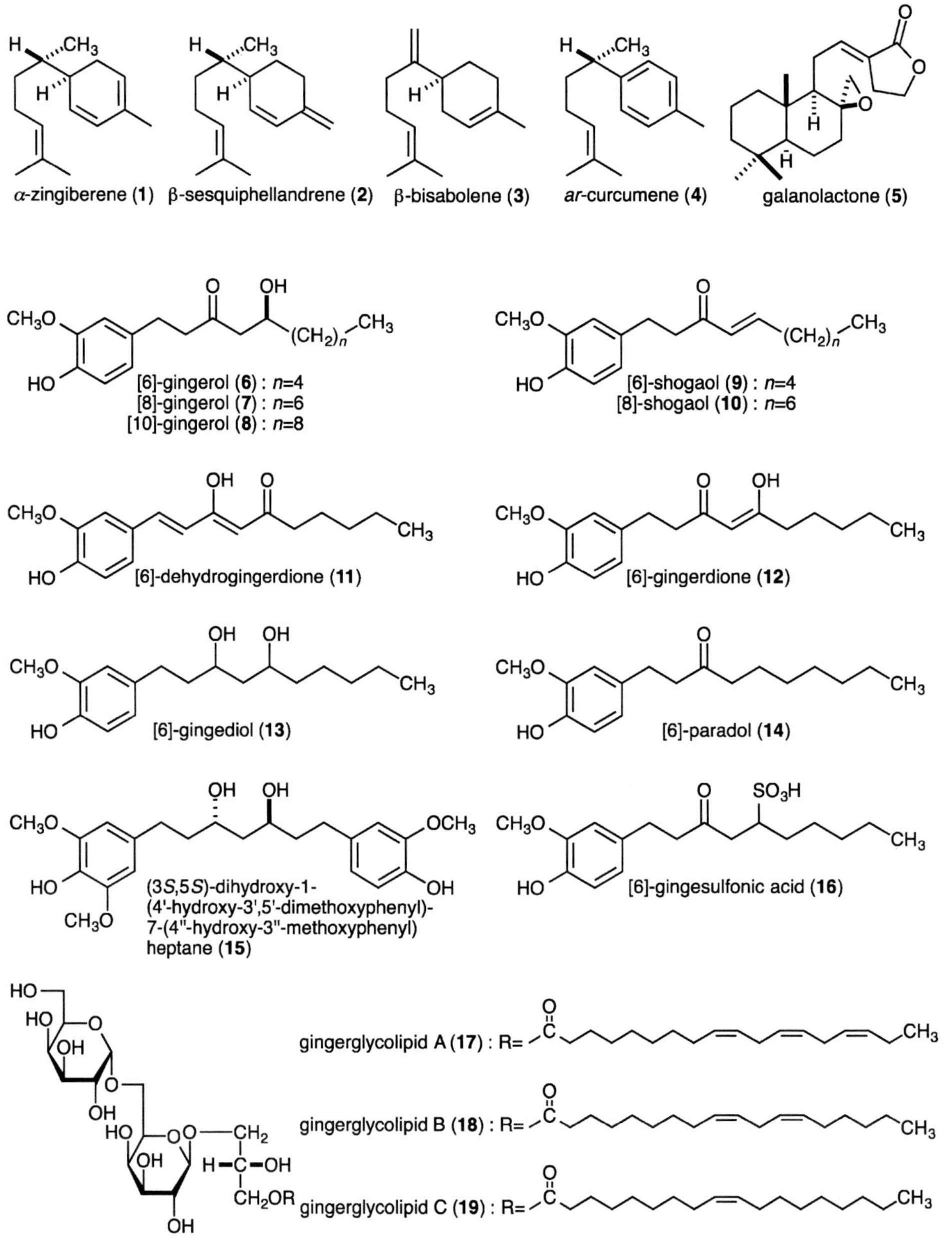

図1 ショウキョウの含有成分

以上述べてきたように,「生姜」と「乾姜」の薬能の違いには, gingerol 類, shogaol 類および精油成分の含量差とそれぞれの薬理作用や効力差が関係しているといわれており[6],乾燥過程における成分変動に基づくものと考えられている。

第13章　ショウガの生体機能

表1　ショウキョウおよび新鮮ショウガ根茎に含まれる galanolactone(5), [6]-, [8]-, [10]-gingerol(6, 7, 8), [6]-, [8]-shogaol(9, 10) および [6]-dehydrogingerdione(11) の含量[4,5]

産地等	5	6	7	8	9	10	11
ショウキョウ（乾燥根茎）[4]							
中国雲南産	$-^{a)}$	0.440	0.084	0.035	0.157	0.052	$-^{a)}$
中国雲南産	$-^{a)}$	0.499	0.050	0.015	0.042	0.059	$-^{a)}$
中国雲南産	$-^{a)}$	0.597	0.097	0.011	0.043	0.069	$-^{a)}$
中国貴州省産	$-^{a)}$	0.361	0.023	0.045	0.214	0.046	$-^{a)}$
中国貴州省産	$-^{a)}$	0.606	0.078	0.019	0.084	0.066	$-^{a)}$
中国貴州省産	$-^{a)}$	0.416	0.260	0.017	0.075	0.046	$-^{a)}$
中国貴州省産	$-^{a)}$	0.297	0.021	0.015	0.057	0.004	$-^{a)}$
中国広東省産	$-^{a)}$	0.345	0.011	0.032	0.178	0.045	$-^{a)}$
中国広東省産	$-^{a)}$	0.234	0.013	0.037	0.192	0.036	$-^{a)}$
中国広西省産	$-^{a)}$	0.516	0.062	0.021	0.094	0.062	$-^{a)}$
台湾産	$-^{a)}$	0.404	0.047	0.040	0.150	0.061	$-^{a)}$
ベトナム	$-^{a)}$	0.825	0.155	0.034	0.211	0.075	0.367
静岡産金時種 (1988)	0.496	0.442	0.062	0.011	0.071	0.038	0.612
静岡産金時種 (1988)	0.686	0.484	0.032	0.012	0.052	0.031	0.742
静岡産金時種 (1989)	0.450	0.283	0.011	0.008	0.031	0.021	0.554
静岡産金時種 (1990)	0.332	0.421	0.035	0.012	0.072	0.032	0.498
静岡産金時種 (1990)	0.560	0.425	0.003	0.012	0.061	0.024	0.662
静岡産金時種 (1990)	0.320	0.422	0.035	0.011	0.085	0.031	0.495
静岡産金時種 (1991)	0.090	0.428	0.026	0.012	0.073	0.021	0.237
ショウガ（新鮮根茎）[5]							
静岡産金時種 (No.1)	0.961	0.999	0.065	0.014	0.027	0.046	1.528
静岡産金時種 (No.2)	1.722	1.112	0.040	0.015	0.023	0.050	1.690
静岡産金時種 (No.3)	1.660	1.083	0.038	0.014	0.023	0.045	1.584

$a)$　検出限界以下
数値は，乾燥物に換算した値を示している。

3　薬理学的研究

　ショウガ根茎からは，これまでに多数の辛味成分や精油成分が単離され，辛味成分に鎮嘔作用，胃粘膜保護作用，解熱・鎮痛作用，抗炎症作用など興味深い活性が報告されている[6]。

3.1　鎮嘔作用

　ショウガの鎮嘔作用は，日本を含め多くの国で民間療法として利用されており，その有効性は経験的に知られている。
　実験薬理学的な研究は古くから報告されており，ショウガ圧搾汁のイヌへの経口投与によって，硫酸銅による嘔吐を抑制するという[7]。スンクスを用いた実験ではショウキョウのアセトン

抽出エキスの投与によってシクロホスファミドによる嘔吐を抑制し,その有効成分として辛味成分 gingerol 類や shogaol 類が明らかになっている[8]。[8]-Gingerol(**7**),[6]-shogaol(**9**)およびジテルペン galanolactone(**5**)は抗セロトニン(5-HT)作用を示し,鎮吐作用のメカニズムの一部に $5-HT_3$ 受容体拮抗作用が関与していることが報告されている[9]。

臨床試験においても,術後の悪心や嘔吐に対して metoclppramide と同等以上の効果を示すとの報告がなされている[10]。また,化学療法を受けた患者の 50〜80% が悪心を経験するとされ,抗がん剤に起因する悪心(吐き気)や嘔吐に対するショウガの臨床試験について報告されている。否定的な報告も多いが,Ryan らはがん患者 644 例を対象に行った大規模な臨床試験結果を報告している[11]。この研究では,抗がん剤投与の 3 日前から投与を開始し,ショウガそのものではなく,ショウガ抽出物のカプセル(0.25 g 相当量/cap)を $5-HT_3$ 拮抗薬とデキサメタゾンを併用しながら投与されている。結果として,ショウガ 0.5 g および 1.0 g 相当量/日の投与によって,有意に悪心を抑制したと報告されている。

3.2 消化管に対する作用

ビサボラン型セスキテルペン(**1〜4**),辛味成分 [6]-gingerol(**6**),[6]-shogaol(**9**)およびスルホン酸誘導体 [6]-gingesulfonic acid(**16**)は市販医薬品塩酸セトラキサートよりも強い胃粘膜損傷抑制活性を示すことを報告した(図2)[2,3]。

このほか,辛味成分に小腸内輸送促進作用が認められ,腸の動きを活発にする効果が期待されている[12]。最近,漢方薬,大建中湯は術後のイレウスに有効とされ,実験的にも消化管運動の促進や腸管血流増加作用が明らかにされている。消化管運動にはセロトン受容体($5-HT_3$ および

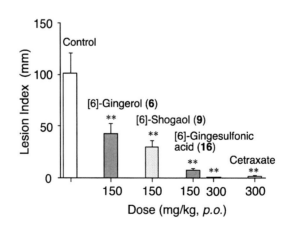

図2 塩酸/エタノール誘発胃粘膜損傷ラットに及ぼすショウキョウ辛味成分の作用[3]
絶食した Wistar 系雄性ラットに被験サンプルを経口投与し,その 1 時間後に HCl/エタノール(150 mM HCl/60%エタノール)溶液を 1 mL/匹の用量で経口投与した。その 1 時間後に安楽死させて胃を摘出し,2%ホルマリンで固定後,損傷部位の長さの総計を損傷係数(lesion index)として表した。グラフは平均値と標準誤差で表した(**$p<0.01$)。

第13章 ショウガの生体機能

5-HT_4）を介したアセチルコリンの遊離が関与しているとされ[13]，血流改善には知覚神経終末におけるTRPV1刺激によるCGRP（カルシトニン遺伝子関連ペプチド）や腸管粘膜上皮細胞におけるTRPA1刺激によるアドレノメジュリンの遊離，およびそれら受容体関連遺伝子の動員によることが明らかとなっている[14, 15]。大建中湯の構成生薬のうち，乾姜に含まれる［6］-shogaolにはTRPV1刺激のみならずTRPA1刺激が，山椒に含まれるhydroxy-α-sanshoolにTRPA1刺激作用が明らかとなっている[16]。また，ショウキョウアセトン抽出エキス，［6］-gingerol(**6**)，［6］-shogaol(**9**)および［6］-dehydrogingerdione(**11**)に5-HT誘発体温降下や下痢を抑制すると報告されている（表2）[9a]。

表2 セロトニン（5-HT）誘発体温低下および下痢に及ぼすアセトン抽出エキスおよび辛味成分の効果[9a]

処理群	用量 (mg/kg, p.o.)	直腸体温（℃）投与前	直腸体温（℃）投与後	下痢係数	抑制率（％）
対照群	−	38.3 ± 0.1	36.3 ± 0.2	2.00 ± 0.00	−
エキス	100	38.1 ± 0.2	37.3 ± 0.2**	0.22 ± 0.15**	88.9
対照群	−			2.00 ± 0.00	−
［6］-Gingerol(**6**)	10			1.71 ± 0.18	14.5
［8］-Gingerol(**7**)	10			1.25 ± 0.25**	37.5
［10］-Gingerol(**8**)	10			1.00 ± 0.37**	50.0
対照群	−	38.1 ± 0.1	36.0 ± 0.2	2.00 ± 0.00	−
［6］-Shogaol(**9**)	5	38.2 ± 0.1	36.4 ± 0.2	0.75 ± 0.16**	62.5
	10	38.2 ± 0.1	37.1 ± 0.2**	0.22 ± 0.15**	89.0
対照群	−	38.2 ± 0.1	36.4 ± 0.1	2.00 ± 0.00	−
［6］-Dehydrogingerdione(**11**)	10	38.2 ± 0.1	37.2 ± 0.1**	1.25 ± 0.31*	37.5
対照群	−	38.2 ± 0.1	36.0 ± 0.2	2.00 ± 0.00	−
(±)-Pindolol	10	38.2 ± 0.1	36.7 ± 0.1**	0.88 ± 0.35*	56.0
対照群	−	38.2 ± 0.1	36.3 ± 0.1		
Ketanserin	10	38.0 ± 0.1	33.7 ± 0.2**	0.57 ± 0.30**	71.5
対照群	−	38.2 ± 0.1	36.4 ± 0.1		
ICS 205-930	10	38.1 ± 0.1	37.1 ± 0.3	0.25 ± 0.16**	87.5

ddY系雄性マウスに被験サンプルを経口投与した15分後に5-HT（5.0 mg/kg, i.p.）を投与し，その15分後に直腸内体温の測定および下痢状態の観察を行った。下痢は3段階（0：下痢の認められないもの，1：軽度の下痢，2：重度の下痢）で評価した。
数値は平均値±標準誤差（$n=6\sim9$）で表した（$^*p<0.05$，$^{**}p<0.01$）。

3.3 解熱作用,鎮痛作用,抗炎症作用

エキス,[6]-gingerol(**6**) および [6]-shogaol(**9**) は解熱作用,鎮痛作用,抗炎症作用を示すが,その作用メカニズムにプロスタグランジン合成阻害作用が関与している[7,17]。抗アレルギー作用に関しては,ショウキョウエキスのラット受身皮膚アナフィラキシー(PCA)反応の抑制効果やヒスタミン遊離抑制作用が報告されており,その主活性成分が辛味成分であることが報告されている(表3)[18]。[6]-Shogaol(**9**) はリポ多糖刺激によるマクロファージの TLR4/NF-κB シグナル伝達経路を抑制し,活性化に伴う誘導型一酸化窒素合成酵素(iNOS)やシクロオキシゲナーゼ2(COX-2)の産生を強く抑制することが報告されている[19]。

3.4 TRPV1 刺激作用

辛味成分にはモルモット摘出心房における陽性変力作用が認められ,強心作用のあることが確認されている[18,20]。Gingerol 類や shogaol 類など辛味成分についてモルモット摘出左心房を用いた陽性変力作用について検討したところ,[6]-gingerol(**6**) に比べ,[8]-gingerol(**7**) や [6]-shogaol(**9**) により強い活性が認められ,これらの作用には TRPV1 の関与が推定された(図3,4)。また,胃粘膜保護作用や気管支平滑筋の収縮作用もまたは capsaicin と同様の TRPV1 刺激作用が関与していると考えられている[18,20]。

また,capsaicin のように TRPV1 刺激と辛味性の相関性が考えられることから,辛味の比較実験が行われ,[6]-shogaol(**9**) が最も辛味が強く [6]-gingesulfonic acid(**16**) が最も弱いことが判明している(表4)[2b]。

表3 ショウガ成分の抗アレルギー作用(ラット受身皮膚アナフィラキシー反応抑制作用)[18]

処理群	Dose (mg/kg, p.o.)	n	抑制率 (%)
Control	-	8	0.0 ± 9.6
[6]-Gingerol(**6**)	25	10	9.2 ± 3.7
	50	8	43.8 ± 8.2**
	100	8	30.1 ± 9.6*
[6]-Shogaol(**9**)	25	8	17.4 ± 4.6*
	50	8	20.5 ± 13.7
	100	8	45.2 ± 11.0**
Tranilast	100	10	38.4 ± 11.0*
	300	10	64.7 ± 11.8**

Wistar 系雄性ラットの背部に抗 DNP-IgE 抗体を皮内注射し,感作した。46時間後に被験サンプルを経口投与し,その2時間後に抗原(DNP-BSA)を含む1%エバンスブルー生理食塩水溶液を静脈内投与した。30分後に皮膚局所の炎症に伴って漏出した色素の面積を測定し,アレルギー反応の指標とした。数値は抑制率を平均値±標準誤差で表した(*$p<0.05$, **$p<0.01$)。

第13章　ショウガの生体機能

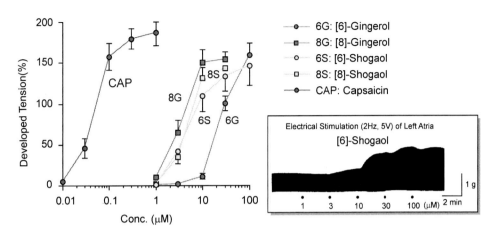

図3　摘出左心房筋に及ぼすショウキョウ辛味成分の作用[18]
Hartley系雌性モルモットの左心房を摘出し，電気刺激（矩形波，5 V, 5 ms duration, 2 Hz）を行った。
被験サンプルを累積的に添加し，被験サンプル添加前の収縮力に対する増加率を求めた。
グラフは平均値と標準誤差（$n=3\sim9$）で表している。

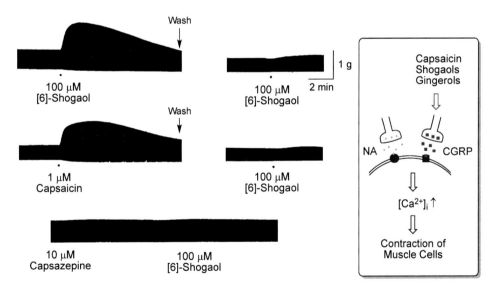

図4　TRPV1 アゴニスト作用を介した [6]-Shogaol の心房筋における陽性変力作用[18]
Hartley系雌性モルモットの左心房を摘出し，電気刺激を行った。高濃度の [6]-shogaol の反復適
用によりタキフィラシーが認められ，capsaicin 前処理によっても収縮が弱まった。また，TRPV1
アンタゴニストとして知られている capsazepine 処理によって収縮作用が消失した。
CGRP：calcitonin gene-related peptide，NA：noradrenaline。

表4 ショウガ成分の辛味作用[3]

被験サンプル	辛味作用（μmol/L）				
	0.1	1.0	10	100	1000
[6]-Shogaol(9)	−	+	+	++	++
[8]-Shogaol(10)	−	−	±	+	++
[6]-Paradol(14)	−	−	±	+	+
[6]-Gingerdione(12)	−	−	±	+	+
[6]-Gingerol(6)	−	−	−	+	+
[6]-Gingediol(13)	−	−	−	±	+
15	−	−	−	−	+
[6]-Gingesulfonic acid(16)	−	−	−	−	+

（++）顕著な辛味；（+）明らかな辛味；（±）わずかな辛味；（−）辛味なし

3.5 その他

[6]-Shogaol(9)には広範囲の腫瘍細胞の増殖抑制作用とその推定作用メカニズムが報告されている[21]。また，核内転写因子 peroxisome proliferator-activated receptor δ （PPARδ）は骨格筋や脂肪組織において，エネルギー代謝制御に係わっており，PPARδの活性化は脂肪酸の酸化を促すことによって抗肥満作用を示すと報告されている。50％エタノール抽出エキスの投与によって，PPARδの活性化を介して高脂肪食摂取によるマウスの肥満を予防し，培養ヒト骨格筋細胞を用いた実験で，[6]-gingerol および [6]-shogaol は PPARδアゴニストとして働くことが報告されている[22]。

以上述べてきた薬理作用において，一般に gingerol 類に比べて shogaol 類の方がより強い作用を示す場合が多いことが明らかとなっている。最近，ショウガを乾かしたり，加熱したりすることによって shogaol 類の含量を高めた食材が体を温めるのに良いとされ，注目されている。この作用の少なくとも一部には，shogaol 類による腸管周囲血管組織における TRPV1 刺激による CGRP などの分泌促進が関わっており，腸管周囲の血流促進によって，体の深部の熱を体表に伝えるためであると推察される。したがって，体を温めるには温かい飲物や食べ物と一緒に摂取することが好ましいように思われる。

一方，古来，内臓に慢性的な炎症性疾患を持っている場合にはショウキョウを用いない方が良いとされ，妊婦の長期服用はさけるべきであるとも言われている。一般的な食品としての摂取量であれば安全と思われるが，長期にわたって大量に摂取する場合には注意が必要である。

第13章　ショウガの生体機能

文　　献

1) 吉川雅之，食品と科学，**41** (4), 40 (1999)
2) 山原條二ほか，薬学雑誌，**112**, 645 (1992)
3) *a*) M. Yoshikawa *et al.*, *Chem. Pharm. Bull.*, **40**, 2239 (1992)；*b*) M. Yoshikawa *et al.*, *Chem. Pharm. Bull.*, **42**, 1226 (1994)
4) 吉川雅之ほか，薬学雑誌，**113**, 307 (1993)
5) 吉川雅之ほか，薬学雑誌，**113**, 712 (1993)
6) 堀由美子ほか，*Natural Medicines*, **59**, 229 (2005)
7) *a*) 油田正樹，現代東洋医学，**8**, 45 (1987)；*b*) 木村郁子，木村正康，現代東洋医学，**14**, 95 (1993)
8) J. Yamahara *et al.*, *J. Ethnopharmacol.*, **27**, 353 (1989)
9) *a*) 黄啓栄ほか，薬学雑誌，**110**, 936 (1990)；*b*) Q. R. Huang *et al.*, *Chem. Pharm. Bull.*, **39**, 397 (1991)
10) E. Ernst & M. H. Pittler, *Br. J. Anaesthesia*, **84**, 367 (2000)
11) *a*) J. L. Ryan *et al.*, *J. Clin. Oncol.*, **27** (15s) suppl abstr 9511 (2009)；*b*) J. L. Ryan, *Eur. Oncol.*, **6**, 14 (2010)
12) J. Yamahara *et al.*, *Chem. Pharm. Bull.*, **38**, 430 (1990)
13) H. Fukuda *et al.*, *J. Surg. Res.*, **131**, 290 (2006)
14) 河野透，日薬理誌，**137**, 13 (2011)
15) E. Mochiki *et al.*, *Surg. Today*, **40**, 1105 (2010)
16) C. E. Riera *et al.*, *Br. J. Pharmacol.*, **157**, 1398 (2009)
17) F. Kiuchi *et al.*, *Chem. Pharm. Bull.*, **40**, 387 (1992)
18) 山原條二ほか，*Natural Medicines*, **49**, 76 (1995)
19) M. H. Pan *et al.*, *Mol. Nutr. Food Res.*, **52**, 1467 (2008)
20) *a*) 末川守ほか，日薬理誌，**88**, 339 (1986)；*b*) 堀江俊治ほか，*J. Trad. Med.*, **18** (Suppl.), 88 (2001)
21) *a*) K. Ishiguro *et al.*, *Biochem. Biophys. Res. Commun.*, **362**, 218 (2007)；*b*) A. A. Oyagbemi *et al.*, *Biofactors*, **36**, 169 (2010)；*c*) M. J. Tuorkey, *Biomed. Environ. Sci.*, **28**, 808 (2015)；*d*) S. Prasad & A. K. Tyagi, *Gastroenterol. Res. Pract.*, Article ID 142979, 11 pages (2015)
22) K. Misawa *et al.*, *J. Nutr. Biochem.*, **26**, 1058 (2015)

第14章　ユ　ズ

沢村正義*

1　来歴

　ユズの発生は中国の長江（揚子江）上流地域と言われている[1]。日本への渡来は，平安時代初期に編纂された続日本紀に，「戊辰，往々京師に隕な石あり，其の大きさ柚子の如し」の記述があることから飛鳥時代から奈良時代と推定される。この時代は，遣隋使や遣唐使を通して日本と中国との国際交流があったことから，日本でのユズの発祥は平城京（奈良）から平安京（京都）であろうと想像する。平安時代，ユズは都人によって賞用されたであろう。平安時代後期に平家の落人たちによって，都から日本各地の奥深い山奥にユズは広がっていったのではないだろうか。ユズは柑橘類の中でも耐寒性が強い上，一日の気温差の大きい場所が生育適地であり，ユズにとっては山間部が好都合であったのである[2]。また，多くの果樹類の種子は遺伝子の組み合わせがヘテロであるため，いわゆる先祖がえりをして親と同じ果実にならない。このため接ぎ木技術によって世代が引き継がれている。一方，ユズは種子から生育しても親と同じ世代を繰り返す特性をもっている。このためユズ種子は長い年月の旅の後も，彼の地で親と同じ果実を再現することができたのである。今日，ユズは九州から東北地方まで栽培されている。主産地は高知県で全国生産量2万3,000トンの約50％を占めている。ユズと同じ香酸柑橘のスダチ，カボスの生産量はユズの1/5〜1/4である。

2　分類

　田中の分類[3,4]によれば，ユズはミカン科カンキツ属の中で，ユズ区として一つの独立した種として分類されている。学名は *Citrus junos* Sieb. ex Tanaka である。成熟した果実の大きさは6〜7 cmで，重量は110〜150 gである。枝には長く鋭いトゲがあり，収穫の際は皮手袋が使用される。開花時期は5月初旬〜中旬で，5弁の白い花をつける。収穫時期は10月中旬から12月上旬である。芳香があり酸味が強いため，古来，柑橘酢として日本人に賞用されてきた。

＊　Masayoshi Sawamura　高知大学　土佐フードビジネスクリエーター人材創出　特任教授

第14章 ユズ

3 部位と成分

　柑橘類の組織を大別すると，果皮，果肉，種子に分けられる（図1）。ユズの場合，果皮は果実重量の約23％を占める。果皮はもっとも外側の着色部分のフラベド，その内側の白色部分のアルベドからなっている。柑橘類の香りの源である精油（エッセンシャルオイル）はフラベドに無数に存在する油胞に蓄積されている。油胞の大きさは約1mmであり，油胞と果皮表面との距離はわずか0.1mmときわめて薄い。このため，果実にわずかでも物理的衝撃が加われば油胞は潰れ精油が流出する。この知識を知っておれば，ユズを手搾りするときに役に立つのではないだろうか。すなわち，図1のように，横に半割にしたユズ果実の果皮を下向きにして搾ることにより，果汁が上から下に流れ落ちると同時に果皮表面に押し出された精油が洗い落される。この結果，精油含量がより高く芳香の強い果汁が得られやすい。果皮には精油の他，ナリンギン，ヘスペリジンなどのフラボノイド類やリモニン類が豊富に含まれている。苦味を呈するナリンギンやリモニンはフラベド部位に，ヘスペリジンはアルベド部位に多く存在する。また果皮には，ビタミンCやビタミンEも含まれており，とくに果皮のビタミンCは果汁の約5倍以上の高濃度で存在している[5]。

　果肉部分をさらに細かく見ると，いくつかの半月状の袋に分かれている。この部分をじょうのうという。じょうのう膜で仕切られた袋の中は長さ1cm程度の小さいさじょう細胞の集合体である。このさじょうの中に果汁が蓄えられている。果汁成分は主に有機酸と糖からなっている。有機酸含量に対する糖含量の割合を糖酸比（糖度÷酸度）とよび，柑橘果汁の品質指標の一つとなっている。柑橘類は食品化学的には，甘味柑橘と香酸柑橘（または酸用柑橘）に分類される。前者は，温州ミカン，オレンジ，グレープフルーツなど糖酸比が8以上と糖度の高い柑橘である。一方，後者は，ユズ，スダチ，カボス，ダイダイ，レモン，ライムなど糖酸比が1以下で酸度の高い柑橘である。ユズではクエン酸濃度が5〜6％，糖濃度が約2％で，香酸柑橘類の中でも酸度

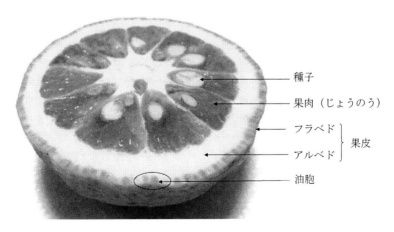

図1　ユズ果実の組織

が高い柑橘となる。柑橘類はビタミンCが豊富な食品の一つである。厚生労働省は，心臓血管系の疾病予防を目標としてビタミンCの一日必要量は少なくとも100 mgと推奨している。甘味柑橘果汁では20〜40 mg/100 g，香酸柑橘果汁では40〜60 mg/100 gであり，ユズ果汁では50 mg/100 g前後含まれている。ユズを含む柑橘類は世界の人々にとって身近で重要なビタミンCの供給源である。

4　搾汁

　オレンジや温州ミカンなどに使用されるインライン型搾汁機は，ユズの場合，多量の種子やペクチンなどの影響によりノズルが詰まるなど作業工程上問題を生じるため適用が難しい。そこでユズに特化した搾汁機が高知県で開発され，その改良型が今日，全国的に普及している。原理としては，回転する2連のキャタピラベルトの間でユズ果実が圧搾され，約2 m移動していく間に搾汁が集められる。果皮を丸ごと搾るため，ユズ果汁には1％程度の果皮精油が移行し，ユズ香の強い搾汁が得られる。搾汁率は，温州ミカンやオレンジの搾汁率が40〜50％であるのに対し，ユズでは20〜25％で搾汁量が少ない。

　搾汁されたユズ果汁は乳白色を呈している。北原白秋は詩集「思ひ出」の中の「母」の一節で『母の乳は枇杷より温く　柚子より甘し』と母乳とユズ果汁を重ね合わせている。搾りたてのユズ果汁はまさしく母乳を連想させる温かみのある淡い黄色みを帯びた乳白色の液体である。白秋が母の乳からユズを連想したのは，ユズが幼少時代より身近なものとしてあったのだろう。そして少年時代の母の愛情の温かさと母への甘えが，望郷の地で，ユズを見てよみがえったのではないだろうか。ユズが日本人の心のふるさとであることを表現した一節である。

5　利用・加工

　ユズは日本食では必須ともいえる食材の一つとして古くから賞用されてきた。11月の収穫最盛期のユズ果実は見た目も鮮やかな黄色でたいへん美しく食卓の彩りをよくする。また，形状が少し扁平であることから器にのせても座りがよい。このような理由から，「柚子釜」で知られるように，果実の中身をくり抜いて，その中にお酢ものなど前菜を入れる料理の器として利用されてきた。最近ではデザート用スイーツの器としてのバリエーションも広がっている（図2）。自然素材のよさを料理の中に巧みに取り入れる日本料理の神髄がここでも表れているのではないだろうか。食卓膳の中でひときわ生える黄金色のユズ果実だからこそ，このような料理法が生まれたのであろう。一方，精油の詰まった果皮のフラベド部分は薄く削いで，お吸い物の吸い口などに使われる。汁物にユズの香りを付香すると同時に，魚介類の生臭みを消す作用もある。料理人が刺身などのお造りものをするときに，包丁をユズ皮でスーと引くのも同じ理由である。また，天ぷらのころも液にユズ皮の切片を入れるのも隠し味と魚の臭み消しの効果をもたせている。

第14章　ユズ

　室町時代から伝わる日本の伝統的なユズ加工品に「ゆべし（柚餅子）」がある。作り方は，味噌，砂糖，水，ゴマ，餅米などを合わせて弱火で練ったものを，中身をくり抜いたユズに詰める。蒸したあと和紙に包んで，カチカチになるまで2か月以上陰干し乾燥させる。当時は保存食あるいは兵糧食として，武士が合戦に行くとき携帯したとされる。栄養学的にも理にかなったものであり，これだけでタンパク質，炭水化物，脂質，ミネラルが摂れるバランスのとれた非常食である。今日では上品な和菓子として受け継がれている。

　柑橘類の中でもユズほど多く加工食品となっている柑橘は他に見当たらない。図3に示すように，ユズ果実のすべてが今日では利用・加工されている。具体的な加工品として，ポン酢，はちみつ入り飲料，ドレッシング，柚子胡椒，ジャム，味噌，ゆず茶，スポーツドリンク，グラッセ

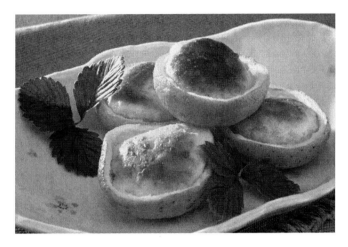

図2　柚子釜のスイーツ

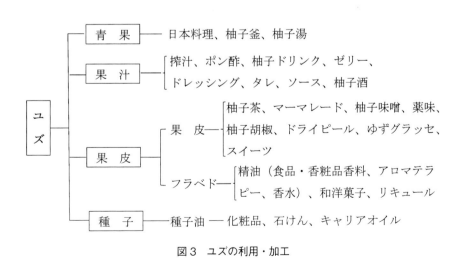

図3　ユズの利用・加工

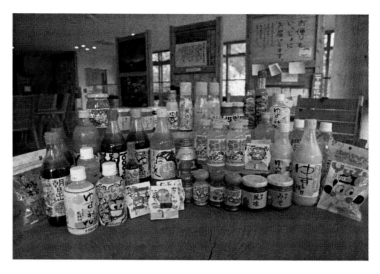

図4 ユズの加工品

などユズを使った加工食品は三十数点に及ぶ（図4）。2015年にはユズ飲料では初めてアルミ缶の商品が登場し，携帯・輸送・保蔵性が向上した。

6 機能性

6.1 果汁

クエン酸含量が高く，糖含量が低いのが香酸柑橘の特徴である[6]。糖度よりも酸度が数倍高いにもかかわらず食用とされる果物は香酸柑橘以外にはあまり見当たらない。ヒトのエネルギー産生の中心はクエン酸回路といわれるものである（図5）。文字通り，クエン酸を出発していくつかの中間体を経て，再びクエン酸に帰る回路である。この回路は生物の細胞に必ず存在し，このクエン酸回路が円滑に回転することで，生命活動のエネルギーが生み出されている。いわゆる車のエンジンに相当する。その燃料としては，食べ物から供給される炭水化物であり，脂質である。これらの物質が体内で代謝され分解されて，クエン酸となり，クエン酸回路に入っていく。運動や仕事での一時的な疲労の際，クエン酸を含む飲料を飲むと速やかに疲労が回復する。それはクエン酸回路に直接クエン酸が供給されるため，回転しにくくなっていたクエン酸回路が速やかに回復するためである。このようなことから，クエン酸を豊富に含むユズ飲料は，ヒトの新陳代謝を促し，慢性疲労を防止する。糖尿病患者は糖の摂取が制限されているが，クエン酸は血糖値を上げないエネルギー源である。正常人の場合，疲労時，糖を取ると一時的に元気が回復する。しかし，上昇した血糖値を下げるためインスリンが分泌され，リバウンドとして低血糖状態になる。そこで血糖値を上げるためにアドレナリンやノルアドレナリンが分泌され，むしろイライラ感がつのる要因となる。最近は微量の機能性成分に関心が集中し，比較的多量の成分がとかく見過ご

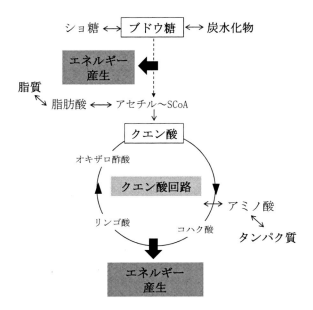

図5 糖代謝およびクエン酸回路によるエネルギー産生

されがちであるが，基本的な健康維持増進にはクエン酸のような多量成分の健康への寄与は大きい。ユズはエネルギー産生に関与するクエン酸が豊富な果実である。

ペクチン含量は，一般的な柑橘果汁では1％未満である。しかしユズ果汁ではとくに多く2％以上含まれ，高ペクチン果汁であることもユズ果汁の特徴の一つである。ペクチンはゼリーやジャムのゲル化には糖，酸と共に，ゲル化の3因子として不可欠のものである。一方，不消化性で排便を容易にするなど食物繊維としての役割をもつ。血糖上昇の抑制[7]，コレステロールの吸収抑制[8]に関する研究報告がなされ，機能性成分としても注目されている。

一方，ユズ果汁および果皮にはフラボノイドとしてナリンギンやヘスペリジン[9]，リモノイドとしてリモニンやノミリンを含んでいる（図6）。これらの成分は数ppm〜百数十ppm含まれている。ナリンギン，リモニンには脂肪酸酸化促進，抗肥満効果，発がん予防，高コレステロール抑制効果，糖尿病の予防などが報告されている[10〜14]。ヘスペリジンは毛細血管を強くして血流改善や脳卒中防止効果，骨代謝改善作用など[15]が知られている。また，ノミリンは脂肪酸の酸化促進，糖尿病の予防，抗肥満効果[16,17]などが報告されている。食品工業上，ナリンギン，リモニンは苦味を呈するため，ユズ搾汁にあたってはあまり苦味が強くならないように，そしてこれらの機能的効果もあわせもたせるように，搾汁率を調節する配慮がなされている。

6.2 精油

果皮表面のフラベド中の油胞には香りの源である精油が蓄積されている（図1）。ユズには他の柑橘に比べて精油量が多く，果皮重量に対して2％程度含まれている。香りはきわめて微量（ppm〜ppbのオーダー）でも私たちに強烈なインパクトを与える物質である。精油は一般に数

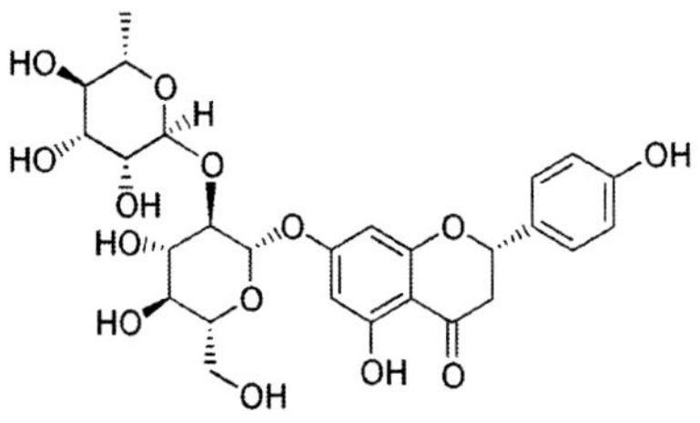

ナリンギン (F) 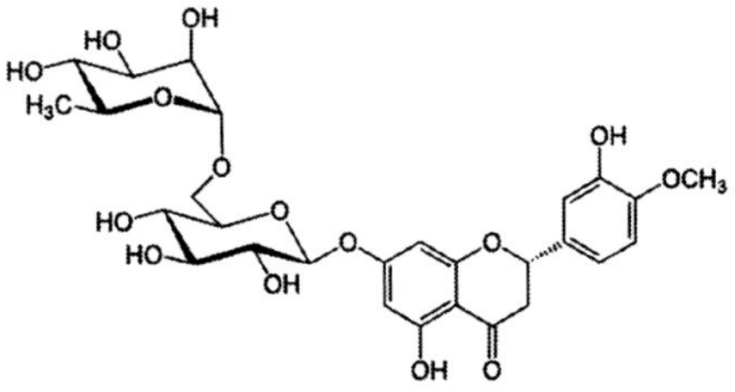　　　　　　　　　ヘスペリジン (F)

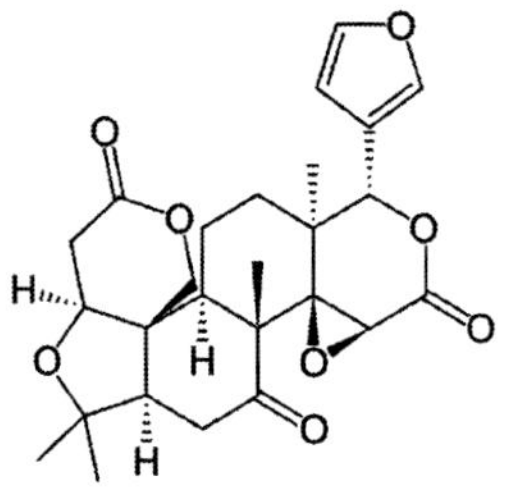

リモニン (L) 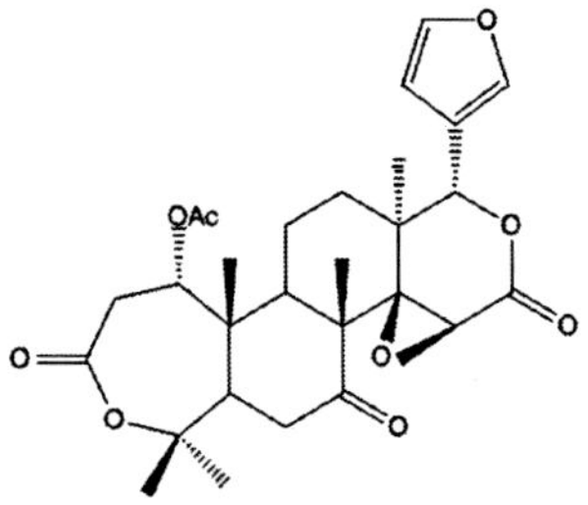　　　　　　　　　ノミリン (L)

図6　フラボノイド (F) およびリモノイド (L) の化学構造式

百種類の成分からなっており，これらの成分が総合されて特有の香りが発現する[11]。ユズの香りにとくに重要な成分としては，ジメチルトリスルフィド[11,18,19]，(6Z, 8E)-ウンデカ-6,8,10-トリエン-3-オン[20]，トランス-4,5-エポキシ-(E, Z)-2,7-デカジエナール[21]，(E)-4-メチル-3-ヘキセン酸[22]，メチルジャスモネート[23]，チモール[24,25]などが報告されている。

精油に関する機能的，薬理学的作用についてはこれまで知られてきた[11,26~33]。香りは私たちの気分を爽快にする芳香機能成分でもある。アロマテラピー分野ではユズの香りが自律神経系に作用し，交感神経を抑制しリラックス効果をもたらすことが報告されている[34,35]。また，うつ未病期の患者に対するメンタルケアにユズ精油の作用が報告されている[36]。アロマテラピー市場においてほとんどの精油が外国産である中で，ユズ精油は数少ない和精油の代表的商品である。

食品におけるユズ精油の機能性に関していくつかの研究報告がある。日本食で，刺身，焼き魚には必ずといっていいぐらい，ユズ，カボス，スダチ，レモンなどが添えられている。料理にそれらを搾ってふりかければ適度な酸味と芳香が加わり，食欲をそそり食事をいっそう美味しく楽しいものにする。搾るとき果皮から放出された精油は料理にも降りかかることになる。著者らは，柑橘精油の機能性の一つとしてニトロソジメチルアミン (NDMA) の生成反応に着目した。NDMA は強い発がん性物質として以前から広く知られている[37~40]。この化合物は図7に示すように，ジメチルアミンと亜硝酸から生成される。ジメチルアミンは肉類一般に存在する。一方，亜硝酸は硝酸塩から誘導される。亜硝酸濃度がもっとも高いのは人間の唾液である。唾液中の亜硝酸は元をたどれば野菜の硝酸塩に由来する。植物の栄養素として硝酸態窒素が肥料として与えられる。植物はそれを吸収し，アミノ酸や核酸など窒素 (N) を有する化合物を生合成する。し

第14章　ユズ

かし，生合成に使われなかった硝酸態窒素はそのまま植物に残留する．したがって，野菜を摂取すると消化吸収されて，最終的には硝酸塩は唾液として口腔内に分泌される．摂取した窒素量の約 1/4 が唾液に移行するとされている．私たちの口腔内には無数の細菌が存在しているが，硝酸還元菌もその一つである．この菌によって，硝酸は直ちに亜硝酸に還元される．その結果，唾液中の亜硝酸濃度が高くなる．従来から肉と野菜を同時に摂取する食事の組み合わせは健全な組み合わせとして推奨されてきた．しかし，図7の反応式からこの組み合わせは，NDMA を生成する絶好の条件となっている．しかし，食品中にはこの反応を阻害する成分も共存しており，その代表的なものがビタミン C，E，フラボノイドなどであることが知られている[41]．したがって，バランスのとれた食事をする限り，NDMA 生成のリスクは限りなく低くなり，発がん性物質の生成が抑制されているのである．

以上のようなことを背景に著者らは，NDMA 生成に及ぼす柑橘精油の影響を調べた．その結果，表1に示すように，試験した 26 種類の柑橘精油すべてに程度の差はあるが，NDMA 生成抑制効果があることを見出した[42]．とくに，ユズおよびモチユ（*Citrus inflata* Hort. ex Tanaka）の精油は抑制率が 80% と強い抑制効果があった．同時に 26 種類の柑橘精油にラジカル消去能の存在も明らかにした[43]．

ユズ精油の主成分はリモネンで約 70% を占めている．胃，小腸，大腸，肝臓の各臓器にはグルタチオン-*S*-トランスフェラーゼという酵素が存在する．この転移酵素は，体内の有害物質や

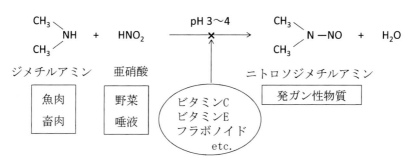

図7　ニトロソジメチルアミンの生成

表1　カンキツ精油のニトロソジメチルアミン生成抑制に及ぼす影響

抑制率	カンキツ精油
80%以上	ユズ，モチユ
79〜70%	ユコウ，ウジュキツ，イヨカン，ポンカン，温州ミカン（早生），ベルガモット（ファンタスチコ），キンカン
69〜30%	スダチ，無核ユズ，カブス，レモン（ユーレカ，リスボン），ライム（メキシカン，タヒチ），夏ミカン，温州ミカン（普通），ヒュウガナツ，オレンジ（バレンシア），グレープフルーツ，ベルガモット（バロチン）
30%未満	ザダイダイ，ハッサク，オレンジ（タロッコ），オオユ

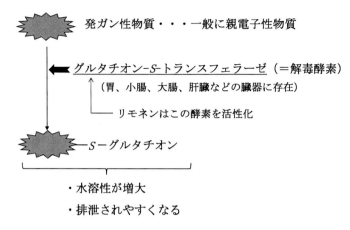

図8 グルタチオン-S-トランスフェラーゼによる発がん防止作用

発がん性物質にグルタチオンを結合させる働きがある（図8）。グルタチオン結合物は水溶性が高まるため体外に排泄されやすくなる。したがって，この酵素活性を高めることは発がんのリスクを低くすることにつながる。リモネンにこの酵素の活性化作用が認められたことから[44]，ユズ精油をはじめリモネンを含む柑橘精油にデトックス効果が期待される。

以上のことから，食生活において柑橘を搾って使用する習慣は健康の維持増進の視点から理にかなったものであり，私たちの先人は無意識的に疾病のリスクを減らしてきたのである。とくに，ポン酢の原料として使用されるユズ果汁は，果実を丸ごと搾汁する方式であるので精油含量が高い。したがって，ユズ果汁あるいはユズポン酢からは精油の機能的効果が十分期待される。日本料理には，美しい彩りと同時に本来食品素材のもつ機能性が生かされているのである。

7 資源の有効利用

7.1 果皮

柑橘類の搾汁後残渣処理は世界的な問題である。ユズの場合，日本の生産量の1/2の約1万トンの残渣が排出され，多くの加工場で産業廃棄物として処理されている。しかしユズ搾汁後残渣にはまだ多くの精油が残っている。残渣から精油を回収することは資源の有効利用の視点から重要である。さらには，精油は微生物活性を阻害することから，精油フリーにした残渣を堆肥化することは，搾汁後残渣を直接堆肥化するよりもはるかに効率的である利点も生み出される。著者らは従来よりも1.2～1.5倍抽出効率のよい超音波印加型水蒸気蒸留装置を開発し，商業ベース化に成功している[45～50]。一方，マイクロ波を利用した精油抽出装置も開発された[51,52]。いずれも物質循環，環境保全，二酸化炭素排出削減への寄与を目的としており，最終的に残渣は堆肥化されてユズ農家に還元されたり，家畜・魚（養殖ブリ）の飼料[53]とする循環システムがユズの主産地で構築されつつある。

7.2 種子

ユズ種子の利用はこれまでほとんどなされていなかった。他の柑橘に比べてユズには種子がとくに多く含まれており、果実1個あたり約30個存在する[6]。その重量は果実重量あたり約2割を占めることから、日本での種子の賦存量は30～40トンと推測される。ナタネ、ダイズ、ゴマのような油糧種子と同様にユズ種子にも油脂が存在する。これまでユズ種子に関する報告は若干なされていた[54,55]。ユズ種子油のヨウ素価は100でナタネ油、綿実油と同じ半乾性油である。また脂肪酸組成はオレイン酸（C18：1）、リノール酸（C18：2）、リノレン酸（C18：3）がそれぞれ、38.5％、35.0％、1.9％と報告されている[56]。このようなことから食用油資源としての可能性も検討されている。最近、種子油に肌の美白効果が発見されたことから[57,58]、化粧品への応用がなされ、商品化もなされている[59]。このように、ユズ果実は種子にいたるまで、すべてを有効に利活用する道が拓かれた。

以上のユズに関する研究および技術開発は日本から発信されたものであり、ユズ産業において、日本が世界をリードする立場にあるといえる。

8 海外展開

ユズの商業的栽培は現在、日本と韓国だけである。韓国の生産量は日本の2/3程度である。日本ではユズは果汁、ポン酢、ユズドリンクなど酸味を生かした商品が主流であるが、韓国では70％以上が甘いゆず茶に加工されている。日本人は酸味も好むが、韓国、中国、東南アジア諸国では一般に強い酸味は敬遠される傾向がある。ユズに関する研究成果を、日本の研究者がこの半世紀近くにわたって、国際学会や国際学術誌で発信する努力を積み重ねてきた[60~67]。その結果、近年、欧米、東南アジアでユズは"Yuzu"として広く名前が知られるようになった。最近はユズの生果が高知県のユズ産地からEUに輸出されるようにもなった。現在は年間数トン程度であるが、今後はさらに増大していくものと期待される。一方では、ユズの栽培が現地でも試みられており、フランス、スペインで小規模ながら生産されて、現地の高級レストランや飲料メーカーからの需要に応じている。近い将来、中国では大規模なユズ生産が予測される。2013年に和食がユネスコ世界無形文化遺産に登録されてからは、和食の重要な食材の一つであるユズが世界からいっそう注目されるようになった。ユズは今や、国内市場だけにとどまらず、国際的な商品として流通する時代に入ったといっても過言ではない。

日本食およびその素材の健康機能性開発

文　　献

1) 岩政正男, 柑橘の品種, 静岡, p.239, 静岡県柑橘農業協同組合連合会 (1976)
2) 沢村正義, ユズの香り—柚子は日本が世界に誇れる柑橘—, p.1, フレグランスジャーナル社 (2008)
3) T. Tanaka, *Bulletin of University of Osaka Prefecture*, **B 21**, 133 (1969)
4) T. Tanaka, *Bulletin of University of Osaka Prefecture*, **B 21**, 139 (1969)
5) M. Sawamura et al., *J. Hort. Sci.*, **62**, 263 (1987)
6) 沢村正義, 楠瀬博三, 日食工誌, **26**, 503 (1979)
7) 海老原清, 日本栄養・食糧学会誌, **61**, 3 (2008)
8) 吉田康人ほか, ヤクルト研究所研究報告集, No.25, 35 (2005)
9) Y. Nogata et al., *Biosci., Biotechnol. Biochem.*, **79** (1), 178 (2006)
10) 大野一仁, 食品中の健康機能性成分の分析法マニュアル, 1 (2010)
11) M. Sawamura, *Aroma Res.*, **1**, 14 (2000)
12) G. D. Manners, *J. Agric. Food Chem.*, **55**, 8285 (2007)
13) 太田英明, 日食科工誌, **59** (7), 357 (2012)
14) A. Roy & S. Saraf, *Biol. Pharm. Bull.*, **29**, 191 (2006)
15) 大野一仁, 笹山新生, 食品中の健康機能性成分の分析法マニュアル, 1 (2010)
16) E. Ono et al., *Biochem. Biophys. Res. Commun.*, **410**, 677 (2011)
17) 佐藤隆一郎, バイオサイエンスとインダストリー, **70**, 128 (2012)
18) 太島勝比古ほか, 第36回香料・テルペンおよび精油化学に関する討論会 (TEAC) 講演要旨集, p.28 (1992)
19) H. S. Song et al., *Flavour Fragr. J.*, **15**, 245 (2000)
20) N. Miyazawa et al., *J. Agric. Food Chem.*, **57**, 1990 (2009)
21) H. Miyazato et al., *Eur. Food Res. Technol.*, **235**, 881 (2012)
22) H. Miyazato et al., *Flavour Fragr. J.*, **28**, 62 (2013)
23) 安永元樹ほか, 第59回香料・テルペンおよび精油化学に関する討論会 (TEAC) 講演要旨集, p.213 (2015)
24) 志賀實, 香料, No.179, 105 (1993)
25) N. T. Lan Phi & M. Sawamura, *Food Sci. Technol. Res.*, **14**, 359 (2008)
26) J. A. Morris et al., *J. Am. Oil Chem. Soc.*, **56**, 595 (1979)
27) M. N. Gould, *Environ. Health Perspect.*, **105**, 977 (1997)
28) P. L. Crowell, *Breast Cancer Res. Treatment*, **46**, 191 (1997)
29) 沢村正義, 香料, No. 211, 81 (2001)
30) S. Haze et al., *Jpn. J. Pharmacol.*, **90**, 247 (2002)
31) 川井悟, *Aroma Res.*, **4**, 108 (2003)
32) 重本真理子, 桜井弘, *Aroma Res.*, **6**, 152 (2005)
33) 福本修一ほか, *Aroma Res.*, **7**, 158 (2006)
34) 熊谷千津ほか, *Aroma Res.*, **10**, 156 (2009)
35) 沢村正義ほか, アロマテラピー学会誌, **9**, 55 (2009)

36) 今野紀子, *Aroma Res.*, **10**, 60 (2009)
37) 阿知和弓子ほか, 日食工誌, **38**, 826 (1991)
38) 松原聰, 生活環境と発ガン要因, p.7, 裳華房 (1992)
39) 中村好志, 富田勲, 毒性試験講座 16, 食品, 食品添加物, p.159, 地人書館 (1992)
40) A. Nakaizumi *et al.*, *Cancer Lett.*, **117**, 99 (1997)
41) H. Ohshima & H. Bartsch, The influence of vitamin C on the *in vivo* formation of nitrosoamines, "Vitamin C", p.215, Applied Science Publishers (1981)
42) M. Sawamura *et al.*, *J. Agric. Food Chem.*, **47**, 4868 (1999)
43) H. S. Choi *et al.*, *J. Agric. Food Chem.*, **48**, 4156 (2000)
44) G. Zheng *et al.*, *J. Agric. Food Chem.*, **40**, 751 (1992)
45) 沢村正義, 精油抽出方法, 特許第 3842794 号 (2005)
46) 沢村正義ほか, ケミカルエンジニヤリング, **54**, 687 (2009)
47) 株式会社エコロギー四万十ほか, ゆめおとか, 登録商標第 5311146 号 (2010)
48) 沢村正義ほか, におい・かおり環境協会, **43**, 102 (2012)
49) 沢村正義, 柏木丈拡, ペクチン含有廃水の浄化方法, 特許第 5288347 号 (2013)
50) M. Sawamura *et al.*, International Congress on Green Extraction of Natural Products-GENP, Avignon, France, p.109 (2013)
51) 沢村正義, 浅野公人, *Aroma Res.*, **12**, 44 (2011)
52) 村井正徳ほか, 第 55 回精油・テルペンおよび香料化学に関する討論会講演要旨集, p.192 (2011)
53) 深田陽久ほか, 日水学誌, **76**, 678 (2010)
54) 橋永文男ほか, 日食工誌, **37** (5), 380 (1990)
55) 藍谷教夫, 下田博司, *Food Function*, **2**, 1 (2006)
56) 沢村正義ほか, アロマテラピー学雑誌, **12** (1), 41 (2012)
57) 沢村正義ほか, アロマテラピー学雑誌, **13** (1), 14 (2013)
58) 吉金優ほか, アロマテラピー学雑誌, **15** (1), 54 (2015)
59) 馬路村農業協同組合, 柚子種子油, http://www.yuzu.or.jp/yuzuseihin/kesyo/seedoil.html
60) M. Shinoda *et al.*, *Agric. Biol. Chem.*, **34**, 234 (1970)
61) L. Watanabe *et al.*, Proceedings of the 9th international congress of essential oils, p.78 (1983)
62) M. Sawamura, Volatile components of essential oils of the *Citrus genus*, "Recent research developments in agricultural and food chemistry", p.131, Research Signpost (2000)
63) M. Sawamura, *Citrus junos* Sieb. ex Tanaka (Yuzu) fruits, "Growth, Nutrition, and Quality", p.1, WFL Publisher (2005)
64) M. Sawamura, *Food Science and Industry*, **38**, 59 (2005)
65) N. T. Lan Phi & M. Sawamura, Recent studies on citrus essential oils from East Asia, "Aromatic Plants from Asia, Their Chemistry and Application in Food and Therapy", p.127, Har Krishan Bhalla & Sons (2007)
66) N. T. Lan-Phi *et al.*, *Food Chemistry*, **115**, 1042 (2009)
67) M. Sawamura, "Citrus Essential Oils", p.1, Wiley & Sons (2010)

―― 第Ⅳ編：将来展望 ――

第1章 「和食文化」が海外の食生活に影響を及ぼし生み出す健康未来像

古西正史*

1 はじめに

「医食同源」という言葉は臨床医の新居裕久先生が1972年にお作りになり，以来，日本国内で「医」と「食」の係わりについての啓蒙活動に大きな貢献をしてきた。遡ること紀元前200年に中国で編纂された人類最初の医学書と言われている「黄帝内経」に始まった薬草研究が「源」となり，数多くの「医」と「食」の研究が行われたが，千年の時を越えた江戸時代になって，貝原益軒により「養生訓」が記されたことで「医」と「食」研究の一つの流れが「和食文化」として形を整えた。

多様な食材を多様な方法で食べ，結果を観察し記録したそれら研究は，言い換えると「医」と「食」に関する臨床医学，臨床栄養学のビッグデータである。それらビッグデータが示すように「食べる」ことはいつも「健康に生きる」ことと密接な繋がりを持っていた。

しかし我々が日本国内で「生きるために食べる時代」を経て「健康になるために食べる時代」を迎えたのはほんの最近のことである。さらに，時代の流れは21世紀に入り「食と健康」に新しいステージと役割を与え始めている。「医食同源」を遡る形で，「医食同意」の時代を登場させようとしているのである。つまり，同じ源から流れ出した2つの流れとしての「医」と「食」ではなく，「食と予防医学」が結びつき新しい農業技術研究や水産業技術研究，食品分析研究や食品加工技術開発がそれらをバックアップする形で，「健康を維持するために食べる時代」に向い始めた。

今後，「食」は「医」とさらに深く連動し「健康を維持し積み重ねるために食べる時代」になるが，いわゆる生活習慣病や感染症等内科系疾患予防に加えストレスケアやメンタルケア，エイジングケアにまで「食」が対応を広げると，これから登場する新しいタイプのヘルスフードやサプリメントまでもが一般食となっていく。美味しく楽しく食べられる食品であることは必須条件とした上で「食のライフスタイル」を大きく変化させるものと思われるが，その方向および方法を示してくれるのは，まちがいなく我々日本人が千年以上の時をかけて育んできた「和食文化」である。

---

* Masafumi Konishi　NPO法人　国連支援交流協会　「日本の食文化」と健康　支部理事／支部長

2 「和食」のユネスコ無形文化遺産登録

「自然を尊ぶ」という日本人の気質に基づいた「食」に関する「習わし」を,「和食；日本人の伝統的な食文化」と題し,平成25年にユネスコ無形文化遺産登録されたことで,再度,世界中で和食ブームが起きている。

先の和食ブームは1977年（昭和52年）米国民主党のマクガバン上院議員を委員長とする栄養問題特別委員会によって発表された「アメリカ合衆国上院栄養問題特別委員会報告書」（通称：マクガバン・レポート）によってであった。その中で和食は3大栄養素のバランスが大変良い食事として評価され米国を中心に世界中でブームになっている。その際,大きなポイントとなったのは和食材の健康への貢献であったが,和食材そのものが海外で入手困難であったり,最も保守的な生活習慣である食生活には,良いと分かっていてもなかなか異文化の習慣が普及浸透しにくかった経緯がある。

その後40年の間に世界で,特に欧米では日本文化として評価をうけたアニメーションがきっかけとなった「オタク」ブーム等によって,日本文化受け入れの土壌が醸成されていたことで,今回の和食ブームは「和食＝ヘルシー食」としてかなりの勢いで浸透定着している。

ユネスコ無形文化遺産登録に際し日本国内で「和食とは何か？」議論が起きた中,「和食」と「日本食」の違いは何かについては,日本人ゆえ疑問に思った人も多かったようである。近年,社会環境やそれに伴う家族構成の変化で食習慣が大きく変化し,家庭でのメニューも多様になる一方で,いわゆる「おふくろの味」と言われる食事をする食事状況も様変わりしたことから,混乱は起きたものと思われる。

諸説出た中で,「日本食」は日本国民が普段常食している食品の総称,「和食」は多様な食材を巧みに組み合わせ食べる日本の伝統を踏まえた食事システム,というのが大凡の見解であろうか。

3 「和食」における「出汁」の役割

日本では自然の中のあらゆる物に神様が宿っておられ,それらの命を戴くという思いが食事に込められてきた。自然を尊ぶという精神が和食文化の根幹をなしているのはそのためである。一方で日本列島が構成されていく過程で独特の地政学的状況が諸外国と比較して圧倒的な食材の多様性を創り出した。結果,多様な食材を組み合わせ食する習慣と調理技術が生み出されたが,中でも多様な味を一つに纏めるという大きな役割を果たしたのは「出汁」である。

出汁は「和食文化」の根幹をなす旨み成分のことで,食材の美味しさを最大に引き出すことはあっても食材以上に美味しくしてはいけないという不文律を守ってきた。欧州料理のフォンドボー,中華料理の湯（タン）と大きく食材に対する料理方法の姿勢が異なる視点はここにある。多様な食材の味のバランスで料理を美味しくするため,いわばバランスをとるために出汁は裏方

第 1 章 「和食文化」が海外の食生活に影響を及ぼし生み出す健康未来像

として，歌舞伎で言うところの黒子のような大きな役割を担っているのである。

　そんな大役を背負った出汁が和食に登場するのは，諸説あるが曹洞宗の開祖道元によると言われている。

　道元は正冶二年京都に生まれ，十四歳で出家。その後南宋に渡り天童如浄より印可を受け帰国。日本の曹洞宗開祖となっている。その後，道元は数々の経典を記す中，宗教家としては非常に珍しい食に関する経典，「典座教訓」と「赴粥飯法」を記している。食を戴くにあたっての考え，食材の調理にあたっての思いおよび方法などが書かれた中に，出汁が登場する。

　基本はシイタケを出汁に使用して精進料理が構成されているが，中には大豆の浸漬水も利用されている。翌朝調理をするために，前夜から浸漬された乾燥大豆の浸漬水には，大豆の旨みは勿論，大豆イソフラボンも大量に溶出する。それを野菜の調理に使用すると，大豆の有効成分を余すことなく使用することができ健康効果にも期待が持てるという訳である。そして出汁を巧みに利用した精進料理から，庶民の食事へ健康が移行されることで「一汁三菜」は完成していくのである。

4　一汁三菜の完成

　一汁の基本は味噌汁で，発酵食品である味噌を摂取する。三菜は魚等動物性タンパク質を主菜に，副菜は野菜料理二品で構成され，当然，これらにご飯が添えられて一汁三菜が完成する。

　鎌倉時代に始まった一汁三菜という食事スタイルは，その後，江戸時代に入って一気に進化し，完成を見るのは江戸中期の養生訓によって一般市民に広まったことによる。

　養生訓は福岡藩の儒学者，貝原益軒によって江戸中期に記された健康維持のためのマニュアル本である。平均寿命が 45 歳と言われた江戸時代に，貝原益軒が 83 歳という高齢で記したことには驚かされる。江戸時代にしては飛び抜けて長寿だった益軒が自分の経験に基き書いたもので，広く庶民に読まれた。儒学者であったこともあり，精神の養生メンタルケアについて書き始め，多様な食と健康に関する養生の記述が特徴的である。現代医学をもって解析しても優れた書籍である。

5　江戸のパブリックリレーション

　江戸初期からの，食に健康を組み込むという考え方は世界に類を見ない日本独特の文化である。このことは，とりもなおさず食習慣によって健康を維持するという考えが当時からあったことを物語っている。

　五節句，二十四節気，七十二候に沿った暮らしの設え，旬の食材と行事食から庶民は学び実践してきた。

　優れた健康コンテンツがあっても，知識として教える，もしくは書き物として配布するだけで

259

は，生活の中へ習慣づけることは困難である。

　何らかの方法で実践したり食す経験があれば，順次生活に根づき習慣化していく。それを江戸幕府は有効に活用し，一般市民にセレモニーとして習慣づけ健康を維持していた。

一月七日　人日の節句　七草粥

　セリ，ナズナ，ゴギョウ，ハコベラ，ホトケノザ，スズナ，スズシロの七草の抗酸化力を測定すると，当時の野菜の中でもトップクラスの抗酸化力を持つものばかりで，この時期に常食することで免疫力をアップし風邪など感染症の予防効果は高かったと想像される。

二月三日　節分　豆まき

　立春，立夏，立秋，立冬の前日が本来は節分であったが，江戸の頃から立春の前日を節分とするようになった。邪気を払い魔を滅するためとして豆まきの風習が生まれた。それに併せて年の数だけ豆を食べる風習があるが，加齢とともに女性ホルモンの減少により発症する更年期障害のことを考えると，更年期障害予防に有効な成分である大豆イソフラボンを年とともに摂取量を増やすため，年の数だけ大豆を食べるのは大きな意味を持っている。

三月三日　上巳の節句　はまぐりの吸い物

　気温の上昇に伴い，細胞が活性化する際，ミネラルが必要となる。その時期に，はまぐりは豊富なミネラルを含んだ優れた食材である。

五月五日　端午の節句　ちまき，かしわ餅

　気温上昇に伴い食物には腐敗が始まる。干し飯や餅等合戦用の備蓄食料の防腐を行うため，笹や柏の葉で包むことを経験させた。

七月七日　七夕の節句　そうめん

　うどん，そば等麺類は多様にあるが，ゴマ油など抗酸化力のある油を使用して製麺するのはそうめんだけで，暑さ対策を準備する。

九月九日　重陽の節句　菊酒

　菊の花びらに含まれる菊花ポリフェノールは，夏の疲れが溜まってしまった肝臓の機能改善に大きな効果を持っている。さらに菊の花びらを酒に浮かべアルコール抽出を行うのも効率の良い摂取方法である。

　一汁三菜は3大栄養素のバランスに優れた食事方法であるが，江戸幕府が食材の特に野菜のミネラルやフィトケミカル，さらにはポリフェノールの健康効果にも注目し，庶民への啓蒙活動をしていたことは誠に驚きである。初物を食べると七十五日長生きするという言い伝えも，野菜の初物と旬ではポリフェノールの構成が違うことからきていたのであろうか。

6　健康コンテンツ「和食」の海外発信

　「和食文化」は日本が長年にわたって育んできた健康という文化である。それを海外に持ち込むには，文化的な接点が必要である。日本文化の海外輸出，それを見事に実践された素晴しい

第1章 「和食文化」が海外の食生活に影響を及ぼし生み出す健康未来像

ケースをご紹介する。

　五代目中村勘九郎（故十八代目中村勘三郎）は2004年7月，ニューヨーク市のリンカーンセンター内に平成中村座の芝居小屋を建て「夏祭浪花鑑」を上演した。芝居の最期，主人公達を追って目明しが登場するのだが，目明しの代わりにニューヨーク市警の警官達が登場し，主人公達がお縄になるという芝居を演じて見せた。観客達には大ウケで，新聞の劇評でも大絶賛を受けた。過去に何度も行われた歌舞伎の海外公演では全くなかった地元観客の反応だった。

　歌舞伎という芸術文化を海外に持ち込む際，地元観客との接点を作ることがいかに大切かを教えられた公演であった。

　欧米で日本語のまま通じる単語が増えている。Sukiyaki（スキヤキ），Teriyaki（テリヤキ）に始まって，近年ではOtaku（オタク）やMottainai（モッタイナイ）などがある。食文化に関しては，Dashi（ダシ）やUmami（ウマミ），IchijyuSansai（イチジュウサンサイ）もそのまま通じる。さらに日本の農作物はあまりにも海外のものと異なるため，SuikaはWatermelonではないし，RingoもAppleではないようである。

　一方で日本の農業は大変手の込んだ独特の育て方をしている。その付加価値をきちんと説明すれば「和食文化」が伝わる。

「匠農法家　Maestro of Farmers」

　一本の幹についた果実の色や状態を見て，水遣りを調整したり日を当てるなど，海外では考えにくいほど，手を施して育てる農家をマエストロと呼び，説明すれば野菜の価値が伝わりやすくなる。

「和食農法　Farming methods for Japanese food」

　和食のポイントは出汁による味つけであるが，それには独特の苦味やエグミ等本来の味が必要で，それらを説明するため和食専用の作物の育て方に名前をつける。

6.1　インバウンド観光客へ提案

　銀座にハンバーガーショップ1号店がオープンしてから約40年。それをきっかけに日本国内で各種ファーストフードが定着した。当然，ファーストフードが日本の文化に馴染むと同時に，「和食文化」とのコラボレーションも進んだ。それを海外へ逆輸出すると「和食文化」も一緒に海外へ発信できるという訳である。以下にいくつか具体的な提案をする。

- ・「和食ハンバーガー」をつくる。
- ・バンズはライスにするか，全粒粉にする。
- ・ダブルのパテの片方を日本野菜のパテにする。
- ・欧米で人気のテリヤキソースやスキヤキソースを使用する。
- ・マスタードの代わりにワサビを使用する。
- ・緑茶パウダーを振り掛ける。
- ・欧米の家庭で馴染みのある和食材を使用して分かりやすくする。

6.2 和食文化を世界に広げるトマト

　出汁を説明し「和食文化」の啓蒙をする際，コンブ，シイタケ，カツオブシ等の材料は避けて通れないものである。とは言え入手が困難な地域で和食用の出汁を調達するとなると，代替の材料が必要となる。

　その解決方法として，和食のユネスコ無形文化遺産登録にあたって中心で活躍された京都の老舗料亭「菊乃井」のご主人村田吉弘さんはトマトを使うことも提案しておられる。グルタミン酸の含有量が豊富で簡単に出汁がつくれる。また世界中何処でも安価に入手できるのも何よりである。和食が普及すればするほどトマトを利用した出汁で，食材の旨みを最大限に引き出すという和食本来の調理法が可能になるのである。

7　「和食文化」が生み出す海外の食生活の健康未来像

　「自然を尊ぶ」日本人の気質は，「食」に関する「習わし」を生み，独自の「和食文化」を築いてきた。神への供え物である「神饌」は全ての食事の基本とされ結果的に「一汁三菜」を生み，日本人の健康を食で支えている。

　江戸幕府を開いた徳川家康は「一汁三菜」を生涯頑なに守り75歳という長寿を全うしたが，当時の平均寿命が45歳であったことから考えると，平均寿命より30歳もの長寿は徳川幕府を安定させ260年もの長きにわたらせた要因であったとも考えられ，健康に寄与する正しい食は，歴史にまで影響を及ぼしたと言える。

　当時，100万人もの人口を擁した江戸は，パリの55万人，ロンドンの87万人を越え世界最大の都市であった。そんな都市機能を支えるため市民の健康は大変重要とされ，経験則から得た食材の知識を普段の食事に活用し，世界に類を見ない多様な食材によって庶民の健康維持が図られたのである。

　食の啓蒙を「五節句，二十四節気，七十二候」のセレモニーに食材を組み込む等，健康な食事の啓蒙活動に暦を活用した効果的な広報活動も行われた。

　これら江戸の食文化と健康に関する啓蒙活動は現代でも十分に活用でき，一方で近代的な科学分析でもその正しさが証明されている。

　「和食文化」が広く世界に浸透するのに必要な日本ブームという社会環境や，インバウンド観光客の国内での経験がますます多様な和食材を海外で普及させ，バランスのとれた和食型のメニュー開発が各地域で独自に進み健康維持も促進されるものと思われる。

　世界中で日本の料理を作り食べるのではなく，和食文化が積み上げてきた「多様な食材をバランスよく食べる」。そのために「出汁」を利用して味の繋がりを組み立てることが世界に普及すれば，健康維持は勿論，未病対策にも役立つ「和食文化」が根ざしていくものと思う。

第 1 章 「和食文化」が海外の食生活に影響を及ぼし生み出す健康未来像

8　国連支援交流協会

　国連支援交流財団として 1988 年に創設。1996 年に国連の経済社会理事会より総合諮問資格を有する NGO として認定され，国連憲章の精神に則り，国際的な交流を推進する国際機関として活動し現在に至る。

「日本の食文化」と健康　支部の使命と目的

　日本の食文化，食習慣，伝統的食材から健康機能素材を探し出すことで，国内のみならず世界の人々の健康維持，病気予防に貢献し人類の平和と福祉の基盤を築くのに必要な，「健康に生きること」をサポートします。

　生活習慣病予防および未病治癒に「食」の見直しが最も有効であるとの再認識を国内および世界で進め，クールジャパンの一要素として「日本の食文化」の健康効果の世界的認識を深めます。

第2章　京料理と健康機能

堀　知佐子*

　「京料理は有職料理・懐石料理・精進料理・おばんざいが融合したもの」と南禅寺瓢亭の高橋英一氏は定義しており，また菊乃井主人村田吉弘氏は「京料理は京都という土地の料理に過ぎず，京都に暮らす人々が自分たちのために育ててきた料理で，比叡山からの吹きおろしで芯から寒い冬を越し，盆地特有の厳しい夏をやり過ごすために地の野菜を中心に考案を重ねたものである。」と述べている。後述するがこの芯から寒い冬・盆地特有の厳しい夏と野菜の関係も興味深いものがある。日本料理は水の料理と言われているが京料理は特にその水質と大きく関与している。京料理では関東の料理と比較し「だし」に大量の昆布を使用し，グルタミン酸の抽出をするのだが関東の水と関西のものではグルタミン酸量の抽出に大きく違いがあり，硬質とされる関東の水ではその抽出量は関西のものと比較し少ないことが分かっている。京料理は「だし料理」と言われるほど料理屋はだしに独自の考え方を持ち，昆布・鰹節の原料選びからそれぞれの分量，抽出温度を見つけ出し，自店の基礎となる味を見つけ出している（表1，図1）。まず昆布だがほとんどの店は利尻香深産のものを使用している。これは昆布の雑味が少なく，香りが立ちすぎず京料理が最も重要視するお椀に最適という理由からである。次に鰹節は鹿児島県枕崎産の本枯れ節を使用しているがこれも最高級品でだしを抽出した際に濁りが少なく，また血合い抜きなので酸味も少ないため上品なお椀むきのだしとなる。イノシン酸の抽出量ではキハダマグロ本枯れ節がトッ

表1　各京料理店の一番だしに使う素材

店名	昆布	かつお節（G店はキハダマグロ節）	昆布を煮出す時間
A	利尻・香深浜産	鹿児島・枕崎産　本枯節（雄節・雌節の区別せず）	50～60分間
B	利尻・香深浜産	鹿児島・枕崎産	20～30分間
C	利尻・沓方産1等	鹿児島・枕崎産　本枯節（血合い抜き）	60分間
D	利尻・香深浜産	鹿児島・枕崎産　本枯節（血合い抜き）	30分間
E	利尻・香深浜産　同・仙法志産1年もの	鹿児島・枕崎産　本枯節（血合い抜き）（基本的に雄節）	30分間
F	道南白口浜産真昆布	鹿児島・山川町産　本枯節（血合い抜き，雄節と雌節を半分ずつ混合）	30～40分間
G	利尻・香深浜産　2年以上の蔵囲い	鹿児島・枕崎産，同山川町産，高知・土佐清水産などのブレンド。本枯節と荒本節のブレンド，血合い抜き	45～60分間

資料：成瀬宇平，専門料理（柴田書店，2005年）

＊　Chisako Hori　㈲コウズホーリー　取締役　社長；㈱菊の井　常務

第2章　京料理と健康機能

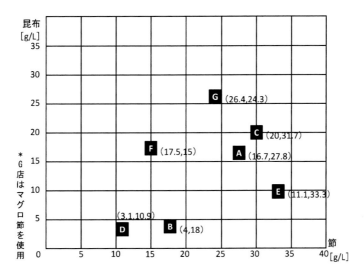

図1　一番だし1L当たりの昆布とかつお節の使用量
各店が使う昆布と節の分量の比較。表内のアルファベットは各京料理店を指す。縦軸に昆布，横軸に節の数字をとり，各店を座標上においた。座標上，右上にいけばいくほど，昆布，節ともに多くの量を使っていることになる。括弧内の数字は（昆布の量，節の量）の順。
資料：成瀬宇平，専門料理（柴田書店，2005年）

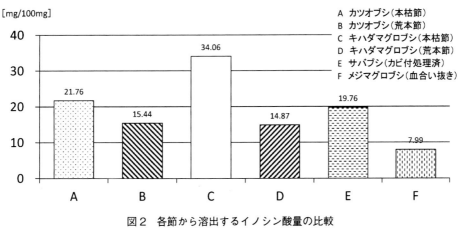

図2　各節から溶出するイノシン酸量の比較
資料：成瀬宇平，専門料理（柴田書店，2005年）

プだがグルタミン酸との相乗効果を考慮すれば本枯れ節でも十分な旨みが期待できる（図2）。グルタミン酸・イノシン酸の抽出時間においても明らかな差異があり，温度と時間により雑味の少ないだしが抽出できることが分かった。グルタミン酸とイノシン酸は相乗効果で7〜8倍になるといわれ旨みが強ければ添加する調理料も少量で済み，塩分過剰摂取も抑えられる（表2）。

日本料理に欠かせない食材の一つに魚があるがその下処理でも仕上げに大きく関わる。若狭湾

で取れた甘鯛や鯖を京都まで鮮度保持しながら運搬するために魚に塩を回す作業は必須である。甘鯛などは若狭甘鯛（わかさぐじ）といい，甘鯛を頭ごと背開きにし，内臓をとり身に振り塩をし，鱗側には鱗と逆目に塩を塗り付け背を下にし，運搬される間に余分な水分が抜け旨みが増すという内陸であるが故の工夫を凝らした魚の処理である（表3）。鯖も同様で塩サバと言われ京都人の貴重なタンパク源であった。鮮魚が入手しにくい地域だからこそ独特の料理技術や調理法が発展したのである。食材を取り巻く環境が不利な状況であったからこそ発展した京料理だが伝

表2 各店の一番だしに含まれるグルタミン酸とイノシン酸の量

店名	A	B	C	D	E	F	G
グルタミン酸	3.3 g	0.8 g	4 g	0.62 g	2.2 g	3.5 g	4.8 g
イノシン酸	0.056 g	0.0044 g	0.025 g	0.0088 g	0.027 g	0.012 g	0.019 g
水	14,400 mL	10,000 mL	6,000 mL	32,000 mL	18,000 mL	20,000 mL	14,400 mL
昆布	120 g	40 g	120 g	100 g	200 g	350 g	380 g
かつお節	200 g	180 g	190 g	350 g	600 g	300 g	350 g

資料：成瀬宇平，専門料理（柴田書店，2005年）

表3 各京料理店のぐじ（アマダイ）の塩の仕方と実際の塩分濃度

店名	焼ものにする際に使うぐじの種類と重量	「ひと塩」する際にどのくらい塩をするか	「ひと塩」をする際に，どういった状態でどのくらい時間をおくか	塩分濃度（％）（上段生，下段焼いたもの）
A	赤アマダイ 1 kg 前後のもの	1 kg 位の魚に対して，8〜10 g くらい	ラップをして冷蔵庫で6〜8時間くらい	0.8〜0.9 / 0.7〜0.9
B	九州・宮崎沖西泊港または四国徳島太平洋産 800〜1200 g ほとんどが浜塩したもの	-	冷蔵庫内 5〜8 時間	0.8〜0.9 / 0.7〜0.9
C	対馬産 赤アマダイ 800〜1000 g	-	塩をあてて半日はおいておく	0.8〜0.9 / 0.7〜0.9
D	赤アマダイ 800〜1000 g	1 kg につき 15 g くらい	常温なら3時間，ラップをして冷蔵庫で一晩	0.8〜0.9 / 0.7〜0.9
E	対馬，壱岐の赤アマダイ（白アマダイを用意する場合がある。献立によっては，あっさり繊細な味が必要な場合は若狭の浜塩を使用することが多い。また冬場などコクのある脂の乗った味が必要な時は，九州の1kgを超えるものを使う）	-	常温で3〜5時間，または冷蔵庫で半日。（焼魚の場合は脱水シートにて）	0.8〜0.9 / 0.7〜0.9
F	浜田，津居山，長崎など日本海の赤アマダイ 1000〜1200 g	3％の食塩水に2〜3時間氷温に保ちながら漬ける	浸かり具合を見て塩をふるかどうか決める	0.8〜0.9 / 0.7〜0.9
G	赤アマダイが多い 600〜800 g	若狭焼きの場合，塩水（2％）は2時間，昆布〆と振り塩なら常温で30分間〜1時間	浮き上がってきた水分が身に戻るまで	0.8〜0.9 / 0.7〜0.9

資料：成瀬宇平，専門料理（柴田書店，2005年）

第2章　京料理と健康機能

統野菜には恵まれており，現在京都府により1987年から認定を始め，現在41種類がある。［京の伝統野菜の定義］としては

- 明治以前の導入の歴史を有する。
- 京都市内のみでなく，府内で生産されている。
- 竹の子を含む。
- きのこ，シダ類（ぜんまい，わらび等）を除く。
- 栽培または保存されているもの，及び絶滅した品目を含む。

とされ厳しく制限されている。

　京都は盆地で冬寒く，夏酷暑に見舞われ，食材も限られた中で健康を支えていたのはおばんざいと例えられる日常の食事で季節の食材と乾物を多用し，小豆やあらめなど京都の風習にのっとり食していた。定期的に食べる乾物には健康効果を期待できる抗酸化作用豊富なポリフェノールを筆頭とする機能性成分が豊富に含まれていたのである。もともと食糧事情が厳しい京都は「始末」と言い食材を無駄にしない習慣がありそれは食材の持つ有効成分をすべて摂取するという考えがあった。元々，花崗岩が風化した砂質土や粘土質な京都の土壌は野菜作りに適した条件が揃っており，昼夜の温度差が大きい，地下水が豊か，篤農家の技術や工夫があった。そのため京野菜と言われる独特な伝統野菜が生まれたのである。酷暑に収穫できる賀茂ナス・山科ナス・もぎナスは強い抗酸化作用を含む茄子の色素ナスニンやTNFを含み，がん細胞の増殖を抑制する作用がある。また夏野菜の代名詞である唐辛子類の伏見唐辛子・田中唐辛子・万願寺唐辛子には豊富なビタミンA・C・Eと辛み成分のカプサイシン，ファイトケミカルのカプサンチンを含むため広く抗酸化作用を期待できる。冬に採れる聖護院蕪や聖護院大根にはジアスターゼはもちろん肝機能を向上させるスルフォラファンやグルコシノレートなど抗がん作用がある野菜としてデザイナーズフーズでも評価されている。京都を代表する京人参に至っては西洋人参と違い赤い色素はトマトやスイカと同じリコピンでベータカロチンよりも高い抗酸化効果をもたらす。このように京都の伝統野菜は見た目の美しさだけでなく機能性も高いと言える。

　季節を問わず，里山食材で恵まれている京都だが特に独特なものがすぐきや雲母漬け，雪花菜といった漬物文化だ。特にすぐき漬けは乳酸発酵した漬物で人体最大の免疫器官である腸を元気にし，体内に侵入してきた異物を排除し，体の不調を防ぎ免疫力賦活作用がある。すぐき漬けから発見された植物由来の乳酸菌は「ラブレ菌」とされた（正式名称は「ラクトバチルス・ブレビス・サブスピーシス・コアギュランス」）。ラブレ菌は，酸や塩分に強く，生物にとって過酷な環境下において生存が可能な，非常に生命力の強い乳酸菌であり，生きたまま腸に到達し，腸内に留まり大量の乳酸をつくり出すことで悪玉菌の増殖を抑え，腸内の環境を整える効果や体内でのインターフェロン生成を促進する。このインターフェロン生成を促進する働きによって，ウイルスやがん細胞を攻撃するNK（ナチュラルキラー）細胞が活性化され，免疫力の向上につながっている。ラブレ菌には，C型肝炎やウイルス性疾患などを改善する効果もあると考えられており，期待が高まっている。京都ではすぐき漬けの葉も細かく刻み，根の部分と一緒に食す。すぐきも

他の根菜同様，葉にも高い栄養がある。

　他にも大原の里に伝わるしば漬けは，野菜を赤しそと塩だけで漬け，野菜の表面に付着している乳酸菌の働きで発酵させたものである。しそとなす，きゅうり，みょうがなど，好みの野菜を洗い，よく水気を切り野菜全体の重さの約4%の天然塩を混ぜ，野菜とほぼ同量の重石をして1日置き，野菜の水分があがってきても，そのまま放置する。すると野菜の表面に付着している乳酸菌の働きで発酵が促され，野菜に独特の酸味と旨みが加わり10日間もすればしその色素が，野菜を鮮やかな赤紫色に染めあげる。赤しその抗酸化作用は野菜の中でもトップクラスで洗わずそのまま食べるしば漬けは機能性成分の非常に高い漬物である。夏場食されるぬか漬けも乳酸発酵されたものであり，ビタミンB群豊富なぬか床に夏野菜を漬け込むだけで乳酸菌が摂取できる簡便さも日本の漬物の優れたところである。

　また京料理を構成するうえで重要な要素の一つが精進料理である。曹洞宗の開祖道元が野菜を中心とした中国の食作法を日本の風土に合わせた形で考案し，位置づけたものでもある。精進料理の最大の特徴は，基本的に肉，魚介類，卵，乳製品を材料に使用せず，主に野菜や海草だけを食材として用いる点である。日本で発達した精進料理は，中国の精進料理の特色に加えて，豆腐や納豆などの植物性のタンパク質や植物性の油をうまく利用することにより，独自の精進料理を築きあげたと考えられる。精進料理は動物性の食材を一切使用しないことから，一般に健康的で摂取カロリーも低いとの印象を持たれるが，厳しい修行を行う僧侶たちの健康を維持するには調理法に工夫がされている。それは砂糖と油を多用することによる摂取カロリーの増加である。神戸女子学院の高岡素子教授らの調査では，京都のある精進料理店に行き，実際に提供されている食事について，それぞれの料理に含まれている材料の重量を測定または写真を元に推定し，栄養価計算ソフトを用いて栄養解析を行った。1日の平均的な摂取カロリーの割合は，朝20%，昼30%，夜50%となることから，調査対象の精進料理を夕食分（50%）と定めた。また，精進料理を食している頻度が最も高いと推測される30～69歳の女性を対象とし，日本人の食事摂取基準の30～49歳と50～69歳（身体活動レベルふつう）の各栄養素量の平均値と比較した（表4）。その結果，食事摂取基準の摂取エネルギーの基準値は975 kcalであり，今回調査した精進料理の摂取エネルギーの平均値は967.4 kcalで，基準値と同程度の値であった。また，汁物の塩分濃度は平均1.23%であり，食塩に関しては基準値3.5 g（未満）に対して6.4 gと1.8倍であった。ミネラル類に関しては，銅が基準値の333.3%，鉄が258.2%，また通常の食事では十分な摂取が困難といわれるカルシウムも136.7%など，全てのミネラルで基準値を超え，食物繊維に関しても基準値の150%であった。ビタミン類では，ビタミンE（176.7%）やビタミンK（161.3%）が多かったのに対し，ビタミンD（50.9%）とビタミンB_{12}（40.0%）は基準値を大きく下回った。以上のことから，銅・鉄・ビタミンE・ビタミンK・食塩などは過剰摂取，ビタミンA・ビタミンB_{12}などは不足していることが明らかとなった。ミネラル類が充足していたのは，豆加工品（豆腐，湯葉，味噌など）やゴマが多く使用されているためと考えられる。また，緑黄色野菜や揚げ物油から多くのビタミン類が得られる一方，精進料理では動物性食材の使用が禁止されてい

第2章 京料理と健康機能

表4 精進料理の栄養解析と基準値との比較

		食事摂取基準指標	摂取基準値（一日分）	摂取基準値の50%（夕食分として換算）	精進料理 平均±標準偏差	割合[f]（%）
エネルギー	kcal	EER[a]	1950	975	967.4±302.1	99.2
タンパク質	g	RDA[b]	40	20	32.9±10.1	164.5
ナトリウム	mg	EAR[c]	600	300	2497.0±773.9	832.3
カリウム	mg	AI[d]	2000	1000	1622.5±495.8	162.2
カルシウム	mg	AI	550	275	375.6±115.1	136.7
マグネシウム	mg	RDA	240	120	193.4±59.2	160.8
リン	mg	AI	800	400	530.3±162.9	132.5
鉄	mg	RDA	5.5	2.75	7.1±2.2	258.2
亜鉛	mg	RDA	6	3	5.0±1.5	166.7
銅	mg	RDA	0.6	0.3	1.0±0.3	333.3
マンガン	mg	AI	3.5	1.75	2.6±0.8	148.6
ビタミンA	μg	AI	500	250	367.0±123.3	144.0
ビタミンD	μg	AI	5.5	2.75	1.4±0.5	50.9
ビタミンE	mg	AI	6	3	5.3±1.6	176.7
ビタミンK	μg	AI	150	75	121.6±39.8	161.3
ビタミンB_1	mg	RDA	0.9	0.45	0.4±0.1	88.9
ビタミンB_2	mg	RDA	1	0.5	0.6±0.2	120.0
ナイアシン	mg	RDA	9.5	4.75	4.6±1.4	96.8
ビタミンB_6	mg	RDA	1	0.5	0.6±0.2	120.0
ビタミンB_{12}	μg	RDA	2	1	0.4±0.1	40.0
葉酸	μg	RDA	200	100	207.0±63.6	207.0
パントテン酸	mg	AI	4.5	2.25	3.1±0.9	137.8
ビタミンC	mg	RDA	85	42.5	42.7±13.6	100.5
食物繊維総量	g	DG[e]	18.0 以上	9.0 以上	13.5±4.1	150.0
食塩	g	DG	7.0 未満	3.5 未満	6.4±2.0	182.9

a) EER：推定エネルギー必要量（estimated energy requirement）
b) RDA：推奨量（recommended dietary allowance）
   日本人の，ある性・年齢階級に属する人々の97〜98%が必要量を満たすと推定される摂取量のこと．
c) EAR：推定平均必要量（estimated average requirement）
   日本人の，ある性・年齢階級に属する人々の50%が必要量を満たすと実験によって推定された摂取量のこと．
d) AI：目安量（adequate intake）
e) DG：目標量（tentative dietary goal for preventing life-style related diseases）
f) 基準値／精進料理平均値×100
（高岡素子，精進料理の特徴と栄養学的解析，神戸女学院大学論集，第61巻第2号（2014）より許可を得て転載）

るため，それらに多く含まれるビタミンB_{12}やビタミンDが不足したと考えられる．動物性食材を使用しないにもかかわらず，タンパク質が基準値を満たしていたのは，主に豆類によるものと考えられる．また，天ぷらやナスの田楽などの調理油を使用した料理が含まれるため，脂質は十分に得られている．このように，精進料理は食材が規制されることで生じる栄養的な偏りを，

材料や調理法を工夫することで補っていることが明らかとなった。また寺社仏閣で使用される生湯葉や生麩などを製造する専門業者も京都には多数あり，環境のイメージや食材調達の簡易性から京料理に精進の要素が入ってきたのである。

　最後に京料理には欠かせない抹茶の機能性についてである。元々茶懐石料理が基礎となる京料理だがお茶を美味しく飲むための料理が茶懐石料理である。この時に飲むお茶は濃茶といい非常に濃度の高く粘性のあるもので空腹で飲むと胃をあらし，苦みを強く感じ本来のお茶の味がわからなくなるため，空腹をしのぐ程度の食事が懐石とされていた。抹茶は葉片を茶臼で挽いて粉にしたものなので緑茶の健康成分を全て摂取できる。緑茶の有効成分にはカテキン・テアニン・カフェイン・ビタミンＣほか，生活習慣病予防や口臭防止効果などがあるが，鎌倉時代には二日酔いを治したり眠気を飛ばしたりする薬として使用されていた。京料理はグルタミン酸を中心として塩味・甘み・苦み・酸味を構成している料理である。グルタミン酸を含む抹茶で食事の最後を締めくくるのも京料理の在り方である。このように京料理は悠久の長い歴史や独特の地形，政治や経済の中心であった時代背景などにより，脈々と築かれてきた。そこには京都ならではの料理を美味しく作り，健康を維持するために食べる工夫がなされている。長い歴史のある京料理だがその食材の有効成分を余すことなく，また加工から保存，発酵までと現代に通用する調理技術や料理観はこれからの機能性成分の有効的な摂取の大きなヒントになるものである。

第3章 「うまみ（UMAMI）」の世界への発信

林　由佳子*

1　はじめに

　Umami という言葉は，若手の研究者にとっては，すでに5基本味のうちの一つであり，世界中の味覚研究者にとって当たり前の単語になっている。ここまでに至るには日本の歴代の研究者たちのおびただしい努力があってこそで，その成果として日本語の「UMAMI」が基本味の一つとしてそのまま使われている。その歴史に関してはうま味やだしの本には必ず書かれている。その一方で，今世紀初頭に入ってもまだ Umami が海外では周知されず flavor enhancer と勘違いされていたこともある。世界の三大料理である（書物によっては異なるのでここでは4つ挙げる），中華料理，フランス料理，トルコ料理，イタリア料理は Umami を上手に取り入れているが，油脂や他のエキス（アク）が入り込んだため enhancer と感じられたのに対し，日本食はだしというシンプルな形態があったからこそうま味という言葉と概念が発見されたと考えられる。実際，日本食のだしはアクをとり透明で，その主成分はアミノ酸，核酸，ミネラルからなり，タンパク質（ペプチド含む）や糖分，脂質は殆ど含まれない。そのような日本食が世界的にブームとなり，2015年には「和食；日本人の伝統的な食文化」がユネスコ無形文化遺産になり，Umami がタイトルになる本が，科学の専門書だけではなく料理本や旅行ガイドブックにまで登場するに至っている[1〜6]。

　ところで，日本食を海外で食したとき，日本人は違和感を覚える時がある。その時は，厨房を覗いてみると日本人ではない料理人が作っている時が多い。日本食の基本であるだしを体得しているかどうかであろう。昆布だしやかつおだしに関しては前章にてすでに詳しく述べられているので参照願うことにして，将来日本食の普及のためにどのように世界に発信して，海外でもだしの効いた日本食を食べられるようにし，さらには海外においても日本の料亭で食することのできる「おいしいうま味」を食べられるようにするかを考えていこう。

2　欧米での鰹節輸入への対応

　国内で一般に製造される鰹節は Polycyclic Aromatic Hydrocarbons（PAHs）が EU の基準値を超えるため EU には輸出できない[7]。また，工場も Hazard Analysis and Critical Control Point（HACCP）認定を受けることが要求される。この壁は高く，だしを取る上で日本国産の鰹

＊　Yukako Hayashi　京都大学　大学院農学研究科　農学専攻　准教授

節は使用できない。抜け道として韓国経由で加工輸出する方法もあるが，近年燻製過程で生成するPAHsを抑えて製造するHACCP認定工場がスペインにできてからEUの日本食店に鰹節が供給されることになり，さらにフランスにも2016年夏に鰹節工場が立ち上がる予定である。どちらも日本の鰹節業者によるものであり，品質は高く今後EUにおける日本食に広く良質の鰹節が普及すると考えられることは朗報である。これによりEUにおいてもさらに日本食を通じてうま味を提供できる。

　オーストラリアでは「食の安全」規則（Food Standards Australia New Zealand：FSANZ）によってヒスタミン含有レベルは200 mg/kgを越えてはならないと規定されており，鰹節は個体差が大きいが，この規制にひっかかりやすい。アメリカでの鰹節の輸入制限はなく，日本食の食材を扱う店なら容易に入手できる。このように国によって，異なる観点から規制がかかり，材料を入手できない事態が生じているが，今後さらなる日本食の広がりと日本政府の取り組み，民間レベルの努力を期待したい。

3　だしの機器測定

　だしを機器測定した報告は少なからず見受けられる。内容としては成分分析，味覚分析，物性分析などである。そこで，日本料亭の主人の力をお借りして昆布（図1）と鰹節（図2）から調

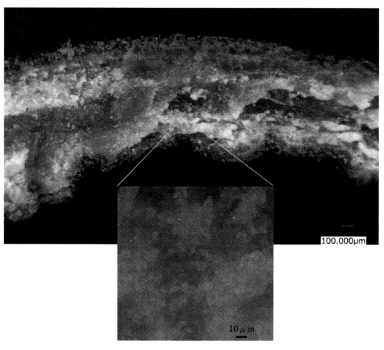

図1　昆布の割断面
白く見えているのがアミノ酸の結晶。

第3章 「うまみ (UMAMI)」の世界への発信

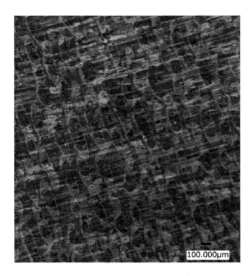

図2　鰹節
鰹の筋繊維（細胞）構造が保たれたまま鰹節になっていることがわかる。

表1　標準だし組成

成分	濃度（mM）
塩化ナトリウム	80
グルタミン酸ナトリウム	7.5
アスパラギン酸ナトリウム	5.5
ヒスチジン	6.5
イノシン酸二ナトリウム	0.5
pH	7.57

ナトリウム量として 216 mg/100 mL
日本味と匂い学会誌より抜粋

製しただしを成分分析し、それを再構築した擬似だしと料理人が調製しただしを機器測定しどのような結果になるかを調べてみた。料理人が調製しただしの主成分から調製した標準だしの成分[8]を表1に掲げてある。この標準だしは、見ての通りうま味成分が主成分であり官能評価でもうま味を強く感じる。

　機器には味認識装置 TS-5000Z（Intelligent Sensor Technology, Inc., 厚木市）を用いた。人工脂質膜型味覚センサーを用いて、標準だし、料理人が調製しただし、市販だし（粉末、液体2種）を比較した。この機器での測定値が10以上の差があるとヒトの官能評価でも違いを感じるように設定されている。料理人が調整しただしは、その結果、図3に示すように味の広がり・奥行き感やコク、複雑さにおいて顕著に異なるパターンを示した。反対に市販のだしは標準だしと同じようなパターンを示した。料理人だしの組成を基準にして調整した基準だしと比較すると、市販だしは類似のパターンを示し、料理人だしは異なるパターンを示したことは非常に興味深

日本食およびその素材の健康機能性開発

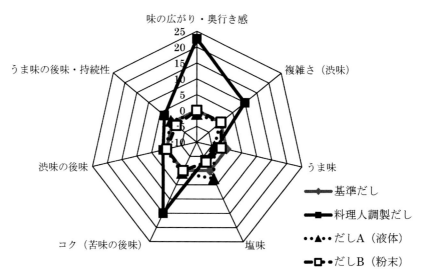

図3 機器分析におけるだしの味測定値

い。これは何を意味しているのであろうか。料理人だしの成分分析には，幅広い食品成分項目を用いた。そしてそれから再構成された基準だしに市販だしは近い。このことは，料理人が調製しただしはこれまで解析されてきただし成分に加えて未知の要因があることを示している。料理人による官能評価においても，料理人だしのほうが舌にのった感じ，興奮の継続からくる幸福感が挙げられた。さらに，サンプル数を増やして，測定を続け得られた機器測定結果を主成分分析にかけた結果（図4），料理人調製だしと市販だしでは異なるクラスターを形成していることがわかった。図におけるクラスターの各データは，料理人調製だしでは同じ材料から異なる調製条件を示し，市販だしは昆布と鰹節を材料にする異なる商品を表している。コクや味の広がり，渋味成分において顕著な差が認められる。今後，この要因もしくはこのように感じるためのメカニズムがわかれば，料亭で得られるだしを一般の日本食店あるいは一般家庭でも味わえることが期待される。

　この機器測定では思わぬ結果も得られている。産地の異なる昆布と同一産地の鰹節から調製しただしを区別していた。これに関しては昆布の部位にも左右されることであり，さらなる研究が必要とされる。これは，官能評価では比較して初めて差が出るが，個別評価で行うとバラつきが大きくなり差が出ないようなものを機器で判別できる可能性がある。これは，だしの品質管理ができるということであり，一流の日本食料理人がいなくとも海外におけるだし調製において活躍できることが期待できる。

第3章 「うまみ（UMAMI）」の世界への発信

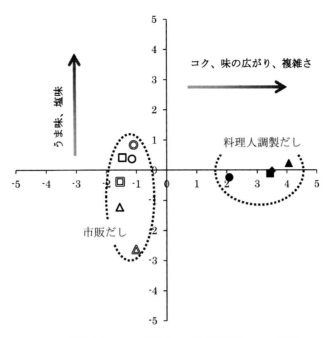

図4　機器分析による市販だしと料理人調製だしの評価

4　茶のうま味

　日本食の海外での認知度があがるに従って，いろいろな食材にグルタミン酸ナトリウムが入っていることが認識されつつある。特に発酵食品には，アミノ酸や核酸などうま味を呈する分解物が多量に含まれている。一般の茶（紅茶，烏龍茶などの半発酵茶，煎茶などの緑茶）にはほとんど含まれていないが，緑茶の一種である玉露にはテアニンといううま味物質が多量に含まれている[9]。テアニンは，乾燥茶葉の1％（重量換算）以上も含有されており，アミノ酸類の50％以上を占め，その量は茶の品質と相関している。玉露を美味しく飲むためには50～60℃のお湯で煎れる。これは苦味や渋味を呈するカテキンは疎水性が高くこの温度では浸出されにくく，テアニンのうま味を楽しめるからである。テアニンは日光や気温によって分解や代謝をされてしまう。そこで，寒冷紗や藁などによって遮光することで，テアニンを蓄積する工夫がされている。表2は平成25年の国内のデータである[10]。おおい茶は玉露，かぶせ茶，てん茶（抹茶はこれを粉末にしたもの）を一括して表示している。かぶせ茶は摘採前7日間程度，玉露は一番茶の新芽が伸びだした頃から20日程度ほぼ完全に日光を遮った茶園からの茶葉を利用する。てん茶はさらに長く，3週間から1ヶ月程度の被覆を行う。手間のかかるかぶせ茶の生産量は少なく，玉露だけに着目すると，荒茶全体の0.3％しか生産されていない[11]（表3）。価格も格段に高く高級茶になるので，普段に飲むお茶とはなっていない。
　てん茶は被覆も長くテアニンの量が多いが，茶葉全体を利用するので，カテキンやカフェイン

表2 茶種別荒茶生産量

茶種	荒茶生産量 (t)
おおい茶	5,990
普通せん茶	53,800
玉緑茶	2,270
番茶	21,000
その他	1,860
計	84,800

農林水産省統計 農林水産省大臣官房統計局
平成26年2月13日公表から抜粋

表3 荒茶生産割合

種類	荒茶生産割合 (％)	荒茶価格 (円/kg)
せん茶	61	1,373
玉露	0.3	5,746
かぶせ茶	4.9	1,513
碾茶	3.2	3,088
玉緑茶	3.2	1,430

茶をめぐる情勢 農林水産省 平成27年10月発表から抜粋

の苦味や渋味も味わうことになる。玉露は前述のようにテアニンをできるだけ多く，カテキンをできるだけ少なく抽出する方法で味わうことによってそのうま味を感じることができる。このように，日本では，栽培から，茶の煎れ方までうま味を感じることに工夫がされてきた。日本ではうま味といわずに甘いという表現が用いられてきたが，テアニンは濃度が高くなると苦味を呈し，お茶に含まれる濃度ではうま味と甘味を呈するためである[12]。うま味である証拠として核酸によってうま味特有の相乗効果が生じる。よって，玉露は煎れ方が独特で二煎目となると苦味が勝つので，食事時には用いられることが少ないが核酸量の多い肉や魚といった動物性食品やシイタケのうま味を高めることも考えられる。

　日本でも生産量の少ない玉露によるうま味を世界に発信するには，その高級感をうまく利用して特別なお茶として発信する，もしくは玉露を作る時にできる副産物である玉露茎茶や玉露芽茶を利用しかつ独特な煎れ方まで発信することで，最初はユニークと感じられてもそれを定着させて緑茶でも「うま味」を感じることができることを世界に広めていけると考えられる。

　最近，抹茶は海外でブームとなっている。ニューヨークのMatcha Barはテレビでも取り上げられるほどの人気であるし，スターバックスにGreen teaメニューが置いてある。抹茶の苦味や渋味が甘味やミルクによって軽減されて飲みやすくなっている。日本でもグリーンティーとして砂糖入りの抹茶が売られており，子供でも飲めるようになっている。また，抹茶を使ったケーキやキャンディなど馴染みすいものが海外においても少しずつ手に入るようになっている。抹茶はてん茶であり，煎茶を粉にした粉末茶とは味が全然違う。海外では，甘味がかなり強いのでうま

第3章 「うまみ (UMAMI)」の世界への発信

味を感じることは少ないが，てん茶に含まれるテアニンに慣れてもらい食文化的に拒否反応がなくなれば，次には，砂糖なしで旨甘さを感じる玉露がいずれ受け入れられて行くと考えられる。

文　献

1) O. G. Mouritsen & K. Styrbæk, Umami：Unlocking the Secrets of the Fifth Taste (Arts and Traditions of the Table: Perspectives on Culinary History), Columbia University Press (2014)
2) M. Anthonym *et al.*, Umami：The Fifth Taste, Japan Publications Trading (2014)
3) R. R. George, The Umami Factor：Full-Spectrum Fermentation for the 21st Century, Schiffer (2015)
4) L. Santtini, At Home with Umami：Home-cooked recipes unlocking the magic of super-savory deliciousness, Ryland Peters & Small (2015)
5) A. Kasabian & D. Kasabian, The Fifth Taste：Cooking with Umami, Universe (2005)
6) N. Matsuhisa & K. Mikuni, Dashi and Umami: The Heart of Japanese Cuisine, Cross Media (2009)
7) 農林水産物・食品輸出環境課題レポート (2014/2015)，農林水産省 平成27年4月24日, http://www.maff.go.jp/j/press/shokusan/kaigai/150424.html
8) 林由佳子ほか，日本味と匂学会誌，**22**, 393 (2015)
9) 前田清一ほか，茶業研究報，**1962**, 100 (1962)
10) 農林水産省統計，農林水産省大臣官房統計局 平成26年2月13日公表
11) 茶をめぐる情勢，農林水産省 平成27年10月発表，http://www.maff.go.jp/j/seisan/tokusan/cha/ocha.html
12) M. Narukawa *et al.*, *Biosci. Biotechnol. Biochem.*, **72**, 3015 (2008)

日本食およびその素材の健康機能性開発

2016年5月20日　第1刷発行

監　　修	矢澤　一良	(T1004)
発　行　者	辻　賢司	
発　行　所	株式会社シーエムシー出版	
	東京都千代田区神田錦町1-17-1	
	電話 03(3293)7066	
	大阪市中央区内平野町1-3-12	
	電話 06(4794)8234	
	http://www.cmcbooks.co.jp/	
編集担当	渡邊　翔／町田　博	

〔印刷　倉敷印刷株式会社〕　　　　　　　　　　　Ⓒ K. Yazawa, 2016

落丁・乱丁本はお取替えいたします。

本書の内容の一部あるいは全部を無断で複写（コピー）することは，法律で認められた場合を除き，著作者および出版社の権利の侵害になります。

ISBN978-4-7813-1157-9　C3047　¥64000E